学生のための
現代公衆衛生

改訂 8 版

和 光 大 学 教 授　**野中浩一**　編著

杏 林 大 学 教 授　**苅田香苗**
東 洋 大 学 教 授　**内山有子**　著
日本女子体育大学教授　**助友裕子**

南 山 堂

改訂8版の序

　改訂第8版という版数が如実に示しているとおり，本書には歴史があります．その改訂のほとんどは，編者の恩師である故・三浦悌二 先生，導師である中村　泉 先生が連綿と続けてこられたものです．「初版の序」にありますように，起源をたどると，さらにそれ以前の歴史すらあります．

　公衆衛生の領域は，対人場面のあるさまざまな仕事（資格）で基本的な理解が求められるものです．その意味で，基礎的な知識は，できるだけ漏れがないように心がけました．ただ，この30年だけでも，BSE感染と変異型ヤコブ病，地球温暖化と関連が疑われている甚大な自然災害，脳死と死の問題などが新たに加わっただけでなく，2011年3月の東日本大震災に伴う津波による原発事故，2019年末からグローバル化する世界のなかでパンデミックを起こしたCOVID-19のように，私たちの健康に脅威を与える出来事も続いています．身体面ばかりか，精神的，社会的にも多くの人々の健康が脅かされていることも見逃せません．とりわけ将来に公衆衛生や保健を教える立場に就く人は，今後とも，最新の科学的知見だけでなく，時代とともに変化しうる人々の考え方にもアンテナを立てていてほしいと思います．

　公衆衛生のさまざまな課題の根源をたどると，その一つは，人類がかつて経験したことのない80億人にも迫ろうとする規模の人口にあります．限られた地球のうえで，これだけ多くの人間の健康を保つのは容易なことではありません．過去にも，都市生活の衛生のために上下水道を整備したり，感染症の流行にはワクチンを開発したり，生殖に関する女性の権利を確認したり，そのときどきの公衆衛生の課題に人間は智慧を出し，解決策を探ってきました．地球環境問題と総称されるような人と自然との共生も，そして古くて新しい人と人との共生もまた，新たな考え方や実践が求められているはずです．SDGsもその流れで登場した目標でしょう．

　恩師の故・三浦悌二 先生が常々おっしゃっていた「衛生学は未来学だ」という教えを胸にきざみつつ，21世紀にふさわしい教科書を目指して版を改めてきた本書は，統計数値等の更新を丁寧にするといったことはもちろんですが，みなさんに「いのち」を考えていただける礎石として役立てられるよう，Memo欄による記述もできるだけ充実させました．

　7版と同様に執筆を共にした苅田香苗 先生，内山有子 先生，助友祐子 先生に感謝申し上げつつ，版を重ねた本書が，未来の日本を担う若い人たちのお役に立てることを願っています．また，今回も大久保優日さんにはイラストを描いていただきました．共生にふさわしい暖かい絵に包まれながら，読者のみなさんの学習にさらにはずみがつけば幸いです．

2022年2月

野中浩一

初版の序

　本書は，「女子教養の公衆衛生」を全面的に書き改めたものです．今回は，広く一般の学生を対象に考えました．

　公衆衛生の問題には，男女を問わず現代に生きるわたしたちすべてにとって，現在の生活と将来へ向けての大切な課題がたくさん含まれています．

　例えば，21世紀に向かい日本の社会では子供の数が減って，社会の高齢化が急速に進んでいるのが重要な問題ですが，世界全体では全地球の食糧や環境の問題が深刻になっています．これらが，わたしたちの健康や生活に重要な影響を与えることは，今では誰もが知識としてよく知っています．しかし，こうした事態に対処するには，政府や国際機関に任せるのではなく，社会を担う一人ひとりがこれに取り組み，自らの生き方をきめていかねばなりません．それには，公衆衛生の基本的な知識と考え方の基礎が不可欠です．

　本書は，21世紀を担う若い人々に，公衆衛生に関する基礎的な知識と，今後出会う問題への基本的な理解の仕方をぜひとも身につけてもらいたいとの願いから書かれています．

　まず，一人ひとりの生活と公衆衛生とのかかわりを具体的に理解してもらうために，人の一生を追って問題を取り上げました．

　また，「国際化の時代」といわれるようになってからかなりの時がたちましたが，日本の社会もわたしたちも十分にそれに対応できているとはいえません．本書では，健康にかかわるどのような問題も，それを正しく理解し，その解決を図るには，世界や時代の動きへの理解が重要であるとの視点を大切にしました．最近の世界や日本の動きや，公衆衛生の分野の変化にもなるべく触れるようにしました．

　本書によって，皆さんが自分の周辺から広く国内や世界の公衆衛生上の問題を知り，その理解と解決への視点を身につけて，自身の生き方を考えて頂きたいと思います．そして，21世紀の世界のよりよい担い手とGRAなられるよう願って止みません．

　1995年2月

　　　　　　　　　　　　　　　　　　　　　　　　　　　　　　中村　　泉
　　　　　　　　　　　　　　　　　　　　　　　　　　　　　　三浦悌二

目　次

4章　新生児・乳幼児期の保健　　　　　　（内山有子）　61

5章　青少年の保健　　　　　　　　　　　（内山有子）　75

6章　成人期の保健

7章　老年期の保健と死の問題

8章　心の健康と心身障害

9章　環境の衛生

---

10 章　環境汚染と公害　　　　　　　　　　（苅田香苗）163

---

11 章　感染症：微生物による病気　　　　　　（野中浩一）179

12章　食物と健康

13章　職業生活と健康

| 14章 | 保健・医療の行政 | （苅田香苗）215 |

| 別　表 | | 225 |

1章

健康の科学としての公衆衛生学

人は皆，健康を願い，幸福を望んでいる．公衆衛生学はそれを地域社会において実現することを目標としている．健康にかかわるさまざまな要因の影響を知るための疫学的研究も進んできた．しかし，人々が何を健康な状態と思うかは，時代の背景によって強く影響されて，時代とともに大きく変わってきた．

A 健康観の変遷

1. 古代の健康観

　ギリシャの医学では，人体のおもな成分として4種の体液―血液，粘液，胆汁，黒胆汁―の存在を考えて，そのバランスが崩れると病気が起こり，ちょうどよい割合になってつり合いがとれているのが健康な状態であると考えていた．体液のバランスがよければ，身体の発育もバランスがよいはずなので，健康な身体は形のうえでもよく調和がとれ，つまり美しいものになるはずである．そこで，理想の健康は美しい理想の身体とも一致することになる．

　この時代の健康とは調和と美であった．

2. 近代の健康観

　火器と輸送力が発達すると，人はより強力で豊かになるために，土地や人民，資源や生産物，そして市場を得ようと，戦争を繰り返し互いに侵略し合う時代がやってきた．やがて，西欧の強国は，武力を用いて機械文明の遅れたアメリカ，アフリカやアジアの大部分を植民地としてしまった．

　この時代には，弱肉強食は生物界における自然の摂理とされ，ダーウィンの進化論（1859年）はこの摂理を科学的に証明するものと受け取られた．

　他国との戦争に勝つためには徴兵制がしかれ，生産をより高めることが必要となり，強くて丈夫な身体を持つ人が兵士としても，労働の担い手としても強く求められた．

　この時代には，健康とは「肉体的な力であり，その持続としての寿命の長さであり，子どもを産む能力」と考えられた．また，健康とは「労働力の源泉であり，富を生み出す力」ともいわれた．つまり，健康とは富国強兵のために，それを少しでも向上させ，増進させて，相手に勝らな

ければならないものであった.

　近代において, **健康とは力であった.**

　1936年にベルリンで開かれた第11回オリンピック大会が, ナチスによるゲルマン民族の力を誇示するものに利用された (記録映画「美の祭典」「民族の祭典」) のも, こうした時代を反映していたといえよう. 戦時中の日本も徴兵検査に落ちるような体の弱い人は「非国民」とさげすまれ, 学校の体育の授業は体練科とされた.

3. 現代の健康観 ••••••••••••••••••••••••••••••••••••••

　二度の世界大戦への反省をこめて作られた国際連合 United Nations (国連, UN) には, 専門機関のひとつとして WHO (世界保健機関) が設立された (1948年).

　WHO は, その保健憲章において「健康とは, 肉体的にも, 精神的にも, また社会的にも完全に良好な状態をいうのであって, 単に病気でないとか, 虚弱でないとかいうことではない」と述べ, 引き続いて「到達し得る最高の健康水準を享有することは, 民族, 宗教, 政治信条および経済的あるいは社会的条件のいかんを問わず, すべての人類にとっての基本的権利である」と宣言した (Memo「世界保健憲章抜粋」参照).

　これは, すべての人民, あらゆる民族に平等を約束し, そのためには肉体や精神の健康だけではなく, 社会的にもみんなの満足できる条件を整えることを国家と社会とに要求しているものである.

　こうした考え方は, それまで各民族, 国家, 階層間にあった優勝劣敗の現状を否定し, ともに生きる社会を実現することこそ, 何ものにも優先する健康の基本的条件であることとしている. 現実の世界は, 今でもこの理想からほど遠い状態にある. しかし, 今までいく度も繰り返してきた愚かな大戦争を避ける努力なしには, この健康の大目標を達成することはできない.

　その後, 半世紀余りの間に,「健康」に対する認識もさらに深められてきた.

　1960年代のアメリカでは, Health ではなく Wellness (ウェルネス) という言葉も生まれた. ウェルネスとは自らの生活を自己管理・自己決定しながら, 日常生活全般を積極的に作り変えて

Memo Constitution of the World Health Organization
（世界保健憲章）抜粋

　Health is a state of complete physical, mental and social well-being and not merely the absence of disease or infirmity.
　The enjoyment of the highest attainable standard of health is one of the fundamental rights of every human being without distinction of race, religion, political belief, economic or social condition. ……

最もよい状態を作っていこうという考え方や行動をいい，病気予防や健康増進につながる取り組みである．Fitness（フィットネス）という言葉も同様に用いられるようになったが，これは，主として身体的観点から健康な状態を保つために行われる行為や活動を指している．

　しかし，平均寿命も延びた21世紀の現代にあって，治癒の望めない病気を長くかかえて生きている人も少なくない．そういう人や，障害（Memo「障害と障碍と障がい」参照）のある人は「健康」とはいえないのだろうか．回復不能な障害や病気があり，たとえ五体不満足な人でも，その持てるものを十分に発揮して自分を生かして暮らせれば，心も充実し社会的にも意味のある生き方ができるはずである．このような満足を得られる状態が，社会的にみれば「健康」といえるだろう．人々にはそれぞれ個性があり少数派（マイノリティ）に属する人もいるが，そのすべての人々が相互に理解し合い，社会に参加する自由を享受できるよう補い合って，世界の人々とともにそうした健康な社会を実現することが望まれる．

B　公衆衛生学の成立とその目標

・古代　人類の歴史のはじめの頃から，人々はどんな行動や環境が，どのように健康を害することがあるかを経験的に知っていて，タブーのような形で，衛生を守る方法を伝えてきた．さらに進んでいろいろな宗教が生まれてくると，禁酒，菜食，沐浴，清潔などが戒律の重要な部分になり，こうした教えが人々の健康を守ってきた．

・伝染病（感染症）予防　伝染病（感染症）には人類の歴史のはじめから苦しめられていたはずで，経験的な知恵から，古代には特に恐れられたらい病（ハンセン病）などの患者の強制隔離や，衣類や住居の消毒などもすでに行われていた．中世からルネサンスの時代にかけて，ヨーロッパの人口を大きく減らしたペストの大流行に苦しめられた頃には，現在にも通用する伝染病予防の多くの技術が生まれていた．

　ペストは中東からヨーロッパに入ってきた．そのため地中海の港では，流行地から来る船は港

外に 40 日間停泊させ，患者が発生しないことを確かめてはじめて入港させていた．伝染病予防のための**検疫 quarantine** は，この 40 日を語源としている．

・古代都市　人々が都市に住むようになると，きれいな飲み水の確保から，下水や排泄物の処理，住居などが，人の健康に重大な影響を与えるようになる．古代インダス文明や，ギリシャの遺跡には，上水道や下水道が残されている所もあり，特にローマの上水道は，2,000 年以上経った現代でもそれが使用されているほど，みごとなものである．

・衛生学の始まり　医学の父といわれる古代ギリシャのヒポクラテス（B.C. 460〜375 年頃）の著作には，空気や水，その土地の特有の環境が病気と強いかかわりのあることや，現在も普通にみられる多くの伝染病について記されている．ローマ時代のガレヌス（129 頃〜199 年）は，やはり多数の著作を残し，こうした学問を**衛生学 Hygiene** と称した．

　中世は，人々の理性や科学的精神がキリスト教に支配された暗黒時代とよくいわれるが，このなかでも，医学の進歩や，修道院を中心に行われていた看護や衛生知識の普及活動が，やがて大学や病院を生み，公衆衛生の制度も少しずつ作られてきた．

・近代都市　都市の環境の問題は，時代が進んで都市がますます大きくなればなるほど，人々を悩ませるようになった．17，18 世紀のロンドンやパリをはじめとするヨーロッパの大都市では，農村で余剰となった農民が流れ込み，大きなスラムとなって，その衛生状態は耐えがたいほどひどいものだった．

・産業革命と公衆衛生運動　18 世紀の中頃にイギリスで産業革命が起こると，こうした都市に流れ込んだ貧しい人々，特に子どもや女性が，劣悪な環境で長時間働かされるようになった．その結果，当時の労働者の多くは，働く所も住む所もひどい環境にあって健康を害し，結核をはじめ伝染病（感染症）が蔓延し，怪我や死亡する者も大勢出た．

Memo　衛生学と公衆衛生学

　衛生ないし衛生的という言葉は，日常生活では病原性微生物を念頭に置いた，不潔の排除という狭い意味で用いられることが多いが，それが目指すものは文字通り「生を衛る」ことであり，私たちの健康に脅威を与える要因について理解し，対処方法を考えることである．そうした要因，とりわけ未知の要因を明らかにすることが衛生学の目的ということもできる．その意味で，衛生学は将来の健康を衛るための「未来学」ともいえる．一方，公衆衛生学は，衛生学的な知見もふまえて，現在の人々の健康を守るための待ったなしの問題にどのような対策が望ましいかを考えることに主眼があり，実社会における「共生学」と捉えることもできる．

このあまりに悲惨な状況は，働く条件や環境を改善すること，貧しい人々へは医療や生活の扶助を図ることを求める公衆衛生運動を広く生み出して，19〜20世紀にかけて，多くの努力が積み重ねられてきた．

このような人類の歴史が示しているように，人はその歴史の始まりとともに健康に関する重大な問題と直面してきた．はじめは，経験的にそれに対処するだけであったが，公衆衛生という考え方が生まれてからは，その問題に影響するさまざまな要因を検討して，医学や生物学の知識はもちろん，理学，工学，法学，社会科学などの広い範囲の科学の成果を集めてその課題の解決法を探り，実行に移す方法として法や制度を作るなどして対処しようとしている．

20世紀後半は人口が爆発的に増える一方，豊かな社会を目指して大量に物が生産・消費・廃棄された時代で，その結果，地球全体の環境状態は多くの難しい問題をかかえてしまった．このままいけば，全地球の生態系が破壊され，人類存亡の危機にもつながりかねず，すでに健康への深刻な影響も出ている．21世紀を人類が健康に生き延びるためには，各国が今ある地球の環境をいかに持続可能なものにできるかを考え，協力して対策を立てていかなければならない．

公衆衛生学はこうした取り組みの全体を通して，健康に生きる条件を社会全体で実現させることを目的としている．

C 公衆衛生学と疫学研究

1. 健康にかかわる要因の影響を知る研究 ･･････････････････

人々の健康を守る公衆衛生学的対応のためには，健康にかかわる要因についての科学的根拠が求められる．そうした要因の健康への影響は，実験室内での研究からも貴重な示唆が得られることがあるが，最終的には人間そのもので確かめなくてはならない．人間集団における病気などの状態について分布を調べ，それにかかわる要因の影響について分析する研究分野を疫学 epidemiology という．

疫学は，元来は伝染病の流行 epidemic に対する対策に起源があり，その意味では疫病を扱う学問であった．2020年の新型コロナウイルス感染症（COVID-19）のパンデミックによって，改めて注目されているが，現在の疫学は，多くの生活習慣病など，非感染性疾患も視野に入れ，私たちの健康にかかわる要因について科学的根拠を提供している．

2. 疫学研究のデザイン ･･････････････････････

時間や場所などによる分布を確かめる記述疫学は，関連する要因の推定に大いに役立つことがあり，疫学研究の第一歩である．病気などの事象の発生率（罹患率や死亡率）や有病割合などが算出される．こうした指標を計算し，リスクを評価するにあたっては，分子にあたる事象の数を

表 1-1　分析疫学研究のデザインの概要と特徴

デザインの名称	概　　要	指　標	特徴・限界	曝露要因への研究者の介入
生態学的研究（地域相関研究）	地域単位の複数の統計数値の関連を調べる	相関係数など	・観察単位が集団 ・既存のデータなら入手が比較的に容易 ・バイアスが入り込みやすい	×
横断研究（どうなっているのだろう）	個人単位で複数の要因の保有状況を調べる	相関係数など	・関連の因果の方向が不明	×
症例対照研究（どうだったのだろう）	症例群とマッチさせた対照群を設定し，両群の曝露要因の状況を比較する	オッズ比（相対危険*）	・後ろ向き（過去に遡る）デザインが基本 ・まれな病気の研究に向く ・曝露要因の把握が問題 ・研究時間は比較的短い	×
コホート研究（どうなるだろう）	曝露群と非曝露群を設定し，疾病発生状況を比較する	相対危険*寄与危険	・前向き研究（追跡）が基本 ・まれな曝露要因の研究に向く ・曝露要因の把握が確実 ・時間や手間がかかる ・未知の交絡要因を制御できない	×
介入研究	曝露群と非曝露群を研究者が無作為に割り付け，疾病発生（予防）を比較する	相対危険*	・証拠能力は一番高い ・リスクとなる要因は倫理的に実施できない	○

＊ 相対危険とは，曝露群が非曝露群に比べて何倍リスクが高いかを示す数値であり，症例対照研究ではオッズ比で推定する．

数えるだけでなく，その事象が起こりうる集団（リスクのある集団 population at risk）を分母として把握することが重要である．

　さらに，要因（曝露要因）と，結果（アウトカム）の関連について調べる**分析疫学**にはいくつかの研究デザインがある（表 1-1）．疫学において最も証拠能力が高いのは，ランダム化比較試験とされていて，たとえば新薬やワクチンの臨床研究（治験とも呼ばれる）もその例であり，広くは**介入研究**に分類される．しかし，人間を相手にこうした介入（人体実験）が行える場面は少なく，多くは集団の観察によらなくてはならない．代表的な観察研究は生態学的研究（地域相関研究），横断研究，症例対照研究，コホート研究であり，一般にこの順に時間や手間がかかる．

　たとえば食塩摂取と高血圧の関連でいえば，都道府県単位の平均 1 日食塩摂取量と血圧（例：高血圧者割合）の関連を調べるのが生態学的研究であり，個人単位で両方の要因を調べているわけではない．これに対して，個人単位で現在の食塩摂取量と血圧を調べ両者の関連を調べるのが横断研究になる．現在の血圧で高血圧者（症例群）と正常血圧者（対照群）を設定し，それぞれ

の過去の食塩摂取歴を比較する研究が症例対照研究，現在の食塩摂取習慣を把握して高食塩群（曝露群）と低食塩群（非曝露群）に分けて，将来の血圧を追跡調査するのがコホート研究にあたる．これらは，曝露要因に研究者が介入していないので観察研究である．関連の強さはしばしば曝露による**相対危険**の数値で示される（〜倍リスクが高い）．曝露要因は健康にとって悪い影響をもたらすリスク要因とされることが多かったが，最近では健康にとって好ましい影響をもたらすベネフィット要因（例：健康によい食品）として研究されることも増えており，この場合の相対危険の数値は 1.0 より小さくなる．

単独の観察研究では因果関係を断定することは難しい．飲酒と肺がんに関連が認められたとしても，飲酒者に喫煙者が多いための見かけの関連（交絡）であって，飲酒が真の原因とは限らないかもしれない．示された関連が因果関係とみなせるかどうかの条件として，曝露が結果よりも時間的に先行していること，複数の研究で同様の相対危険が示されること，量－反応関係があること（曝露量が多いほど反応も大きくなる），ほかの領域の知見と矛盾がないこと，などが指摘されている．

D 予防医学としての公衆衛生学

1. 予防の分類

病気になった人を治療するのが**臨床医学**とすれば，公衆衛生学は**予防医学**にあたる．そもそも病気にならないようにする行動や対策が予防であるが，現在ではこれを **1 次予防**ということがある（例：予防接種，生活習慣の改善）．

これに対して，病気の発生を防いではいないものの，早期発見によって重大な疾患になることを防ぐことを **2 次予防**という（例：がん検診）．

さらに，重大な疾患になっても，後遺症を防ぎ，社会復帰を促すような試みを **3 次予防**と呼んでいる（例：リハビリテーション）．

2. スクリーニング（ふるい分け）

スクリーニングは，早期発見・早期治療を目的とする 2 次予防のために実施され，スクリーニング検査（ふるい分け検査）による陽性者にのみ精密検査が行われる．スクリーニング検査は，対象者に負担が少なく，安価で，対象疾患の患者をできるかぎり誤りなく陽性と判定できるものでなくてはならない．スクリーニング検査法の良否は，**感度**（真の患者を正しく陽性と判定する割合），**特異度**（真の健康者を正しく陰性と判定する割合）によって決まり，いずれも 100％であることが理想だが，1 つの検査法では両方とも同時に高くすることはできない（**図 1-1**, Memo「カットオフ点と ROC 曲線」）．

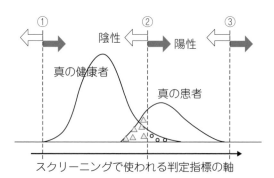

図1-1 カットオフ点の設定による感度と特異度の変化

カットオフ点が②のとき，真の患者の陰性判定者（偽陰性△）は感度を下げ，真の健康者の陽性判定者（偽陽性○）は特異度を下げる．カットオフ点を①にすれば，感度は100％になるが特異度は低下し，③にすれば特異度は100％になるが感度が低下するので，感度と特異度をいずれも100％にすることはできない．

Memo　カットオフ点とROC曲線

　検査値のカットオフ点を無限小とすれば，正常群も患者群も全員が陽性となり，正常群は特異度0％（偽陽性率100％），感度100％となる．一方，カットオフ点を無限大とすれば，正常群も患者群も全員が陰性となり，正常群の特異度100％（偽陽性率0％）となる．もし完全に正常群と患者群を完全に分離できるカットオフ点があれば，そのときには正常群の特異度100％（偽陽性率0％）と患者群の感度100％を満たす検査法となるが，現実には正常群と患者群にいくらかの重なりがあることが普通である．そこで，ある検査法について，カットオフ点を変化させながら，特異度と感度を計算し，横軸に（1－特異度）＝偽陽性率，縦軸に感度をとってプロットしたものをROC曲線といい，図のようになる．このとき，理想的な検査法であれば，AUC（ROC曲線下面積）は1.0（100％）となり，まったく両群を識別できない検査法では0.5（50％）となり，良い検査法ほど高い数値を示す．1つの検査法でカットオフ点をどこにとるかは，感度と特異度の和が最大になる点とする（グラフ上では，ROC曲線と右上がり45度直線の接点に相当）という考え方が基本であるが，疾患ごとの正常者の偽陽性割合（検査の負担）や患者の偽陰性割合（見逃し）の重要性も加味した判断も必要である．

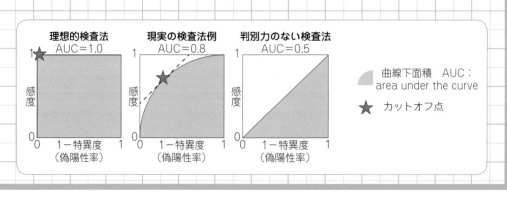

よいスクリーニング検査法があったとしても，スクリーニングプログラムとして実施するにはさらに，① その病気を放置すると重大な生命の危険があること，② 発見された患者に有効な早期治療・介入手段があること，③ 集団の有病割合が低すぎないこと，といった条件が必要である．同じ検査法（感度・特異度一定）であっても，集団の有病割合によって，検査陽性的中度は変化する（Memo「検査陽性エピソード」参照）．

Memo　検査陽性エピソード

　Aさんはあるがんのスクリーニング検査を受けた．採血を終えて検査室から出るとき，検査技師が「この検査法は患者さんだったら99%を陽性と判定できるんだって」と話しているのが聞こえた．数日後，検査結果を聞きにいったら判定は陽性．Aさんは医師に「私は99%がんということなんでしょうか」と尋ねたら，医師は「いや，確率はそんなに高くありませんし，早期に発見されたらいい治療法もあります」と答えた．医師の話は気休めだろうか？

　検査技師の発言は「感度」に関する数値で，医師が問題にしているのは「検査陽性的中度」という別の数値である．以下の ① の表のように，見ている方向が違う．検査を受ける人が個別に気にするのは後者であろう．ただし，ここでは50%であるが，この数値には，感度と特異度のほか，集団内有病割合が影響する．同じ検査法でも，② のように集団有病割合が10%だったら，検査陽性的中度は92%にまで増加する．一般に，集団内の有病割合が低下すると，検査陽性的中度も低下する（偽陽性の割合が増す）．

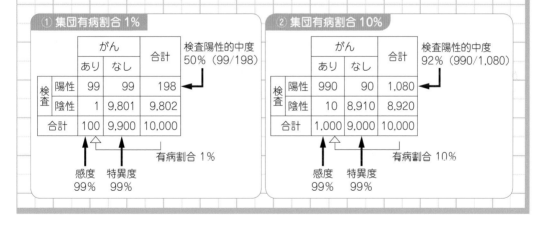

① 集団有病割合 1%

		がん		合計
		あり	なし	
検査	陽性	99	99	198
	陰性	1	9,801	9,802
	合計	100	9,900	10,000

検査陽性的中度 50%（99/198）

感度 99%　特異度 99%　有病割合 1%

② 集団有病割合 10%

		がん		合計
		あり	なし	
検査	陽性	990	90	1,080
	陰性	10	8,910	8,920
	合計	1,000	9,000	10,000

検査陽性的中度 92%（990/1,080）

感度 99%　特異度 99%　有病割合 10%

2章

人口の動向

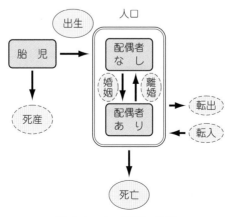

　地球はひとつで有限である．そこでは人口が限りなく増えていくことはできない．世界の人口が10億人になった18世紀末，イギリスのマルサスは『人口論』で，食糧生産の増加の伸びは人口増加の速度に追いつけず，人口を抑制しなければ食糧をめぐる闘争の時代となると述べた．これは，その後否定されたかにみえたが，人口が70億人を超え，100億人の時代も予測されている現在，世界が直面している最も重大な課題のひとつとなった．

　一方，わが国の人口では，世界とは異なる問題がある．平均寿命の延長と出生率の低下とが続き，高齢者の割合が急速に増え，働く人口が減り始めているので，近い将来に高齢者の扶養が難しくなるだろうと予想されている．これは，わが国にとって重要な問題である．

A　人口動態と人口静態

　出生，死亡，死産，婚姻（結婚），離婚および移動を**人口動態**という（図2-1）．日本ではいずれも届出が行われており，その数が把握されている．人口動態要素のうち，世界全体の人口の増減にかかわるのは，出生と死亡であり，出生から死亡を引いたものが人口の自然増加である（出生より死亡が多ければ自然減少になる）．限定された地域や国の人口の増減には，これらに移動（転入，転出）の要素が加わる．一時点で把握された人口を**人口静態**といい，わが国では5年に一度の**国勢調査**が行われている．人口を性別・年齢別の分布として図示したものが人口ピラミッドで，その形が人口構成の特徴を示す（日本の人口ピラミッドはp.32 図2-12参照）．

図2-1　人口動態の要素

B　世界の人口

1.　世界の人口増加 ･････････････････････････････････

　人口の大きさは，食糧の供給量で制約される．人類の歴史とともに食糧の生産高は増加したので，人口もそれにつれて増加してきた．しかし，農業は天候に大きく左右されるので，気温の低下や旱魃があったりすると，飢饉になり多くの人々が死亡し人口が減ったことも多かった．大きな戦争やペストなどの伝染病（感染症）の大流行でも，人口が激減したことがあった．

　14世紀にはペストの大流行がヨーロッパ中に広まって，そのために全滅した町も多く，黒死病として恐れられた．この流行では2,500万人が死に，ヨーロッパは人口の3割を失ったといわれている．また，17世紀の30年戦争では，ドイツを戦場に各国の軍隊が侵入して戦い，人口の半分を失ったとされる．

　人類の誕生以来，ルネサンス頃までは人口は緩やかに増加してきたが，その後増加の速度を早め，19世紀から20世紀にかけてますますその速度は速くなった（図2-2）．

　特に1950年頃からは増加が著しく，25億人であった人口は，わずか37年後の1987年には2倍の50億人となり，その12年後の1999年には60億人を超えた．現在でも毎年およそ8,000万人増加し，2020年には80億人に達し，2040年には90億人を超えると予測されている．

▎a.　人口爆発

　20世紀に入って，多くの国で「多産多死（高出生率高死亡率）」→「多産少死」→「少産少死」

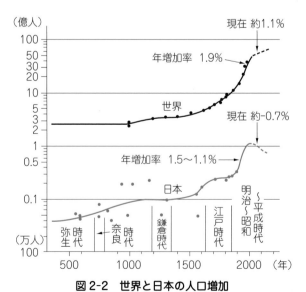

図2-2　世界と日本の人口増加

（資料：本庄栄次郎1941年，コーリン・クラーク1967年ほかより作図）

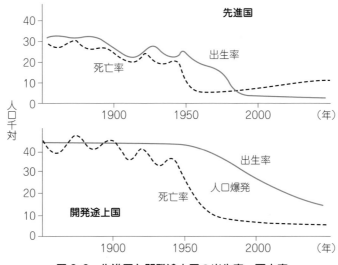

図 2-3　先進国と開発途上国の出生率・死亡率

という変化を経験した．この現象を**人口転換**という．多産であっても，同時に多死であれば，人口は爆発的な増加をしない．**人口爆発**は，出生率と死亡率が乖離する「多産少死」の時代に起こる．第二次世界大戦後，一時的に「多産少死」を経験した先進国では比較的速やかに「少産少死」の時代になったため，今では人口の増加はごくゆるやかになり，減り始めた国もある．一方で，アジア，アフリカ，中南米の国々では，第二次世界大戦後に死亡率が急激に低下したのに，出生率はあまり下がらず，この時期に人口が急増した（**図 2-3**）．多産であっても多死であれば人口爆発は起こらないが，多死は容認できないので，出生の抑制が大きな課題となる．この人口の急増を支えたのは，第二次世界大戦前後における，高収量品種の開発や化学肥料の大量投入による穀物の大量増産（**緑の革命**）である．さらに世界各地で環境の改善が進み，抗生物質の発見をはじめとする医療の進歩なども大きな力となって，死亡率が急激に減少したことも大きかった．

▌ b．先進国と開発（発展）途上国の人口

　世界全体では 1950 年の 25 億人から 2020 年の 78 億人へと，53 億人が増加したが，このうち 48 億人の増加はいわゆる開発途上地域で起こった（**図 2-4**）．

　2000 年でも世界人口に先進国の占める割合は 20％に過ぎなかったが，この人口割合は今後さらに減少し，2020 年には 16％，2050 年には 14％を下回るまで減ると見込まれる．

　1 億人以上の人口を抱える国は 10 か国以上あるが，そのうち約半数はアジアの国である（**表 2-1**）．1，2 位のインドと中国を合わせるとその人口は約 28 億人で，この 2 か国だけで世界人口の 35％以上を占めている．

　こうした人口割合のアンバランスは，世界経済の動向や社会の安定にも大きな影響を与えている．

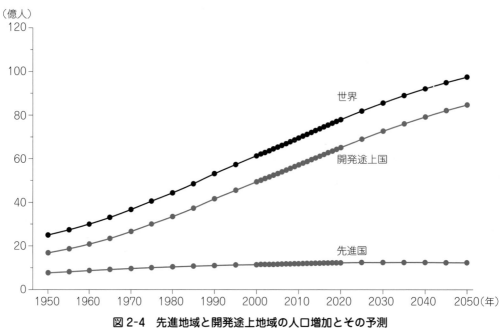

図 2-4　先進地域と開発途上地域の人口増加とその予測

（資料：総務省統計局『世界の統計 2021』）

表 2-1　人口 1 億人以上の国の人口（2022 年）

	順位	推計人口 （百万人）	人口増加率 （％）	人口密度 （1 km²当たり）	世界人口に対する 割合（％）
世界	─	7,951	0.80	60	100.0
インド	1	1,417	0.68	469	17.8
中国	2	1,412	▲ 0.01	150	17.8
米国	3	333	0.38	36	4.2
インドネシア	4	275	0.64	147	3.5
パキスタン	5	235	1.89	292	3.0
ナイジェリア	6	218	2.38	232	2.7
ブラジル	7	215	0.46	26	2.7
バングラデシュ	8	171	1.07	1,278	2.2
ロシア	9	143	0.07	9	1.8
メキシコ	10	127	0.63	67	1.6
日本	11	125	▲ 0.44	345	1.6
エチオピア	12	123	2.54	104	1.5
フィリピン	13	115	1.46	372	1.4
エジプト	14	110	1.57	105	1.4

（資料：世界銀行，2022）

c. 人口の集中−都市

　農業が起こり発展すると，食糧を得るために必要な人数以上の人々を養えるようになり，その分人口も増えて，余った人々は農業以外の仕事を求めて集まり，都市を作るようになる．古代の大都市が栄えたのは5,000年も前のことである．

・ 近代都市　18世紀末からのイギリスの産業革命の時代には，土地の「囲い込み」によって農村を追われた農民が大量に都市に流れ込み，当時都市で起こり始めた近代工業の主要な働き手となった．近代都市の誕生である．

　この大都市ではスラム街が広がり，その生活環境はきわめてひどいものであった．労働者はその貧しさや劣悪な生活環境，当時始まったばかりの工場労働の条件の悪さなどから，結核や事故による死傷などの健康上の問題が目に余るようになった．この状況のひどさが社会福祉の思想を育み，公衆衛生運動を生みだすきっかけとなった．

　その後，産業の進歩とともに，近代工業都市の環境は大きく改善されてきた．しかし先進工業国や旧東ヨーロッパ圏，また特に急速な工業化を進めるアジアの大都市では，大気や河川の汚染など多くの大都市特有の環境問題を抱えている．

・ アジア・アフリカ・中南米の巨大都市　開発途上国で急増している人口は都市に集中している．全世界で都市に住む人口は1950年に30％だったものが，2018年には55％になり，2050年には68％にも達するとされている（国連「世界都市化予測」2018年）．人口1千万人以上の巨大都市（メガシティー）がアジアや中南米で増加している．メガシティーの数は世界で10（1990年）だったものが現在では33程度あり，2050年には40を超える見込みである．第1位の東京圏（東京および周辺3県にまたがる人口密集地）が約3,700万人，今後急増が予測されるデリーのほか，上海，メキシコシティー，ムンバイ，サンパウロが2,000万〜3,000万人であるが，今後，人口500万人を超す巨大都市が新たに加わるのはほとんどが中国，インドをはじめ，アフリカや南米の国である

　開発途上国の巨大都市では，人口集中が環境悪化や交通渋滞，治安の悪化をもたらすだけでなく，その周辺部には，貧しい農村を捨てた人々が大量に流れ込んで，巨大な掘立小屋集落（シャンティタウン）ができ，水道やトイレなども満足にない，きわめて不衛生な生活環境になる．

2. 人口の急増と環境問題 ・・・・・・・・・・・・・・・・・・・・・

　人口の急増は，現在の環境問題の重要な要因となっている．

　人口が急増している地域では，食糧の確保に迫られ，森林を伐採して本来は適地でないような所も農地や牧用地にされた．しかし，これらの土地は十分な収量をあげられずにやがて放置され，各地で大規模な砂漠化を引き起こしている．同様に，主として熱帯地方でみられる無理な森林伐

採は，地球温暖化につながる大きな環境問題となっている．

また，人口の増加に対し食糧生産はむしろ頭打ちの状態で，多くの国々では低栄養による死亡や健康障害が重大な問題となっている（12章 A 3．開発（発展）途上国の栄養・食糧問題 p.197参照）．

食糧が絶対的に不足する場合，その配分は主要な働き手に優先されることが多い．こうした地域では，健康障害は特に乳幼児や高齢者，男性よりは女性に深刻である．

増加する一方の人口は，アジアや中南米の巨大都市にみられるような都市環境の深刻な悪化も引き起こしている（前項参照）．

現在の人口増加と先進国のエネルギー消費水準がこのまま続けば，地球環境および全世界の人々の健康に及ぼす影響は無視することのできない重要な問題である．

3. 持続可能な開発目標（SDGs）と保健医療分野における国際協力

保健，給水，食糧，教育，住居，環境衛生，労働雇用などは，国民の健康・生活に直結し，とりわけ保健医療分野の果たす役割は大きい．

2000 年の国連ミレニアムサミットでは，8 つのミレニアム開発目標（MDGs）が掲げられ，保健医療分野では，乳児死亡率の削減，妊産婦の健康の改善，HIV/エイズ，マラリアなどの感染症などのまん延防止などが示された．

2015 年にはMDGs に代わり，「持続可能な開発目標（SDGs）」が発表され，17 の目標（ゴール）と，細分化された 169 のターゲットが示された（p.231 別表 9 参照）．保健に関する目標 3 では，「すべての人に健康と福祉」を目指している．そのターゲットのひとつである「UHC（ユニバーサル・ヘルス・カバレッジ）」は，すべての人が基礎的保健医療サービスを受けられることとしており，日本の貢献も期待されている．

SDGs はより包括的な目標群であり，貧困，飢餓，教育，ジェンダー平等，働きがいや経済成長，技術革新基盤，人や国の平等，持続可能な街作り，さまざまなパートナーシップなど，多様な要素がある．MDGs の保健医療分野の目標に加え，安全な上下水道の整備，クリーンなエネルギー供給，気候変動対策，陸や海の豊かさの確保など，健康にかかわる環境についても多くの言及がある（10章 環境汚染と公害 p.163 参照）．SDGs はその詳細なターゲットを矛盾なく同時に実現するには大きな課題もあるが，地球全体の人々の，安全・安心で持続性のある暮らしを守っていくには，十分な国際協力が前提になるだろう．

4. 人口政策

人口の増加に悩む国々では，人口抑制策が主要な政策となっている．多くの国々では，母子や家族にとってもその社会にとっても家族計画が必要だと教育していくことで人口を抑制しようと

している.

国内のあらゆる地域に家族計画の指導員を派遣し，家族計画や受胎調節の意義を教育したり，その具体的方法の指導を行ったりするだけでなく，経口避妊薬や避妊具の配付や装着，避妊手術の実施などの具体的サービスを行って，成果をあげている所も多い．特に女性を教育するだけで，かなりの成果がある.

13億の人口に悩む中国では，1970年代末から強力な一人っ子政策をとってかなり成功してきたが，人口の急速な高齢化などの問題のため，子どもは2人までという政策に転換した.

人口1位の国は中国に代わってインドになった（2022年）．しかし，政治情勢が不安定な地域や，宗教上の理由で避妊への関心の低い国々では，まだまだ人口増加が激しい所も多い.

日本をはじめ先進諸国も開発途上国の人口問題に対し多くの資金や技術・人材の援助を行っているほか，国連をはじめ各国政府による世界全体の人口政策の作成とその実施に向けての努力も行われている.

一方，日本をはじめ西欧諸国の合計特殊出生率（p.26参照）が1.5以下の国では急激な人口の減少が予測されている．それに対して出生行動は夫婦の個人的な自由として放任されている国と，人口の減少は国の危機として出生の増加を図る政策をとる国とがある（p.33参照）.

> **世界人口会議**　国連は1974年から10年ごとに世界人口会議を開き，2回目（1984年）には「宇宙船地球号」「有限な地球」をスローガンに開発途上国の人口抑制が急務であるとした．3回目（1994年）の国際人口開発会議（カイロ人口会議）では，人口爆発に対処して持続的な経済成長や開発をどう達成するかについての国際的人口政策が話し合われた．人口問題にはNGO団体の活動が重要な役割を果たしてきたが，この第3回会議からは女性，少数民族，環境など非常に多くのNGO団体も参加している.

> **リプロダクティブ　ヘルス　アンド　ライツ**

多くの地域では，女性は妊娠・出産や自分の健康についてよく知らずに，その地域社会の慣習や宗教に従って妊娠・出産していたうえに，政策としての家族計画を押しつけられている場合もある．こうした地域では，多くの女性が妊娠や出産で死亡したり，栄養不足を伴うと女性や乳幼児がより多く死亡したりしている．国連もこうした現状を指摘し，女性が妊娠・出産について選択できることは，女性の健康を向上させ，人口問題解決につながるとした（世界人口白書1994年）．国際人口開発会議でも，はじめて「リプロダクティブ　ヘルス　アンド　ライツ reproductive health and rights（性と生殖に関する健康および権利）」という女性の権利を掲げた.

5. 人口の移動

第二次世界大戦後，経済活動の国際化が進み，1980年代末には経済活動や人の動きに，国境

はほとんど妨げとはならなくなった.

　一方，世界の国々のなかで人口と富の分布は大きく偏っている. 北の地域にある先進国は豊かで，出生率も低く，労働力が不足しているのに対して，南にある開発途上国は貧しく，就業機会も少ないにもかかわらず人口が増え続けた. 南から北への人々の流れを生み出したのも当然である. 現代は，人口の移動が地球的規模で起こっている時代である.

　・外国人労働者　第二次世界大戦後，比較的早い時期に生産年齢層が不足した西欧諸国では，1960年代には積極的に外国人労働者を受け入れた. 1970年代になると，これらの国々の経済発展は鈍り，受け入れを制限するようになったが，それまでに定着した外国人労働者に対しては，差別の除去や融合政策が進められ，外国人の種々の権利が認められるようになった. しかし，失業問題が深刻になると，外国人労働者の排斥運動が起こり，社会問題となっている.

　日本では，外国人労働者の受け入れには多くの制限を設けている. それでも研修生や留学生や就学生のアルバイトなどの形で，1980年代の後半に日系人や外国人労働者が目立つようになった. しかし，受け入れに制限があるために密入国者や不法就労者も多く，これらの人々も含めた外国人労働者の人権をはじめ，労働や生活の条件の保障, 医療などの多くの課題が出てきている.

　今後日本の生産年齢人口（15〜64歳）が大きく減ってくると，外国人労働者を受け入れる必要性はますます高くなるだろう. どのような共生社会を築いていくのかは切実な課題である.

6. 世界の出生・死亡・健康問題 ・・・・・・・・・・・・・・・・・・・・・

　人口の急増は開発途上国で起きているが，そうした国々では，出生や死亡, 健康状態の実態はどのようであろうか. アジア，アフリカ，中南米の代表的あるいは特に問題を抱えている国々を，日本やアメリカ，ヨーロッパ各国と比べると，その現状がみえてくる（表2-2a，b）.

　・出生と死亡　世界の各地域別にみると，アジア・アフリカの多くの国で出生率が人口千人に対して20〜50と高く，日本やヨーロッパでは10程度と低い. 死亡率は，アジアや中南米では低いが，ヨーロッパでは人口の高齢化が進んでいるため低くはない. アフリカで死亡率が高かったのは，エイズや飢餓, 内戦なども一因であった.

　・乳児死亡率と平均寿命　乳児死亡率は，日本・ヨーロッパ・アメリカで低く，次いでアジア・中南米，最も高いのがアフリカである. アジア・アフリカのいくつかの国では改善傾向はあるものの，1,000の出生に対し50を超える死亡率で，20人生まれて1人程度が生後1年以内に死亡している. これらの国々では平均寿命が60歳前後にとどまる. 一方，日本をはじめ欧米先進国や中南米では70歳を超えているが, アジアの多くの国では70歳前後も多く，アフリカはもっと低い.

・健康問題　乳児死亡率が高く，平均寿命が短いアフガニスタン，ソマリア，コンゴ共和国などの国々では，1人当たりの国内総生産（GDP）も低く，貧しさが際立っている．1人当たりの熱量供給量も少なく，医師もいないに等しい．

　こうした地域では深刻な砂漠化のため食糧が不足しており，国によっては長期にわたる内戦などもあって健康状態がきわめて悪い．特にサハラ以南のアフリカ諸国ではエイズが流行し，それによる死亡が深刻な影響を与えてきた．また，HIVに感染したために免疫力が落ちて，結核が再び広がった地域もある．

　2019年末の世界のHIV感染者数は約3,800万人と推計され，その約70％の2,560万人がサハラ以南のアフリカに集中している（UNAIDS国連合同エイズ計画）．エイズが初めて発見されて20年後の2001年に，エイズに関する初の国連総会が開かれ，アフリカ諸国のエイズ対策として予防や薬の供給などの援助が話し合われた．エイズの発症を抑える薬剤は実用化されているものの，これらの地域全体の平均寿命は50歳未満に低下したとされ，上昇を続けていた平均寿命が1950年代の水準まで逆戻りした（WHO 2008）．

・人口の高齢化　人口増加の著しい国々では出生の抑制へのさまざまな対策が立てられている．これによって近い将来出生率が下がると，すでに死亡率が大きく下がっている地域では，次には急速に高齢化が進行し，これへの対応が重要な課題となる．

　最近では，韓国，香港，台湾，シンガポールなどは出生率が下がり，急速に高齢化が進んでいる．中国もまた，一人っ子政策の転換を迫られた．

Memo　プライマリ・ヘルス・ケアと開発途上国の健康

　今後も避けられない世界の人口増加のなかで，全人類に健康をという願いの実現は容易ではない．たとえば全人類が高度先進医療の恩恵を受けられるようにすることは現実的でない．アルマ・アタ宣言（1978）で提唱されたプライマリ・ヘルス・ケア Primary Health Care（PHC）の考えは，その後，WHO（世界保健機関）の「すべての人々に健康を」という目標達成の鍵として受け入れられている．PHCは，基本的な人権としてのすべての人にとっての健康を，住民のニーズに基づいて，適正技術や地域資源を有効に活用し，住民が参加しつつ，他のセクターと協調しながら実施されるもので，とりわけ開発途上国にあっては医療関係者だけが担うものではない．PHCの究極の目標達成には持続的かつ長期の試みが必要だが，より短期的には選択的PHCとして母子保健を中心にした特異的な目標も提案された．GOBIFFFと略称されるその項目は，栄養不足の子どもの成長モニター growth monitoring，下痢による死亡防止のための経口補水 oral rehydration，母乳哺育 breast feeding，予防接種 immunization，家族計画＝出生間隔確保 family planning，避妊などの方法を教える女子教育 female education，欠乏症や先天異常防止のための食料補給 food supplementation からなっている．

表 2-2a　世界の国々の健康・環境・生活（1）

	国名	総人口 人口密度 千人 人/km²	出生率 死亡率 人/千人	人口増加率 合計特殊出生率 %／人	年少人口割合 老年人口割合 %	平均寿命 健康寿命 男 歳／年	女	乳児死亡率* 幼児死亡率* 人/千人	大都市人口割合** 森林割合 %	水道普及率 トイレ普及率 %
アジア	日本	125,836 346	7.0 11.1	▲0.34 1.36	12.4 28.4	81.4 72.6	87.5 75.5	1.8 2.5	64.9 68.4	98.1 >99.0
	韓国	51,781 530	5.9 5.7	0.14 0.92	12.5 15.8	80.3 71.3	86.3 74.7	2.7 3.2	50.3 64.7	>99.0 >99.0
	中国	1,402,112 149	10.5 7.1	0.31 1.70	17.7 12.0	74.8 67.2	79.2 70.0	6.8 7.9	29.2 23.0	79.9 92.4
	フィリピン	109,581 363	20.2 5.9	1.35 2.53	30.0 5.5	67.3 60.1	75.5 63.9	21.6 27.3	14.4 23.9	65.6 82.3
	インドネシア	273,524 149	17.7 6.5	1.07 2.29	25.9 6.3	69.6 61.9	74.0 63.8	20.2 23.9	13.6 49.7	34.5 86.5
	タイ	69,800 136	10.2 7.8	0.25 1.51	16.6 13.0	73.5 65.9	80.9 70.6	7.7 9.0	20.6 39.0	80.8 98.7
	カンボジア	16,719 93	22.0 6.0	1.40 2.48	30.9 4.9	67.5 59.8	71.9 63.0	22.8 26.6	12.4 47.5	31.9 68.8
	ベトナム	97,339 311	16.5 6.4	0.90 2.05	23.2 7.9	71.3 62.4	79.5 68.3	15.9 19.9	17.8 46.7	48.4 89.2
	シンガポール	5,686 8,045	8.8 5.0	▲0.31 1.14	12.3 13.4	81.4 72.4	85.7 74.7	2.1 2.5	100.0 22.5	>99.0 >99.0
	マレーシア	32,366 97	16.6 5.2	1.29 1.98	23.4 7.2	74.2 64.5	78.3 66.9	7.3 8.6	24.7 58.5	95.3 >99.0
	ネパール	29,137 200	19.6 6.3	1.83 1.88	28.8 5.8	69.3 60.6	72.2 62.1	25.6 30.8	4.9 41.6	49.9 76.6
	ブータン	772 20	17.0 6.3	1.11 1.95	24.9 6.2	71.4 63.2	72.2 63.5	23.8 28.5	 71.3	>99.0 76.5
	ミャンマー	54,410 83	17.4 8.2	0.67 2.14	25.5 6.2	64.0 58.8	70.1 62.8	35.8 44.7	12.4 44.6	33.1 73.6
	インド	1,380,004 460	17.6 7.3	0.99 2.20	26.2 6.6	68.5 60.3	71.0 60.4	28.3 34.3	15.9 24.1	43.7 71.3
	スリランカ	21,919 348	15.5 6.8	0.53 2.19	23.7 11.2	73.6 65.1	80.3 69.0	6.1 7.1	 34.3	39.4 93.7
	バングラデシュ	164,689 1,253	17.9 5.5	1.00 2.01	26.8 5.2	70.9 64.2	74.6 64.4	25.6 30.8	15.8 14.5	15.4 54.2
	パキスタン	220,892 281	27.8 6.9	1.98 3.45	34.8 4.3	66.3 56.9	68.3 56.8	55.7 67.2	20.4 4.9	25.9 68.4
	アフガニスタン	38,928 58	31.8 6.3	2.30 4.32	41.8 2.6	63.4 54.7	66.4 53.2	46.5 60.3	10.8 1.9	22.4 50.5
	クウェート	4,271 236	13.3 2.8	1.50 2.08	21.5 3.0	74.8 69.5	76.6 71.1	6.8 7.9	72.9 0.4 $	89.0 >99.0
	イスラエル	9,217 418	20.1 5.1	1.78 3.01	27.8 12.4	81.0 72.0	84.7 72.7	3.0 3.7	57.8 6.5	>99.0 >99.0
	サウジアラビア	34,814 16	17.3 3.5	1.58 2.28	24.7 3.5	73.9 63.8	76.8 64.4	5.7 6.6	47.8 0.5 $	84.2 >99.0
	アラブ首長国連邦	9,890 138	10.2 1.5	1.22 1.39	14.8 1.3	77.3 65.8	79.3 66.2	6.4 7.5	61.1 4.5 $	>99.0 >99.0
	イラク	40,223 91	28.6 4.7	2.30 3.60	37.7 3.4	68.6 61.6	72.7 63.7	21.8 25.9	25.2 1.9	83.5 >99.0
	イラン	83,993 51	18.4 4.8	1.29 2.15	24.7 6.6	75.6 66.0	77.9 66.5	12.0 13.9	26.0 6.6	98.6 90.3
	ヨルダン	10,203 114	21.5 3.9	1.00 2.69	32.9 4.0	72.8 68.1	76.3 67.2	13.4 15.6	21.1 1.1	89.3 97.1
	シリア	17,501 93	23.2 5.1	2.49 2.77	30.8 4.9	67.9 62.5	78.1 63.3	17.9 21.5	32.3 2.8	70.7 89.7
	トルコ	84,339 108	15.8 5.4	1.08 2.06	23.9 9.0	74.7 67.8	80.6 69.0	8.6 10.0	37.2 28.5	95.2 >99.0
アメリカ	米国	329,484 36	11.4 8.7	0.35 1.71	18.4 16.6	76.3 65.2	81.4 67.0	5.6 6.5	46.7 33.9 $	98.8 >99.0
	カナダ	38,005 4	9.9 7.6	1.09 1.47	15.8 18.1	80.0 70.5	84.2 72.0	4.2 4.9	45.8 38.7	>99.0 >99.0
	キューバ	11,327 109	10.0 9.1	▲0.06 1.60	15.9 15.9	76.8 66.6	80.8 69.2	3.8 5.1	18.9 31.2	79.6 91.4
	ハイチ	11,403 409	24.0 8.4	1.23 2.89	32.5 5.2	61.8 55.9	66.2 55.8	48.2 62.8	24.3 12.8	19.1 37.1
	メキシコ	128,933 66	17.3 6.1	1.06 2.10	25.8 7.6	72.2 64.3	77.9 67.2	12.2 14.2	40.9 33.9	97.7 92.4
	ベネズエラ	28,436 32	17.6 7.1	▲0.28 2.25	27.3 8.0	68.3 61.9	76.0 67.1	21.0 24.2	33.5 52.5	79.2 95.8
	アルゼンチン	45,377 16	16.8 7.6	0.97 2.25	24.4 11.4	73.2 65.4	80.0 68.8	8.2 9.3	42.8 10.5	96.7 & 95.4 &
	コロンビア	50,883 45	14.7 5.6	1.07 1.79	22.2 9.1	74.5 67.4	80.0 70.5	11.8 13.8	44.1 53.7	88.6 93.7
	ブラジル	212,559 25	13.7 6.5	0.71 1.72	20.7 9.6	72.2 63.4	79.6 67.4	12.4 13.9	42.3 59.7	98.3 90.1
	ペルー	32,972 25	17.8 5.6	1.41 2.23	24.7 8.7	74.1 69.2	79.5 69.8	10.3 13.2	32.5 56.8	90.4 78.6
	チリ	19,116 25	12.2 6.3	0.86 1.63	19.2 12.2	77.8 69.0	82.4 71.1	6.0 7.0	35.4 24.2	>99.0 >99.0
出典		世銀	世銀	世銀	世銀	世銀	世銀	世銀	世銀	WHO
年度（年）		2020	2019	2020	2020	2019	2019	2019	2020	2020

	国名	総人口 人口密度 千人 人/km²	出生率 死亡率 人/千 人	人口増加率 合計特殊出生率 % 人	年少人口割合 老年人口割合 %	平均寿命 健康寿命 男	平均寿命 健康寿命 女 歳 年	乳児死亡率* 幼児死亡率* 人/千人	大都市人口割合 森林割合 %	水道普及率 トイレ普及率 %
ヨーロッパ	アイスランド	366 4	12.3 6.3	1.61 1.75	19.4 15.6	81.0 71.7	84.2 72.3	1.6 2.0	24.6 0.5	>99.0 98.8
	アイルランド	4,995 72	12.1 6.3	1.22 1.70	20.8 14.6	80.4 70.7	84.3 71.4	2.8 3.3	11.2	97.4 91.3
	スウェーデン	10,353 25	11.1 8.6	0.72 1.70	17.6 20.3	81.3 71.7	84.7 72.1	2.1 2.6	15.8 68.7	87.7 >99.0
	ノルウェー	5,379 15	10.2 7.6	0.59 1.53	17.3 17.5	81.2 71.0	84.7 71.6	2.0 2.4	19.4 33.3	>99.0 98.1
	イギリス	67,215 276	10.7 9.0	0.57 1.65	17.7 18.7	79.4 69.6	83.1 70.6	3.7 4.3	27.1 13.1	>99.0 >99.0
	オランダ	17,441 514	9.7 8.8	0.55 1.57	15.7 20.0	80.5 71.3	83.6 71.5	3.5 4.0	12.4 10.9	>99.0 97.7
	ベルギー	11,556 379	10.1 9.5	0.58 1.57	17.0 19.3	79.6 69.8	84.0 71.3	2.7 3.4	27.0 22.8	>99.0 >99.0
	デンマーク	5,831 139	10.5 9.3	0.29 1.70	16.3 20.2	79.3 70.7	83.2 71.4	3.2 3.8	23.1 15.7	>99.0 >99.0
	ドイツ	83,241 238	9.4 11.3	0.18 1.54	14.0 21.7	78.6 69.7	83.4 72.1	3.2 3.8	9.6 32.7	>99.0 >99.0
	フランス	67,392 122	11.2 9.1	0.21 1.87	17.7 20.8	79.7 71.1	85.6 73.1	3.8 4.5	22.9 31.2	>99.0 98.6
	スイス	8,637 217	10.0 7.9	0.72 1.48	15.0 19.1	81.9 72.2	85.6 72.8	3.6 4.0	16.2 31.9	>99.0 >99.0
	オーストリア	8,917 108	9.6 9.4	0.42 1.46	14.4 19.2	79.5 69.9	84.2 71.9	2.8 3.5	21.6 47.2	99.0
	イタリア	59,554 205	7.0 10.5	▲0.29 1.27	13.0 23.3	81.1 71.2	85.4 72.6	2.7 3.1	19.1 31.8	98.4 & >99.0
	スペイン	47,352 94	7.6 8.8	0.46 1.24	14.4 20.0	80.9 71.3	86.2 72.9	2.6 3.1	25.8 37.2	>99.0 >99.0
	ギリシャ	10,716 83	7.8 11.7	▲0.06 1.35	13.7 22.3	79.5 69.9	84.5 71.9	3.3 3.8	29.4 30.3	>99.0 99.0
	ロシア	144,104 9	9.8 13.3	▲0.21 1.50	18.4 15.5	68.2 60.7	78.2 67.5	4.9 5.8	23.5 49.8	93.8 89.4
	ウクライナ	44,135 77	8.1 14.7	▲0.57 1.23	16.0 16.9	66.9 60.6	77.0 67.8	7.2 8.4	12.3 16.7	63.8 97.7
	ポーランド	37,951 124	9.9 10.8	▲0.04 1.42	15.2 18.7	74.1 65.9	81.8 71.3	3.8 4.4	4.7 30.9	89.3 >99.0
	ハンガリー	9,750 108	9.5 13.3	▲0.22 1.49	14.4 20.2	72.9 65.0	79.3 69.3	3.0 3.7	18.1 22.5	>99.0 98.0
	ルーマニア	19,286 84	9.6 13.4	▲0.44 1.76	15.5 19.2	71.8 64.3	79.3 69.4	5.7 7.0	9.3 30.1	64.6 & 87.1
	チェコ	10,699 138	10.5 10.5	0.25 1.71	15.8 20.1	76.3 67.0	82.1 70.6	2.5 3.2	12.2 …	>99.0 >99.0
アフリカ	アルジェリア	43,851 18	23.6 4.7	1.84 2.99	30.8 6.7	75.7 66.7	78.1 66.1	20.0 23.3	6.3 0.8	71.9 86.0
	エジプト	102,334 101	25.7 5.8	1.92 3.28	33.9 5.3	69.7 62.3	74.4 63.7	17.3 20.3	25.6 0.0	>99.0 97.3
	エチオピア	114,964 112	31.9 6.4	2.54 4.15	39.9 3.5	64.7 59.0	68.5 60.7	36.5 50.7	4.2 15.2	41.3 8.9
	アンゴラ	32,866 26	40.2 8.0	3.22 5.44	46.4 2.2	58.4 53.6	64.0 56.2	50.2 74.7	25.3 54.3	42.4 51.7
	ケニア	53,771 92	28.3 5.4	2.25 3.42	38.6 2.5	64.3 56.4	69.0 58.9	31.9 43.2	11.2 6.3	32.7 32.7
	ニジェール	24,207 18	45.6 8.0	3.77 6.82	49.7 2.6	61.3 55.3	63.6 55.8	46.7 80.4	5.3 0.9	39.9 14.8
	コートジボワール	20,070 81	35.5 9.9	2.57 4.59	41.5 2.9	50.0 53.4	59.1 56.5	58.0 79.3	19.7 9.6	41.8 34.6
	ガーナ	31,073 134	29.0 7.2	2.13 3.82	37.1 3.1	63.0 56.5	65.2 59.6	33.9 46.2	18.9 35.0	34.7 23.7
	タンザニア	59,734 65	36.3 6.3	2.94 4.83	43.6 2.6	63.6 57.6	67.2 59.3	36.0 50.3	13.1 34.6	37.6 31.8
	スーダン	43,849 25	31.8 7.1	2.39 4.35	39.8 3.7	63.5 59.6	67.2 60.3	41.0 58.4	13.3 10.1 #	46.1 36.9
	ナイジェリア	206,140 221	37.4 11.6	2.54 5.32	43.5 2.7	53.8 53.9	55.6 54.9	74.2 117.2	16.8 24.1	10.1 42.7
	コンゴ民主共和国	89,561 38	40.6 9.3	3.14 5.82	45.8 3.0	59.1 52.8	62.2 55.4	66.1 84.8	24.6 56.6	35.0 15.4
	モロッコ	36,911 82	18.5 5.1	1.20 2.38	26.8 7.6	75.4 63.7	77.9 63.7	18.3 21.4	21.8 12.8	80.2 87.3
	ソマリア	15,893 25	41.6 10.7	2.87 5.98	46.1 2.9	55.7 48.3	59.1 51.3	74.0 117.0	14.4 9.8	47.0 39.3
	南アフリカ	59,309 48	20.1 9.4	1.27 2.38	28.8 5.5	60.7 54.6	67.7 57.7	27.5 34.5	35.9 14.1	90.8 78.5
オセアニア	オーストラリア	25,687 3	12.1 6.7	1.26 1.66	19.3 16.2	80.9 70.2	85.0 71.7	3.1 3.6	61.0 17.4	91.2 & >99.0
	ニュージーランド	5,084 19	12.0 6.9	2.09 1.72	19.4 16.4	80.0 69.6	83.5 70.8	3.9 4.7	31.6 37.4	>99.0 >99.0
出典		世銀	世銀	世銀	世銀	世銀	世銀	世銀	世銀	WHO
年度（年）		2020	2019	2020	2020	2019	2019	2019	2020	2020

*乳児は1歳未満，幼児は5歳未満，**人口100万人以上の都市在住者．$FAO推定値，&年度旧い，#南スーダン除く．

表2-2b　世界の国々の健康・環境・生活（2）

地域	国名	CO₂排出量*（トン/人）／名目GDP*（US$）	一次エネルギー消費量*（トン(TOE)/人）／カロリー供給量*（kcal/人・日）	肥満人口割合（男/女）%	喫煙割合（男/女）%	四年制大学進学割合（男/女）%	移民人口割合／女性議員割合（上院・下院合計）%	公的教育費割合**／医療費割合** %	医師数（人/千人）／医療費*（US$）	社会保障費（社会支出）*（US$）／インターネット普及率 %	PISA読解力／PISA科学的リテラシー 平均得点
アジア	日本	8.55	3.37	4.8	27.1	52.6 $	2.2 b	8.4 b	2.5	9154	504
		40063	2705	3.7	7.6	46.5 $	14.4	23.6	4823	92.7 &	529
	韓国	11.74	5.47	4.4	28.5	52.9	3.4 b		2.5	4144	514
		32143	3420	4.8	4.4	58.6	19.0	14.0	3384	96.5	519
	中国	6.84	2.29	5.9	41.5 &		0.1 b	…	2.2		555 d
		10004	3206	6.5	1.5 &		24.9	8.9	688 &	70.6	590 d
	フィリピン	1.24	0.56	5.2			0.2 b	…			340
		3324	2662	7.5			28.0	6.6		46.9 &	357
	インドネシア	2.03	0.86	4.8	54.4 &		0.1 a	20.5 &	0.5		371
		4136	2884	8.9	0.7 &		21.0	8.5	301 &	53.7	396
	タイ	3.47	1.96	7.0			5.2 a	…			393
		7785	2804	12.7			13.9	15.0		77.8	426
	カンボジア	0.65	0.50	2.7			0.5 a	9.4			
		1644	2492	4.8			19.8	5.2		78.8	
	ベトナム	2.37	0.87	1.6			0.1 a	16.1			…
		2715	3025	2.6			26.7	9.3		70.3	…
	シンガポール	8.40	6.69	5.8			43.1 a	…			549
		64103		6.3			29.5	15.3		75.9	551
	マレーシア	7.23	2.96	13.0			10.7 b	19.7			415
		11414	2845	17.9			14.6	8.5		89.6	438
	ネパール	0.40	0.50	2.7			1.7 a	14.1			
		1074	2769	5.4			33.6	4.6		21.4 &	
	ブータン			4.7			6.9 a	21.9			
		3361		8.5			15.3	7.6		41.8 &	
	ミャンマー	0.59	0.44	4.0			0.1 a	10.4			
		1421	2673	7.3			15.0	3.5		23.6 &	
	インド	1.71	0.68	2.7	18.9 &		0.4 a	…	0.9		
		2116	2533	5.1	1.2 &		13.4	3.4	209 &	41.0 &	
	スリランカ	0.95	0.54	2.9			0.2 a	11.3			
		3940	2737	7.3			5.4	8.3		35.0	
	バングラデシュ	0.51	0.26	2.3			1.3 a	11.4 &			
		1846	2563	5.0			20.9	3.0		12.9 &	
	パキスタン	0.92	0.52	6.0			1.5 a	14.5 &			
		1187	2486	11.3			20.0	5.3		17.1 &	
	アフガニスタン			3.2			0.4 a	15.7 &			
		470	2040	7.6			27.2	1.8		…	
	クウェート	21.22	8.22	33.3			72.8 b	…			
		21603	3471	45.6			1.5	8.9		98.6	
	イスラエル	6.71	2.51	25.9	21.7	23.6	22.6 a	15.7 &	3.3	6331	470
		46376	3528	26.2	11.4	45.4	26.7	12.1	2932	86.8 &	462
	サウジアラビア	14.59	6.34	30.8			38.6 b	…			399
		23140	3307	42.3			19.9	10.9		97.9	386
	アラブ首長国連邦	19.99	7.02	27.5			88.1 b	…			432
		43103	3314	41.0			50.0	7.2		100.0	434
	イラク	3.99	1.67	23.4			0.9 b	…			
		5730	2608	37.0			26.4	6.2		49.4 &	
	イラン	7.09	3.25	19.3			3.3 b	21.1			
		7282	3087	32.2			5.6	21.8		84.1	
	ヨルダン	2.31	0.91	28.2			33.9 b	9.8			419
		4405	2732	43.1			11.8	12.4		66.8 &	429
	シリア	1.52	0.61	20.9			5.0 b	…			
		1194		34.8			11.2	…		34.3 &	
	トルコ	4.60	1.77	24.4	41.3	36.8	7.2 a	…	2.0 c	3415	466
		9127	3711	39.2	14.9	38.9	17.3	9.3	1337	77.7 &	468
アメリカ	米国	15.03	6.81	35.5	11.7		15.3 a	…	2.6	10964	505
		65134	3782	37.0	10.0		26.8	22.5	11072	89.4 &	502
	カナダ	15.25	8.03	29.5	12.0		21.3 a	…	2.7	8830	520
		46550	3566	29.3	8.7		33.9	19.5	5418	96.5 &	518
	キューバ	2.15	0.92	18.9			0.0 a	14.6			
		9296	3344	30.3			53.4	15.2		68.0 &	
	ハイチ	0.29	0.41	17.9			0.2 a	14.6			
		715	2121	26.9			0.0	4.8		32.5 &	
	メキシコ	3.60	1.45	24.3	12.0 &	39.3	0.9 a	17.6 &	2.4	1501	420
		9849	3157	32.8	3.6 &	42.4	48.4	10.5	1154	72.0	419
	ベネズエラ	3.90	1.45	22.4			4.7 a	…			
		4733	2120	28.6			22.2	3.7		…	
	アルゼンチン	3.85	1.80	27.3			5.0 a	12.5			402
		10041	3307	29.0			41.9	15.2		74.3 &	404
	コロンビア	1.47	0.78	17.6	…	19.6	3.7 a	12.8	2.3 c	1947	412
		6432	3114	26.6		23.9	19.6	19.6	1213	65.0 &	413
	ブラジル	1.94	1.40	18.5	12.3		0.5 a	16.5 &	2.3		413
		8755	3301	25.4	7.7		14.8	10.3	1282 &	73.9 &	404
	ペルー	1.56	0.79	15.2			3.7 a	17.1			401
		6978	2775	24.2			26.2	15.3		65.3	404
	チリ	4.57	2.08	24.9	28.2 &	47.0	8.6 a	21.3 &		2702	452
		14896	3029	31.0	20.9 &	53.4	23.2	18.3	2159	82.3 &	444
出典		IEA	IEA	WHO	OECD	OECD	国連	UNESCO	OECD	OECD	OECD
年度（年）		2018	2018	2016	2019	2018	2020	2018	2019	2017	2018

地域	国名	CO₂排出量*(トン/人)	名目GDP*(US$)	一次エネルギー消費量*(トン(TOE)/人)	カロリー供給量*(kcal/人·日)	肥満人口割合(男)(%)	肥満(女)(%)	喫煙割合(男)(%)	喫煙(女)(%)	四年制大学進学割合(男)(%)	(女)(%)	移民人口割合(%)	女性議員割合(上院・下院合計)(%)	公的教育費割合**(%)	医療費割合**(%)	医師数(人口千人当たり)(人/千人)	医療費*(US$)	社会保障費(社会支出)*(US$)	インターネット普及率(%)	PISA読解力(平均得点)	PISA科学的リテラシー(平均得点)
ヨーロッパ	アイスランド	6.22	71345	17.40	3654	24.2	19.4	8.1	8.4	32.9	51.0	19.2 a	39.7	17.8 &	16.6	3.9	4811	8897	99.0 &	474	475
	アイルランド	7.26	81637	2.82	3885	25.1	25.5	16.0	12.0	58.0	64.1	17.6 a	27.3	13.4 &	20.2	3.3	5276	11125	92.0 &	518	496
	スウェーデン	3.39	52896	4.89	3184	23.1	18.1	10.1	10.6	22.5	38.4	19.8 a	47.0	15.7 &	18.6	4.3 &	5782	13737	94.5	506	499
	ノルウェー	6.79	74986	5.33	3371	23.6	22.5	9.0	9.0	40.2	58.0	15.7 a	44.4	15.9 &	17.4	5.0	6647	15869	97.0	499	490
	イギリス	5.30	41855	2.64	3344	26.9	28.6	17.7	13.8	43.3	56.3	13.8 a	30.6	13.8 &	19.2	3.0	4653	9466	94.8	504	505
	オランダ	8.76	53053	4.23	3297	20.8	20.0	17.7	13.1	48.9	55.5	13.8 a	35.1	12.4 &	15.4	3.7	5765	9193	91.3	485	503
	ベルギー	7.98	46198	4.65	3769	23.1	21.0	18.9 &	12.1 &	58.6	73.7	17.3 a	42.9	12.4 &	15.0	3.2	5428	14567	91.5	493	499
	デンマーク	5.53	60657	2.94	3401	22.3	17.0	18.5 &	15.4 &	38.7	55.7	12.4 a	39.7	15.3 &	16.6	4.2 &	5568	16053	96.5	501	493
	ドイツ	8.40	46232	3.64	3554	24.2	20.4	22.3 &	15.3 &	35.9	40.5	18.8 a	31.9	11.0 &	20.0	4.4	6646	13449	89.8	498	503
	フランス	4.51	40319	3.66	3502	22.0	21.1	27.5	20.7	45.6 $	62.0 $	13.1 a	37.7	9.7 &	14.8	3.2	5376	14078	83.3 &	493	493
	スイス	4.20	85135	2.80	3354	22.2	16.9	21.5 &	16.8 &	36.2	44.3	28.8 a	39.0	15.5 &	11.0	4.3	7732	10149	93.1 &	484	495
	オーストリア	6.96	49701	3.71	3695	21.9	18.3	23.5	17.8	23.6	34.4	19.3 a	40.6	11.0 &	15.5	5.3	5851	14900	87.5	484	490
	イタリア	5.25	33090	2.49	3503	20.1	19.5	22.7	14.9	34.6	44.9	10.6 a	35.3	8.3 &	13.2	4.1	3649	11551	76.1 &	476	468
	スペイン	5.33	29816	2.67	3322	24.6	22.8	25.6 &	18.8 &	36.6	50.0	14.6 a	42.6	10.2 &	15.2	4.4	3616	9488	93.2	…	483
	ギリシャ	5.74	19604	2.10	3382	24.2	25.4	31.3	19.0	60.6	69.3	12.9 a	21.7	…	8.5		2384		78.1	457	452
	ロシア	10.99	11606	5.25	3345	18.1	26.9	43.2	13.3	41.7	50.8	8.0 a	16.1	13.5 &	9.8	4.2	1707 &		85.0	479	478
	ウクライナ	4.08	3496	2.09	3102	22.0	25.7					11.4 a	20.8	13.1 &	8.9				70.1 &	466	469
	ポーランド	7.96	15727	2.75	3537	23.7	22.2	20.8	14.1	57.2 $	69.1 $	2.2 a	27.5	11.1 &	10.8	2.4 &	2230	6199	86.8	512	511
	ハンガリー	4.67	16879	2.73	3316	28.2	24.6	27.7	22.3	23.7	29.2	6.1 a	12.6	9.9 &	9.9	3.5	2222	5810	84.8	476	481
	ルーマニア	3.68	12914	1.72	3581	23.4	21.6					3.7 a	18.5	10.1 &	12.7				78.5	428	426
	チェコ	9.48	1111	4.07	3277	26.4	25.4	21.1	15.2	38.2	53.7	5.1 b	20.6	9 &	15.5	4.1	3428	7232	81.3	490	497
アフリカ	アルジェリア	3.25	3976	1.44	3322	19.9	34.9					0.6 a	21.2	…	10.7				57.5 &		
	エジプト	2.27	3161	0.97	3292	22.7	41.1					0.5 a	22.7	…	4.7				71.9		
	エチオピア	0.12	828	0.40	2338	1.9	6.9					0.9 a	37.3	27.1 &	4.8				25.0 &		
	アンゴラ	0.61	2671	0.50	2385	4.0	12.1					2.0 a	29.5	…	5.4				36.0 &		
	ケニア	0.31	1817	0.54	2197	2.8	11.1					44.5 b	23.2	19.0 &	8.5				22.6 &		
	ニジェール	0.10	555	0.15	2601	2.5	8.7					1.4 a	25.9	16.8	8.4				10.2 &		
	コートジボワール	0.40	2276	0.41	2778	5.8	15.2					2.0 a	13.6	18.3	5.1				36.3 &		
	ガーナ	0.49	2203	0.33	3035	4.5	16.6					1.5 a	14.5	18.6	6.4				53.0 &		
	タンザニア	0.18	1084	0.37	2373	4.0	12.7					0.7 a	36.7	20.5	9.4				20.0 &		
	スーダン	0.45	815	0.45	2578	3.8	12.4					3.1 a	27.5 b		6.8				25.4 &		
	ナイジェリア	0.53	2361	0.82	2552	4.6	13.1					0.6 b	6.2	…	4.4				33.6 &		
	コンゴ民主共和国	0.03	545	0.36		3.6	9.7					1.1 a	14.3	14.0 &	4.5				12.5 &		
	モロッコ	1.64	3282	0.57	3412	19.4	32.2					0.3 b	18.4	…	7.2				84.1	359	377
	ソマリア		105			3.9	12.3					0.4	24.3						2.0 &		
	南アフリカ	7.41	6001	2.32	2899	15.4	39.6	28.8 &	5.8 &			4.8 a	45.3	18.9	13.3	0.8	1072 &		68.2 &		
オセアニア	オーストラリア	15.32	54763	5.12	3391	29.6	28.4	12.4	10.0	50.2	70.7	30.1 a	37.9	13.6 &	17.9	3.8	5187	8572	86.5 &	503	503
	ニュージーランド	6.48	43264	4.21	3191	30.1	31.4	13.9	11.1	33.6	49.7	28.7 a	48.3	16.7 &	19.3	3.4	4204	7711	90.8 &	506	508
	出典	IEA		IEA		WHO		OECD		OECD		国連		UNESCO		OECD		OECD		OECD	
	年度(年)	2018		2016		2016		2019		2019		2020		2018		2019		2017		2018	

*1人当たり，**政府支出に占める割合，&年度旧い，$留学生含む．
a:外国生まれ人口，b:外国籍人口，c:研究職も含む，d:北京・上海・江蘇省・浙江省のみ．

C 日本の人口

1. 日本の人口動向

　日本の人口は，奈良時代と戦国時代の終わりから江戸時代の初めとに大きく増加したようである．奈良時代は大陸からの新しい農業技術が導入され，戦国時代には大名が国力の充実を競って食糧の生産にも努力したためと思われる（p.12 図2-2参照）.

　その後の鎖国の時代（江戸時代）には，人口は2,600万〜3,000万人で長く停滞していた．中央集権が強く，地方の発展が抑えられていたためであろう．当時，子どもの数を制限するのに「間引き」といわれる嬰児殺しが盛んに行われていた.

　明治時代になると，工業が興り労働力の需要が増えたこと，欧米の農業技術が取り入れられ，北海道をはじめ各地の開拓も始まって農作物の生産量が増えたことや，朝鮮半島など植民地化した地域からの食糧供給が増加したなどによって，人口は急速に増え始め，1900年代には4,500万人となった．この頃から1974年に1.1億人になるまで，年1％を超える割合で増加し続けてきた.

　第二次世界大戦前には，増加する人口を国内で支えきれず，当時植民地とした地域に多くの人を送り出したほか，ハワイ，カリフォルニア，ブラジルなど，国外へも毎年1万〜3万人の農業移民が送り出され，北米や南米では現在も日系人として定住している.

　2022年の人口は約1.25億人で（p.14 表2-1参照），かつては世界の第10位までの国に入っていたが，出生率の低下によって，2005年から日本は出生数を死亡数が上回る人口減少社会になり，順位も下っている．今後さらに急速に減少に向かう.

2. 結婚と離婚

　日本の結婚（婚姻）や離婚は，社会の動きによって増えたり減ったりしている（図2-5）.

　人口当たりの婚姻率は年々減っているが，これは若い年代の人口が減っていることのほかに，女性の学歴が高くなり，仕事への意欲も強い人が増えてきたためもあるだろう.

　初婚年齢は男女共に25〜29歳が最も多く，年々遅くなっている（図2-6）.

　未婚者の割合も増えていて，これも少子化の大きな要因になっている．30歳男性の未婚割合は50％を超え，男女とも有配偶が未婚の割合を上回るのは，30〜34歳の年齢である．30歳代後半でも男性の35％，女性の25％程度は結婚していない（国勢調査2015年）.

　離婚率は，明治時代にはきわめて高かった．その後減少し，低い時代が続いたが，1970年頃から1980年代前半と，1990年代以降にいっそう増加した後，やや低下傾向にある．同居後5年以上たってからの離婚が6割以上を占め，なかでも15年以上が1/3もある.

　人口千人当たり2程度の離婚率は，特に離婚率の高いアメリカ（4程度），ロシア（6程度）を除いたヨーロッパ各国とほぼ同じ水準にある.

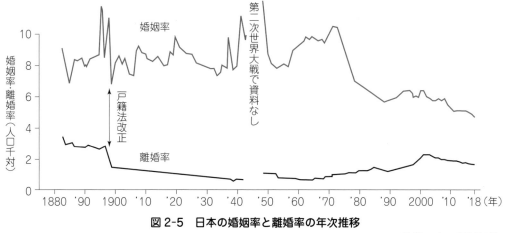

図 2-5　日本の婚姻率と離婚率の年次推移

(資料：人口動態統計)

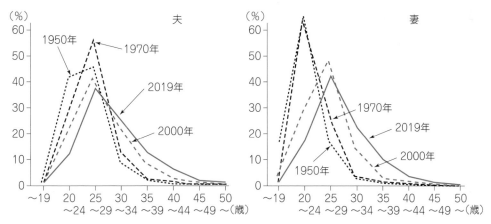

図 2-6　日本の初婚の夫と妻の年齢別分布

(資料：婚姻統計 1987 年，人口動態統計)

3. 出　生 ●●●

a. 出生率の動き

出生率　人口千人当たり 1 年間に何人が生まれるかで示す．このことを人口千対と表す．

$$出生率 = \frac{1 \,年間の出生数}{人口} \times 1{,}000$$

ドイツやイギリスでも，19 世紀には出生率が高かったが，20 世紀に入る頃から徐々に減り始

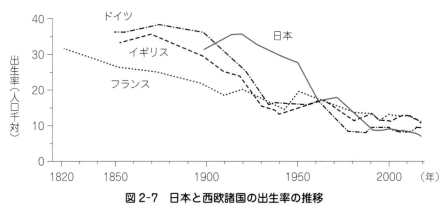

図2-7　日本と西欧諸国の出生率の推移
（資料：A. グロートヤーンと J. カウプ 1912 年，E. チャールス 1936 年，国民衛生の動向）

め，1930 年頃にはもう 20 以下になっていた．

　日本では，1920 年頃 36 と最高を示した後は，減少していたが，第二次世界大戦後の 1950 年からは急に減り始め，今では 7 を下回って，欧米諸国と比べても低くなった．西欧諸国が 100 年から 80 年ほどかかった出生率の減少を，わずか 40 年ほどで経験したことになる（図2-7）．

　西欧のなかには，出生率の減少が止まった国や回復してきている国も出てきたが，日本はまだ明確な反転を示していない．

▎b．再生産率

　再生産率とは，1 人の女性が子どもを何人産むかを示すもので，これから将来の人口を推測できる．各年齢層における出産率から算出する．

・ 合計特殊出生率（粗再生産率）　1 人の女性が，出産可能年齢（15～49 歳まで）の間に産む子ども（男女）の数．図2-8 に日本および諸外国の合計特殊出生率の年次推移を示す．

　1 組の夫婦が 2 人の子どもを育てれば，人口に増減がないように思われる．しかし実際には，2 人産んで，2 人ともが大人になり，それぞれ孫を持つようになるとは限らない．それを考えると，人口の増減がないようにするには，2.07 人程度必要となる．現在の日本では 1.4 程度であり，これでは将来人口は急激に減少する．

　日本の 1966 年が目立って少ないのは，この年が**丙午（ひのえうま）**に当たったためで，迷信が現代人に大きな影響していたことには驚くばかりである．次の丙午は 2026 年である．

・ 総再生産率　将来子どもを産むのは女児であるので，女児の数のみ求めたもの．1 よりある程度多くなければ，人口は減少する．

・ 純再生産率　さらに厳密に，出生した女児が出産可能年齢になるまでに死亡する割合も考慮

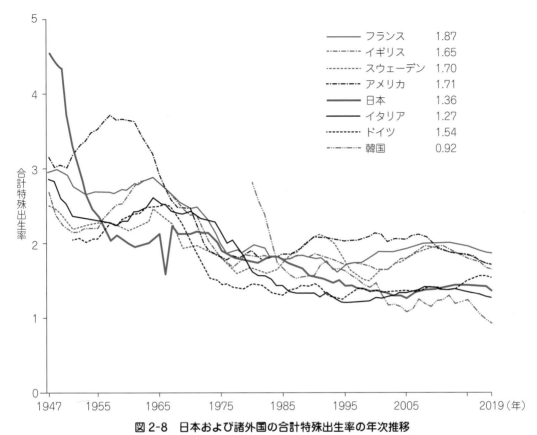

図 2-8　日本および諸外国の合計特殊出生率の年次推移

注）合計特殊出生率は女性の年齢別出生率を合計した値．数字は各国 2019 年．

（資料：世界銀行，国民衛生の動向 2021/2022）

したもの．これが 1.0 のとき人口は全く増減しないことを示す．

　日本の純再生産率は，戦前はおよそ 1.5 で，1 世代（約 30 年）経つと出産可能年齢の人口が 1.5 倍になっていた．戦後のベビーブーム時には 1.7 を超えたが，その後急に減少して，1955 年を過ぎて 1.0（人口維持水準）より少なくなった．第 2 次ベビーブームの 1970～1975 年頃には一時回復したが，その後は年々減少している．合計特殊出生率が 1.4 程度の現在は，純再生産率ではほぼ 0.7 にあたる．つまり，1 世代ごとに子どもを産める人口が 70％になることを意味し，2 世代（約 60 年）経つと 0.7×0.7＝0.49，すなわち半減することになり，将来の人口は急速に減っていく．

c．夫婦当たりの子どもの数

　子どもを産み終えた夫婦でその子どもの数を調べると，戦前には，子どもが 6 人という夫婦が一番多くて，平均で 4.6 人もいたが，今では子ども 2 人が半数を占めて，平均も 2 人を下回っている（図 2-9）．ただし，産み終わりの子ども数が 0（不妊）の夫婦は戦前のほうが多かった．

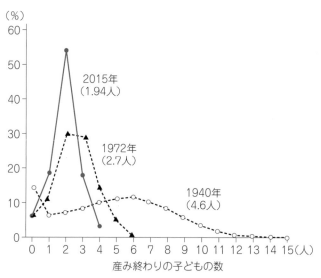

図2-9　子どもの数でみた夫婦*の分布（*子どもを産み終えた夫婦のみ）

（資料：人口政策の栞 1941 年，第 15 回出生動向基本調査 2015 年）

　今でも夫婦の子どもの数は 2 人が最頻値なのに，合計特殊出生率が最近では 1.4 程度にまで下がっているのは生殖可能年齢の女性の婚姻割合が減っていることも大きな要因である．子どもの数は若い夫婦ではますます減っている．

4. 死　亡

a. 死亡率の動き

　死亡率はその地域の健康水準を評価する指標となる．

・死亡率（粗死亡率）　人口千人について 1 年間に何人が死亡するかで示す．

$$死亡率 = \frac{1 年間の死亡数}{人口} \times 1,000$$

　死亡率は老年層が多い集団では高く，若年層が多い集団では低くなるので，年齢構成の違う地域の間や年代の間では，粗死亡率の高低だけで健康水準の高低を判断するのは難しい．

・年齢調整死亡率　年齢構成の影響を除くために，基準となる集団を決め，観察集団の各年齢別死亡率で基準集団の各年齢の人口が死亡すると仮定して求めた死亡率を，年齢調整死亡率 age-adjusted mortality rate という．人口構成の異なる地域や年代の死亡の比較にはこれを用いる（直接法）．

$$年齢調整死亡率 = \frac{\sum\left(\begin{array}{c}観察集団の \\ i\,歳死亡率\end{array} \times \begin{array}{c}基準集団の \\ i\,歳人口\end{array}\right)}{基準集団の人口} \times 1,000$$

　現在，日本国内の基準集団としては，1985年の人口をもとに，ベビーブームなどの極端な増減を補正して作成されたモデル人口が用いられているが，時代変化とともに変更されることがある．

　市町村別の比較など，観察集団が小さい場合には，基準集団の年齢別死亡率をもとに計算される期待死亡数に対する現実の死亡数の比（標準化死亡比 SMR）を用いることもある（間接法）．

　日本の粗死亡率は第二次世界大戦後急速に減少し，1980年頃はおよそ6と今までで最低であったが，その後人口の高齢化に伴いゆるやかに上昇している（図2-10）ものの，世界でも低いグループに入っている．

　年齢構成の影響を除いた年齢調整死亡率では，日本は先進諸国のなかで最も低く，このことは日本が死亡のリスクが低い社会であることを示している（表2-3）．

▎b．死因の移り変わり

　明治・大正時代には，肺炎で死ぬ人が一番多く，胃腸炎や肺結核がこれに次いでいた．昭和の前半には結核が一番になり，肺炎，胃腸炎がこれに続いた．これらの病気はどれも細菌などの微生物による感染症である．

　戦後になると，1955年までの短い間に，それまで1～3位だった感染症による死亡が一斉に減少した．日本における死亡率の減少の大部分は，この感染症の減少によるものである（p.98 図6-1 参照）．

　一方，かつて三大成人病といわれたがん，心疾患，脳血管疾患は増加し，今ではこの3つが死因の上位を占めている．感染症による死亡は，高齢者の増加とともに肺炎が増加し，第3～5位にある．

5．人口の高齢化 ･･･････････････････････････

▎a．平均寿命の延び

　昔から高齢者はいたし，80歳以上の人もまれではなかった．しかし，乳児や小児のうちに死ぬ数はたいへん多く，平均寿命は40歳にも達しなかったので，50歳くらいで高齢者の仲間に入るのが普通であった．"人間50年"といわれたわけである．

　現在の年齢別の死亡の状況がいつまでも変わらないと仮定したときに，ある年齢の人の，その後に期待される生存年数の平均をその年齢の**平均余命**という．このうち，0歳での平均余命を特に**平均寿命**という．X歳平均余命は，（平均寿命－X）歳ではなく，一般にこれより長くなる．

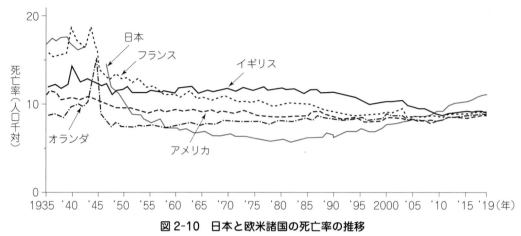

図2-10　日本と欧米諸国の死亡率の推移

（資料：人口動態統計）

表2-3　各国の粗死亡率・年齢調整死亡率・乳児死亡率

	粗死亡率 （人口10万対）	（年）	年齢調整死亡率 （人口10万対）*	（年）	乳児死亡率 （出生千対）	（年）
日本	1116.2	(2019)	282.5	(2019)	1.9	(2019)
カナダ	771.8	(2017)	378.9	(2017)	4.5	(2017)
アメリカ	849.3	(2016)	475.2	(2016)	5.7	(2018)
フランス	897.0	(2016)	353.7	(2016)	3.6	(2017)
ドイツ	1127.9	(2017)	407.4	(2017)	3.2	(2018)
イタリア	1019.5	(2016)	332.1	(2016)	2.8	(2018)
オランダ	876.7	(2017)	377.7	(2017)	3.5	(2018)
スウェーデン	915.5	(2017)	357.1	(2017)	2.0	(2018)
イギリス	909.7	(2016)	401.7	(2016)	3.9	(2018)
オーストラリア	654.2	(2017)	330.6	(2017)	3.1	(2018)
ニュージーランド	691.8	(2015)	379.4	(2015)	4.5	(2019)

*基準集団は世界標準人口である

（厚生労働統計協会 編：国民衛生の動向 2021/2022，p.71，表18）

　明治・大正時代の平均寿命は40歳代だったが，昭和に入り少し改善されたものの，第二次世界大戦中には戦争の影響できわめて低かった．戦後には急に延びて，1980年代からは世界で最も長寿となり，2019年では男性81.4歳，女性87.5歳に達した（図2-11）が，COVID-19のパンデミック以降，男女とも短縮している．

　乳児や年少の頃の死亡率が大きいと平均寿命は低くなる（p.20 表2-2a 参照）．日本と同様に平均寿命が長い北欧諸国では，乳児死亡率は日本と同様に低い．

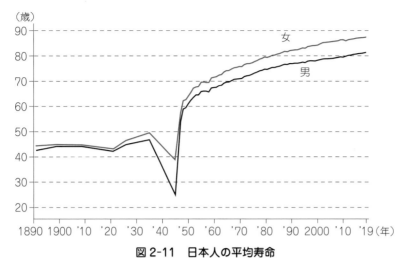

図 2-11　日本人の平均寿命

(資料：国民衛生の動向 2021/2022)

▌b. 人口構成の老化

　年齢と労働生産性との関連から，15〜64 歳を**生産年齢人口**といい，0〜14 歳の**年少人口**と 65 歳以上の**老年人口**を合わせて**従属人口**という．1950 年の人口ピラミッドが若年人口が多く裾が広がった（a）「富士山型」だったのに対して，現在では上の年齢層が増えた（b）「釣り鐘型」になっており，やがては高齢者が多い（c）「つぼ型」に大きく変化すると予測される（**図 2-12**）．

　出生率の減少と平均寿命の延びに伴い，年少人口は年々減る一方なのに，老年人口は当分は増える一方である．日本では 1970 年に老年人口の割合が 7％を超え（**高齢化社会**），1995 年に 14％を超え（**高齢社会**），2007 年には 21％を超え（**超高齢社会**）て，急速に人口構造が変化した．老年人口割合は今後とも増加し 30％を超えるのは確実である（**図 2-13**）．

　年少人口を 100 としたときの老年人口を**老年化指数**といい，現在の日本では 200 を超えた．他国との比較では老年人口が多い国々のひとつであるが，こうした国々のなかでもイタリアやドイツと同様に年少人口が少ないため，老年化指数は世界で最も高く，社会の高齢化が最も進んでいる（**図 2-14**）．

・後期高齢者と健康寿命　老年人口の割合だけでなく 75 歳以上の後期老年人口の増加も著しい．75 歳未満の前期高齢者は，身体的にも十分に元気で仕事や地域の活動も活発に行っている人が多いが，後期高齢者では寝たきりや認知症の人も増える．

　日本の健康寿命（認知症や寝たきりにならないで生活できる期間）は，ある定義では男性 72.6 歳，女性 75.5 歳ともいわれ，世界でも長い部類に入る（p.20 表 2-2a 参照）が，このことからも 75 歳くらいで高齢者の状態が大きく変わることがわかる．

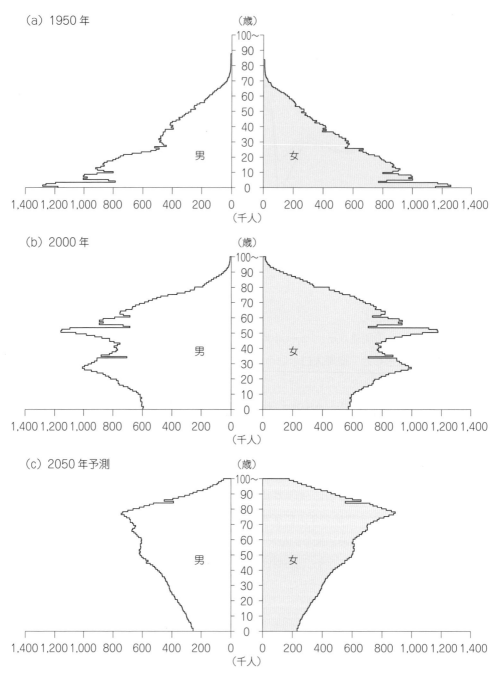

図2-12　日本の人口ピラミッドの変遷（1950年，2000年，2050年予測）

（国立社会保障・人口問題研究所ホームページ）

c. 高齢社会の課題

　1970年代頃から，70％弱を保ってきた生産年齢人口割合は，減少を始め，2020年には60％を下回った（図2-13）．つまり，この生産年齢層の人口2人で，1人の高齢者を養う計算にな

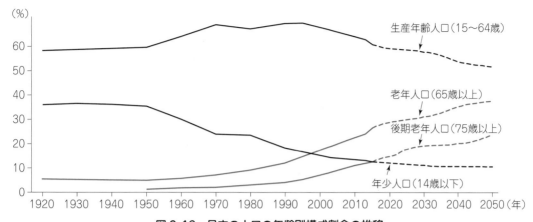

図2-13　日本の人口の年齢別構成割合の推移

（資料：国民衛生の動向 2004）

り，それぞれ家庭でも，社会全体でも，働く年齢の人々の負担はいっそう重くなるばかりである．

　高齢社会の負担とは，高齢者の生活を支える年金と医療や介護サービスの費用である．高齢者層が増えて，これを支える生産年齢層の負担が大きくなりすぎたため，年金支給額や介護サービスの見直しも始まっているが，これは逆に高齢者の人々の生活や健康に関する不安を増大させている．

　高齢者の絶対数が増加すれば，福祉や介護サービスに必要な人材を生産年齢層から得るのは難しくなる．現在の家庭での介護の担い手は，配偶者，息子の妻や実娘といった中高年の女性が多いが，今後こうした立場の人々が減り続ければ，介護は家庭でという原則自体危ういものとなってくる．

　このほかにも若い年齢層が減ることは，新しい文化・芸術，科学・技術を進めていく力も落ちていくことが心配される．

　出生率の回復は大きな課題である（次項参照）が，回復したとしても生産年齢人口に達するまでには時間がかかる．家庭にいる主婦や元気な高齢者の力を活用する，現在受け入れを制限している外国人労働者（p.18 参照）への対応も検討し直すなどの必要があるだろう．

6.　少子化対策 ・・・・・・・・・・・・・・・・・・・・・・・・・・・・・・・・・・・・・・・

　再生産率全体の減少（p.26 参照）のなかで，今まで出産年齢の中心であった 25〜29 歳と 20〜24 歳での出生率の減少が著しい（図2-15）．30 歳代での出産は以前よりは増加しているが，低い水準である．

　これまで国は少子化の原因を，女性の高学歴化や社会進出に伴い，子育てに重点を置かない生き方が浸透し，晩婚化や非婚化が進んだためとみて，働く女性への育児の支援を中心にしてきた．しかし，育児休暇は制度化されても無給であることや，保育所の質・量の改善においてその内容

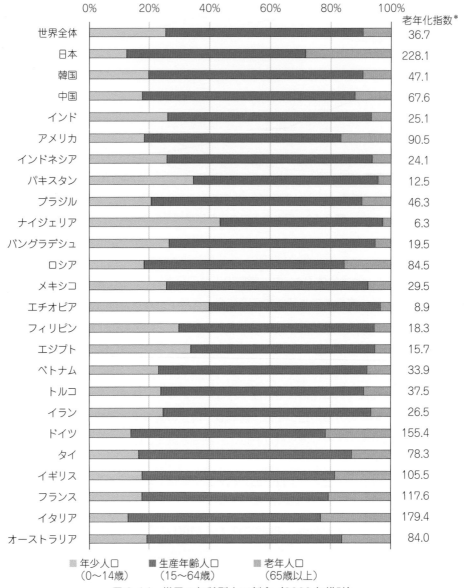

	老年化指数*
世界全体	36.7
日本	228.1
韓国	47.1
中国	67.6
インド	25.1
アメリカ	90.5
インドネシア	24.1
パキスタン	12.5
ブラジル	46.3
ナイジェリア	6.3
バングラデシュ	19.5
ロシア	84.5
メキシコ	29.5
エチオピア	8.9
フィリピン	18.3
エジプト	15.7
ベトナム	33.9
トルコ	37.5
イラン	26.5
ドイツ	155.4
タイ	78.3
イギリス	105.5
フランス	117.6
イタリア	179.4
オーストラリア	84.0

■ 年少人口　　■ 生産年齢人口　　■ 老年人口
（0〜14歳）　　（15〜64歳）　　（65歳以上）

図 2-14　世界の年齢別人口割合（2020 年推計）
*老年化指数＝（老年人口／年少人口）×100

（World Population Prospects）

はまだまだ不十分なものであった.

　また図 2-9（p.28 参照）のように夫婦当たりの子どもの数が減っていることから，家庭にいる主婦も出産・育児をためらう状況にあることがわかる．この背景には，家族形態や地域の状況が育児中の女性の孤立を深めていること，特に男性が育児にかかわりにくい働き方をしていることも影響していると考えられる.

　ヨーロッパ各国も 1970 年代には少子化が重要な課題となったが，有給で育児休暇を取れる制

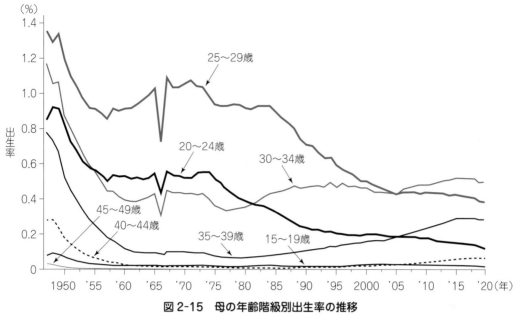

図 2-15　母の年齢階級別出生率の推移

（厚生労働統計協会 編：国民衛生の動向 2021/2022，p.60，図2）

度，手厚い育児や住宅の手当て，育児や家事を男女平等に負担することの義務化，特に男性の育児休暇の義務化などを進めて，西欧諸国ではイタリアなどを除いて，出生率が回復してきている．

　国は「少子化対策プラスワン」（2002 年）や「次世代育成支援に関する当面の取組方針」（2003年）などをまとめ，「男性も含めた働き方の見直し」や「地域における子育て支援」などを柱とした対策を総合的に進め始めている．

　「男性も含めた働き方の見直し」では，男性の育児休暇の取得を促す，女性の取得率を上げるなど，「地域における子育て支援」では，専業主婦の急病や育児疲れに対応するサービスや育児中の親子が交流や相談ができる**地域子育て支援センター**の設置などの推進が始められた．

　しかし，これらの対策が効果を上げるには，男性も女性も仕事中心のみではなく，子育ても含めて家庭や地域での生活も大切にしていく生き方への意識改革が必要である．またそうした生き方が可能な職場環境が実際に作られるよう，企業も変革が必要である．働き手の減少は結局は産業界の危機であるとして，労働者の子育てを手厚く支援している企業もあるが，まだごく少数である．

　2003 年には「**少子化社会対策基本法**」「**次世代育成支援対策推進法**」が成立し，国・自治体・企業は子育て支援の行動計画を示すことが求められることとなった．2012 年には「子ども・子育て支援法」が制定され，質の高い幼児期の学校教育・保育（認定こども園の設置など），地域の子ども・子育て支援（子育て相談や一時預かりの場の充実）を総合的に推進することを目指した．2015 年 4 月から本格実施されている．

3章

妊娠・出産と胎児の保健

人口問題は，世界の問題であると同時に，それぞれの家族の問題でもある．本章からは，人間のライフステージごとに，公衆衛生の視点から問題を整理していこう．出発点となるのは妊娠と出産である．人間の健康は胎児期から始まっている．

1つの受精卵が胎児へと成長し，やがて生まれてくるまでの時期は，ヒトの一生で生命の危険が最も多いといえる．この時期は一生の間で発育が最も盛んで活発に細胞分裂が繰り返され，外からの感染や化学物質の影響も鋭敏に受けることがある．

母親にとっては，妊娠と出産とは生理的で健康的な現象のはずであるが，急激に大きくなる胎児への自身の身体の対応や，短時間に起こる分娩には，さまざまな事故を伴いがちで，現在でも妊娠や分娩で母体の生命が危険にさらされることも起こっている．現在の日本では夫婦が産む子どもの数が少なくなっているが，不十分な避妊法に頼って失敗する場合も多く，人工妊娠中絶も大きく減少していない．これは生命倫理上も母体の健康上も大きな問題である．

母体や胎児の健康を守るためには，その社会の環境全体が安全なものでなければならない．

A 妊　娠

1. 妊娠の経過 （図3-1）

初経があってから閉経までの間の女性には，普通は28日ぐらいの周期で月経がある．

月経の始まった日から約2週間後に，卵巣から成熟した卵（卵子）が1つ（まれに2つ以上）放出される（排卵）．この卵は卵管に入っていき，ここで精子との受精が行われる．受精した卵は子宮へ運ばれ，排卵から約7日後には子宮の内膜に着床する．着床した受精卵は発育を続け，子宮内膜と結合して胎盤ができる．

着床すると，胎児には中枢神経系や心臓ができ始め，妊娠第2か月から第3か月にかけて，眼，耳，口や手足になる部分の元（原基）ができる．この時期を器官形成期という．器官形成は環境の影響を受けやすく，これがうまくいかないと胎児は死亡したり，器官に障害が起こったりする．

その後性別もわかるようになり，胎盤が完成するのが第4か月の終わり頃で，この頃には妊娠はようやく安定した状態になり，さらに成長して第10か月の末になると出産を迎えることになる．なお，現在も妊娠の月数は第1か月から始まる「数え」の考え方に従っているので，俗に妊

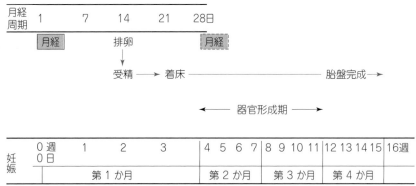

妊娠週数：妊娠前の最終月経の初日を妊娠0週0日とする(「満」の考え方)
月数：妊娠前の最終月経の初日から妊娠第1か月とする(「数え」の考え方)
妊娠4週間ごとに妊娠1か月に対応する

図3-1　妊娠の経過

娠期間は「十月十日」と表現されるが，満の数え方では10か月には満たないし，実際の受精は最終月経開始から約半月後に起こる．

B　家族計画

　夫婦が何人の子を持ちたいか，いつ頃産めばよいかということは，その夫婦の生活設計の基本となる大切な条件である．子どもの数が多ければ，経済的負担は大きく，頻繁な出産は母体の健康の負担にもなる．夫婦が，その年齢や経済状態，生活環境などを考慮して，一生の計画のなかに出産の予定を組み込んで，幸福な家庭を築いていくことを**家族計画**という．受胎調節（**避妊**）は，その手段として行われることのひとつである．

　18世紀末イギリスのマルサス（1766～1834年）は，食糧の供給を超えるような人口の増加を食い止めるために出産の調節が必要であると述べた．その後イギリスでは受胎調節の考えが普及した．20世紀になってアメリカのサンガー夫人（1883～1966年）は，貧しい女性たちが非合法の堕胎によって死亡するのをみて，女性は自分の望まない妊娠から身を守るべきであるとして産児制限の普及に努め，日本にも来たことがある．

　現在では受胎調節の考え方は，各国に取り入れられるようになった．とりわけ，人口増加に悩む国々では，政府の政策として推し進められている．

　しかし，カトリックやイスラムなど宗教によっては人間の手で行われる受胎調節を原則として認めないものもあり，家族計画の実施に大きな壁となっている（2章B4.人口政策 p.16参照）．

1. 家族計画の方法 ●●●●●●●●●●●●●●●●●●●●●●●●●●

不妊手術 今後の妊娠をまったく望まないとき，卵管または精管を不通にする手術を行う．欧米では確実な避妊法として，広く行われている．

避妊 希望すれば妊娠できるよう，一時的に妊娠しないようにする方法．女性の妊娠可能な期間は長いのに，希望する子どもの数は少ないので，避妊を続ける期間は 20 年以上もの長い期間になる人もいる．

そこで，避妊には，失敗が少なく，生殖能力は損なわず，しかも長期間使用しても健康に影響がないことが求められる．

人工妊娠中絶・人工死産 妊娠の継続が母体の健康上有害となったときに，行われることがある．日本では，望まない出産を調整する方法として人工妊娠中絶・人工死産が使われている場合が多い．この方法は避妊に比べればはるかに母体にとっては有害で，これを家族計画の手段とするのはよくない．

2. 避妊の方法 ●●●●●●●●●●●●●●●●●●●●●●●●●●●●●●

表 3-1 の荻野式から殺精子剤までの方法は，それぞれ弱点はあるが両性の避妊への合意が十分にあれば，避妊の効果はある．しかし，最大の弱点は，男性の合意や協力が不十分であったり，急に避妊の必要が起きたときでは間に合わない場合が多い点である．

女性が自分の意志でいつでも受胎を調節したいのであれば，子宮内リングや経口避妊薬による方法が最適である．

日本ではコンドームによる避妊法が圧倒的に多く，次いで性交中絶法，基礎体温法など不確実な方法が大部分であるが，欧米各国では，経口避妊薬，子宮内リング，不妊手術が主要な方法である．

戦後の日本は人工妊娠中絶が安易に行われて中絶天国と言われたこともあり，避妊に関する正確な情報が国民に広まりにくく，経口避妊薬の承認は世界で最も遅くなった．

日本では，性行為と避妊法，妊娠に関して正確な情報に基づいて女性が自己決定し，その結果には両性が責任を持つという態度がきわめて薄いといえよう．

3. 人工妊娠中絶 ●●●●●●●●●●●●●●●●●●●●●●●●●●●●

堕胎ともいわれ，古代から産児制限の手段として広く用いられてきた．近代医学以前の時代には，強い下剤，下腹部の圧迫，異物の子宮内挿入など，母体が死ぬこともまれではない乱暴なや

表 3-1　おもな避妊法

	避妊法	実施の方法	特　徴	長　所	短　所
受精可能期の性交を避ける方法	荻野式	次回月経の前19〜12日の性交を避ける	・両性の合意が必要 ・月経の記録が必要	・副作用がない	・月経周期が不安定の場合は使えない ・**失敗率はきわめて高い**
	基礎体温法	基礎体温の低温期から高温期への移行の前後1週間は性交を避ける	・両性の合意が必要 ・基礎体温を毎日測定する必要	・副作用がない	・基礎体温の正確な測定は困難 ・排卵があったことはわかるがいつあるかの予測は難しい ・**失敗率が高い**
	性交中絶法		・男性が行う避妊法	・副作用がない ・事前の準備は不要	・性的に不満が残る ・**失敗率がきわめて高い**
精子の卵への到達を妨げる方法	コンドーム	薄いゴム膜を陰茎に装着	・男性が行う避妊法	・副作用がない ・性感染症の予防効果もある	・毎回性交の直前に使用 ・男性に不満が残る場合がある ・**失敗することがある**
	ペッサリー	薄いゴム膜を子宮頸部に装着	・女性が行う避妊法	・副作用がない	・使用が便利ではない(性交前に着け，性交後数時間放置する必要がある) ・挿入法の指導を受ける必要がある ・**失敗することがある**
	殺精子剤	錠剤・ゼリー・フィルム子宮入口に挿入	・女性が行う避妊法	・副作用がない	・使用が便利ではない(直前に挿入し，性交後数時間放置する必要がある) ・効力は30〜60分程度 ・**失敗することがある**
受精卵の着床を妨げる方法	子宮内リング(IUD)	子宮内へリング状またはT型の器具を常時入れておく	・女性が行う避妊法 ・医師が挿入する	・1〜2年はそのまま使用できる ・性交への影響がない ・**成功率がきわめて高い**	・出血や痛みがある場合もある ・骨盤内感染症とそれに続く不妊症を起こす可能性もある ・挿入するときに費用がかかる
排卵を抑える方法	経口避妊薬(低用量ピル)	性ホルモンの錠剤を1日1回服用	・女性が行う避妊法 ＊日本では医師による処方箋が必要(p.41参照)	・使用が簡単 ・性交への影響がない ・**成功率は最も高く99％以上である** ・生理不順や月経の大量の出血・痛みを緩和 ・卵巣や子宮内膜のがんを防ぐ効果がある	・使用当初に不正性器出血などの軽い副作用がある場合がある

り方が行われていた．20世紀に入っても，日本を含めた各国で，堕胎は犯罪とされていたために，多くの女性が非合法の堕胎術を受けて死亡することがあって，社会問題とされていた．

・優生保護法と母体保護法 第二次世界大戦後，「優生保護法」（1948年）が制定され，正当な理由があり，本人と配偶者の同意があれば，資格のある医師によって人工妊娠中絶が受けられるようになった．正当な理由とは，遺伝病や精神疾患の予防のほかに，「母体の健康を著しく害するおそれ」のあることとされ，そのなかには，身体的理由のほかに経済的理由も含まれていた．

　経済的理由による中絶を認めたこの法律は，戦後の生活が困難だった時代には，度重なる出産と育児，または非合法で不適当な中絶手術による悪影響から母体を保護するうえで，世界的にも画期的なこととして大きな意味があった．

Memo　日本の経口避妊薬（低用量ピル）

　最も失敗率が低く，簡単で確実な方法であるが，日本ではその認可が世界で最も遅れた．欧米をはじめとして世界各国では，これが最も一般的な避妊法のひとつで，避妊が必要な人口の20～40%が使用している．現在のピルでは含まれる性ホルモン量は少ない（低用量ピル）．

　かつて，昔のホルモン用量の高いピルをヘビースモーカーが長期にわたって使用した場合に血栓症が増えるとされたが，低用量ピルでは，使用の初期に人によっては不正性器出血があるほかはほとんど副作用がない．一方，子宮内膜がんや卵巣がんのリスクを大幅に減らすほか，月経困難症や過多月経の改善，骨盤内感染症の予防など多くの副効果も知られている．

　低用量ピルは日本では，1992年には避妊目的での使用が認可されるはずであったが，直前になってエイズの流行を理由に延期になった．世界でも低用量ピルが認可されていないのは日本のみになって，WHO（世界保健機関），そのほかの国際会議でも，日本ではコンドームなど男性主導の避妊法に頼り，その結果望まれた妊娠が少ないなどと非難され，1998年春には再び認可の予定であったが，今度は環境ホルモンが問題とされ再び延期された．ところが，1999年になって男性の性的不全治療薬バイアグラが申請後1年も経たずに認可されたのと比べ，あまりにおかしいとの議論もあり，ようやく1999年6月に避妊目的での低用量ピルの使用が承認された．しかし，副作用についての議論が長く続いたことや，解禁前後の報道のされ方もあって，今でも副作用を警戒する女性が多い．

　海外ではドラッグストアなどで簡単に入手できるのに対して，日本では医師の処方が必要で，健康保険がきかず費用が高いなど非常に使いにくく，真の解禁とはいいがたい．

　また，意図しない妊娠回避のための，性交後に服用する緊急避妊薬（アフターピル）の利用も現在の日本は医師の処方箋が必要である．

　避妊法を選ぶ際には，男性も共に真剣に避妊について考え，協力できるように，性についての考え方や知識を十分に教育する必要がある．いたずらに低用量ピルの副作用のみを問題にするのでなく，各避妊法の長所と短所についての正しい情報をまず知らせるべきである．不確実な避妊法が原因の中絶の実態とその危険性が男女ともに理解され，女性が自ら望ましいと考える避妊法を選べるようにするのがよい．

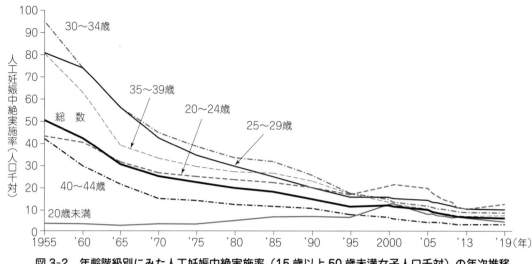

図 3-2　年齢階級別にみた人工妊娠中絶実施率（15歳以上50歳未満女子人口千対）の年次推移

（資料：母体保護統計報告，衛生行政報告例）

　しかし，「優生保護法」は妊娠・出産における母体の保護の目的と並んで優生学的目的が大きな柱であり人権上問題とされてきた．1996年に，優生学的目的に関する内容を削り，母体保護の目的のみを残して名称も「**母体保護法**」と改められた．

　人工妊娠中絶と人工死産　胎児が母体外では生存できない時期という根拠で，妊娠21週までの人工妊娠中絶が認められている．このうち12週（第4か月）以降の中絶を人工死産という．ほとんどは11週（第3か月）以内に行われ，人工死産は中絶総数の5%程度である．

　経済的理由による中絶が認められたため，安全で確実な避妊法についての関心と努力がなおざりにされ，中絶数は今もけっして少なくない．

　届け出られた人工妊娠中絶の数は，一時は100万を超えたが，最近は15万程度で，出生数（約85万）の20%程度にあたる．

　一時増加した10歳代および20歳代前半の中絶実施率は減少傾向にはあるものの（図3-2），望まない妊娠を防ぐために若年者に対する妊娠や避妊についての具体的で有効な教育が必要である（5章 C 思春期から青年期の健康 p.86 参照）．10歳代の妊娠の7割程度は中絶されているといわれるが，10歳代の中絶は，同年齢の女子人口1,000人当たり5人程度にも上っている．特に19歳では10人程度で，女子人口の100人に1人が中絶していることになる．

4. 不妊と生殖技術 ●●●●●●●●●●●●●●●●●●●●●●●●●●●●●●●●●

　結婚生活を続けていても子どもができないことがある．子どもを産み終える年齢まで子どもができなかった夫婦は，現在ではおよそ5%弱であるが，戦前は10～15%もいた（p.28 図2-9

Memo 遺伝病と優生保護法

「母体保護法」と改められる前の「優生保護法」では，「不良な子孫の出生を防止する」という優生学的な目的を掲げ，遺伝病の子どもの出産が予想されるような結婚や妊娠については，優生手術（不妊手術にあたる）や人工妊娠中絶だけでなく，特定の遺伝病の患者についてはあらかじめ優生手術をすることを認めていた．さらに，精神障害者や知的障害者の場合は，本人の同意がなくとも手術ができる規定があった．これらは著しく人権を侵害するものとの批判が国内外からあがっていたため，1996年にこれらの内容は削除された．

優生学とは，集団から好ましくない遺伝的負荷を減らそうとする科学であるが，その思想が悪用されて第二次世界大戦前から大戦中にかけての，ナチスのユダヤ人迫害と大量殺人に利用された苦い歴史がある．この分野の進歩には，常に遺伝病を持つ患者や胎児の人権を尊重する見地が求められている．

参照）．

昔は「嫁して3年，子なきは去る」など，不妊の原因は女性側にあると思われていたが，現在では夫婦双方に同じ程度あると考えられている．また，原因不明のものも多い．

a. 不妊の原因

多いものは卵管の閉塞や癒着，精子形成の障害であるが，妊娠成立までのそれぞれの段階で不妊の原因が存在する．

不妊の原因が環境にある場合には，その原因を避けて予防できる可能性がある．不妊には感染が関係している場合も多く，昔から結核と性感染症とは男女ともに不妊のおもな原因であり，戦前の不妊が現在よりもはるかに多かった一因である．現在，淋菌やクラミジアなどの性感染症が若い世代で広がっている（5章 C 1. 性行為によってうつる病気 p.87 参照）が，これらによる卵管炎も癒着による卵管不通を招き，不妊の原因となる（PID 骨盤内炎症性疾患）．また，成人男性が耳下腺炎（おたふくかぜ）にかかると，精巣炎を併発し不妊の原因になりやすい．

過度の減食や運動負荷によるやせや，過食による肥満の場合も内分泌の異常を起こして不妊となることがある．

b. 不妊治療と生命倫理

・体外受精 1970年代末に，卵巣から取った卵を試験管の中で受精（人工授精）させて，しばらく培養した後に子宮内に戻す体外受精がヒトではじめて成功して以来，左右の卵管が共に塞がっていて，それまでの不妊治療では全く妊娠できなかった場合にも希望がもたらされた．その後，顕微鏡下で精子を卵の中に入れる技術（顕微授精）で，受精能の低い精子も受精できるようになり，採取した卵と精子を冷凍保存しておき順次受精させる技術や，受精卵を他人の子宮で育てて出産すること（代理母）まで可能になった．

不妊治療として定着した体外受精児は 2019 年には約 6 万人生まれ，全出生児の 7％程度になる（日本産科婦人科学会）。

こうした技術の進歩に対して，採取された卵や精子，受精卵が実験に用いられる危険性や，優れた子孫を得ようとして能力の優れた人の卵や精子を望む可能性，夫婦でも死亡した相手の冷凍した卵や精子での受精・妊娠を望む可能性など，多くの倫理的問題点が指摘されている。

現在の日本では夫婦間の体外受精のみ可能で，代理母や他人の卵を提供してもらうことは認められていない。しかし，人工授精では他人の精子の使用も認められているので，この区別には議論もある。アメリカでは倫理的議論をよそに，精子バンク，卵の提供，代理母を組み合わせた**不妊治療ビジネス**が盛んで，日本からも利用者がいる。

C 妊娠・出産と健康

1. 流 産

特別の原因がなくても，受精した卵のなかには，偶然に起こる染色体異常などにより正常に発育できないものもかなり含まれていて，それらの異常のある胎児の多くは早いうちに死亡して流産となり，全妊娠の約 15％であるといわれている。しかし，ごく早期の流産は月経の遅れとしか意識されず，実際には流産の頻度はもっと高いだろう。胎児の異常はそれが重大であればあるほど短い期間しか発育できず，異常な胎児は自然淘汰されていることになるからである。

先天異常を持っていても出生までたどりついた胎児では，その異常の程度は相対的に軽かったことになる。流産児や早産児では染色体異常をはじめ先天異常が多いが，流・死産の時期が早い胎児ほど異常の頻度が高いことがわかっている。

・器官形成期　妊娠初期の器官形成期に，器官の原基がつくられる過程で薬剤やウイルス感染の影響を受けてわずかでも障害が生じると，それが育って大きな異常となることがある（p.52 参照）。異常の程度が大きければ胎児は死亡して流産となる。器官形成期は，次の月経の来る予定の頃から始まり，母親が妊娠と気づいていない場合もあるので，妊娠の可能性がある母親は常に注意が必要となる（p.38 図 3-1 参照）。

妊娠第 4 か月（15 週ごろ）を過ぎて，胎盤がしっかり形成されると胎児の死亡は少なくなる。

2. 死 産

妊娠 12 週以降（第 4 か月以降）の死児出産を死産といい，**自然死産と人工死産**とがある（図 3-3）。

出産 1,000 に対して自然死産が 10 弱，人工死産が 10 程度で，いずれも 25〜34 歳の母親で

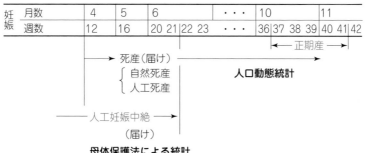

妊娠	月数	4	5	6	・・・	10	11
	週数	12	16	20 21 22 23	・・・	36 37 38 39	40 41 42

図3-3　死産と人工妊娠中絶の届け出

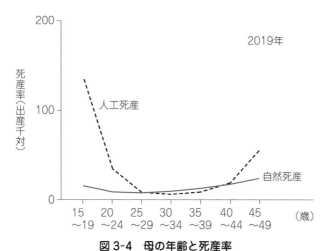

図3-4　母の年齢と死産率

（資料：国民衛生の動向 2021/2022）

死産率が低く，19歳までと40歳以上では高率になる．高齢の母親の出産では児の異常も多いので，出産に最も適した年齢は20〜39歳くらいということになる（図3-4）．

死産の原因は，自然死産は胎児の疾患によるものが多く，人工死産は母体の妊娠高血圧症候群によるものが多い．

死産率は年とともに減ってきていたが，第二次世界大戦後，人工死産が急増してピークを作った．その後は減少している．ひのえうま（丙午）の年に一時急増しているのが目立つ（図3-5）．

3. 妊娠と出産による母体の異常 ・・・・・・・・・・・・・・・・・・

●妊産婦死亡　妊娠と出産とに関連して母体にもさまざまな異常の起こることがあり，ときにはそれが原因で母親が死ぬようなこともある．これを妊産婦死亡という．

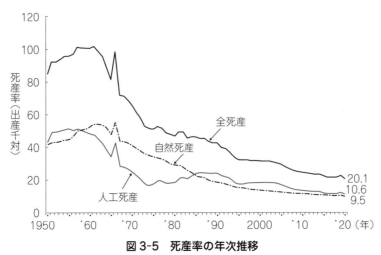

図 3-5　死産率の年次推移

（厚生労働統計協会 編：国民衛生の動向 2021/2022，p.74，図 17）

表 3-2　各国の妊産婦死亡率の推移（出生 10 万対）

国名	1940	1950	1960	1970	1980	1990	2000	2005	2021
日本	239.6	176.1	130.6	52.1	20.4	9.0	6.6	5.8	2.6
フランス	181.2	86.1	51.8	28.1	12.9	10.3	6.5	5.3	4.4[2]
アメリカ	376.0	83.3	37.1	22.4	9.2	8.2	10.0	18.4	35.6[4]
イギリス	277.9	88.2	39.5	18.6	10.7	7.8	5.3	7.1	3.9[3]
カナダ	400.3	113.2	44.9	20.2	7.6	2.4	3.4	5.9[1]	7.5[3]

1）2004 年　2）2016 年　3）2019 年　4）2021 年

（資料：国民衛生の動向）

　出産後 42 日未満の死亡を妊産婦死亡といい，42 日以降 1 年未満の死亡を後発性妊産婦死亡という．1994 年まではこの両方を合わせて妊産婦死亡としていた．

$$妊産婦死亡率＝\frac{1 年間の妊産婦死亡数}{1 年間の出生（または出産）数}×100,000$$

　分母には出生と死産を合計した出産数当たりのほうが望ましいが，死産の扱いが国によって異なるので，国際比較では出生数を用いる．

　妊産婦死亡と後発性妊産婦死亡を合わせた出産後 1 年未満の妊産婦死亡では，日本は明治時代には出産 10 万に対し 400 を超え，第二次世界大戦前でも 200 を超えていたが，現在では 5 以下と大きく減少している．戦前に日本よりもむしろ多かった欧米諸国での減少はさらに大きく，日本はほかの先進国と比べて立ち遅れていたが，最近は改善された（表 3-2）．世界全体でも減少し，現在は年間 30 万人程度にまでなっている．

妊産婦死亡が出産 10 万に対し 400 を超えていた時代では，1 人 10 回程度の出産は普通であったので，母親 100 人のうち 4 人近くは出産で死亡した計算になる．現在の日本では妊産婦死亡の実数は年間 30 人程度である．

　妊産婦死亡の原因は出血と妊娠高血圧症候群がきわめて多かったが，現在では出血がやや多い程度で，そのほかは妊娠高血圧症候群，産褥熱を含む感染症，子宮外妊娠が原因となっている．

　● 妊娠高血圧症候群　　妊娠をきっかけに高血圧になったり，タンパク尿が出る病気で，重症化すると低出生体重児出産の原因となったりする．以前は妊娠中毒症といわれていた．

　その他の妊娠中や出産の異常で母体に危険なものとしては，出産時の大量出血，子宮外妊娠（維持できず，急な大出血につながる）があるが，胎児や胎盤の位置の異常，糖尿病では母体だけでなく胎児にも大きな危険をもたらす．

4. 出産後の母体の健康 ・・・・・・・・・・・・・・・・・・・・・・・・・・・・・・・

　出産が終わり，分娩による傷が回復し，子宮や産道が元に戻るまでを産褥（さんじょく）といい，約 6～8 週間かかる．この時期は，分娩や生まれた子の世話などで母親には負担が多く，また分娩を境に内分泌をはじめ体内では大きな変化が起こるので，母体の健康を保つには十分な注意が必要となる．

　● 産褥熱　　分娩のときの傷に細菌が感染して発熱する病気をいう．出産後の体力の衰えや免疫機能の低下のために重症になりやすく，以前は死亡も多かった．現在では衛生状態がよくなって菌の感染が減り，抗生物質も有効なので死亡はきわめて少ない．

　● マタニティ・ブルー　　産後には，かなりの産婦が感情的に不安定になり，なかには不眠・精神的動揺や，ひどいときには錯乱などの症状を示すこともある．こうした症状を総称してマタニティ・ブルー（産後うつ病）という．

　この症状の生物学的要因として，出産まで妊娠を維持し続けるよう徐々に作られてきた内分泌の状態が，出産後一挙に妊娠前の状態に戻るために，その変化への対応がうまくいかずにうつ状態になると考えられている．多くはやがて治るが，この症状には，パートナーの協力など夫婦関係や子育てをめぐる家庭環境，産婦自身の生育環境，その妊娠を望んでいたかなどの心理的影響も大きいといわれている．出産後の母親がイライラしたり，育児ノイローゼとみられるときには，周囲の人たちの協力と母親への理解が大切になる．

D 先天異常

出生のときにはもうできあがっている異常のことを先天異常という．このなかには卵や精子に異常のある染色体異常や遺伝的異常のほか，妊娠初期の胎児に感染や薬剤などの環境因子が働いて起きた異常，出産時に起こった異常などが含まれる．

異常の程度が大きければ胎内でも生きていられないので，流産や死産に終わる．また出生までは生きていられても，呼吸器・循環器系や，これらを統御する中枢に重大な障害のある場合は，生まれてからすぐに死亡することが多く，新生児死亡の多くはこのためである．

先天異常は全出生の数％程度といわれている．

1. 染色体異常 ••

ヒトの細胞内にある染色体は，2本ずつ22対の常染色体44本と2本の性染色体で，計46本ある．

染色体の数が正常よりも多かったり少なかったり，染色体の一部が欠けていたりすることによって起こる病気を染色体異常という．

染色体異常は，遺伝的には正常な両親が精子形成または卵形成をする過程で，染色体に異常のある精子や卵が生じたり，受精卵が分裂していくごく初期に染色体に異常が起きたりする現象である．

染色体異常を持つ子どもの頻度は全新生児の約0.6％といわれ，自然流産では胎児の約50％ともいう．つまり妊娠とわかった例の約8％は染色体異常を持ち，その90％以上が流産となっていることになる．この流産となった胎児にみられる染色体異常は，新生児にはない異常が多く，こ

Memo 遺伝と環境（双生児研究法）

病気や体質が遺伝natureによって決まるのか環境nurtureの影響によって決まるのかにはしばしば関心が持たれる．遺伝と環境の影響度を調べるために，双生児を用いた研究が行われてきた．ゲノムが同じ1卵性双生児ペアで形質の違いがあればそれは環境の影響と考えられ，また1卵性と2卵性双生児ペアでの似方に差があれば，その差は遺伝の影響によると考えられることを前提にした研究である．血液型のようにほぼ遺伝で決まっている形質もあるが，実際には遺伝的素因があったとしても，環境の影響との相互作用によってその特性の現れ方は異なる．エピジェネティクスといって，DNA塩基配列の変化を伴わない後天的な遺伝子制御の変化による違いを生じる現象もあり，塩基配列によって私たちの運命のすべてが定められているとはかぎらない．ヒトゲノムの全塩基配列解明によって，遺伝の影響は遺伝子の作用の直接的な分析に向かう時代になったが，遺伝か環境かという単純な2元論に陥ったり，遺伝を変えられない定めと思い込まないよう，環境との相互作用は今後も明らかにすべき課題である．

れらの異常では出産まで生き抜けなかったといえる．これらの染色体異常の頻度は日本でも外国でも同じ程度で，人種による差はみられないので，ある程度避けがたい生物学的現象といえよう．

　染色体異常と遺伝病とはよく混同されるが，遺伝病では両親または片親の遺伝子に病気の原因があるのに対し，染色体に相互転座を持つ少数の例外（転座型ダウン症候群など）を除いて，染色体異常児の両親は遺伝的には正常である場合がほとんどである．染色体異常を持って生まれた子の障害は大きくても，その兄弟姉妹に異常が起こる確率は普通とほとんど変わらない．

・ダウン症候群　21番の常染色体の数が1本多く3本になる異常（トリソミー）で，出生に至る染色体異常のなかで最も多い．程度はいろいろだが知的障害を伴う．心臓に障害があったり，感染症に弱かったりすることなどもあって，以前はなかなか成人まで育ちにくかった．現在は医療の進歩によって，成人まで育つ場合が多いが，結婚問題や両親亡き後の生活の援護など成人後の問題が大きくなってきている．

　一般には1,000の出産に1人くらいの頻度で生まれるが，高齢出産で特に発生しやすく，母親が40歳以上だと100の出産に1人くらいの出生割合となる．

・性染色体異常　性染色体は通常2本（XX：女性，XY：男性）であるが，不分離が起こるとターナー症候群（外見は女性，X1本のみ）のモノソミーやクラインフェルター症候群（外見は男性，XXY）になることもあるが，これらの出現率はダウン症候群と比べるとはるかにまれである．

2. 遺伝的異常 ・・・・・・・・・・・・・・・・・・・・・・・・・・・・・

a. 遺伝のしくみとその異常（単因子遺伝）

　染色体に含まれるDNAは，その構成単位がいくつか組み合わされて1つの遺伝子となり，それぞれの遺伝子が特定のタンパク質の設計図となって代謝のあり方を決め，それが身体の各部分の特徴や性質を決めている（**形質発現**）．ある形質（例：髪の色，縮れ具合など）にかかわる遺伝子の，DNAに占める場所は決まっていて（**遺伝子座**），その場所を占めうる相互に異なる遺伝子がいくつか存在する．たとえば，髪の縮れ具合については直毛にする遺伝子と縮毛にする遺伝子があって，この2つの遺伝子は**対立遺伝子**といわれる．

　子は両親のそれぞれから1つの形質について対になる遺伝子を受け継ぐ．一対の遺伝子が決める形質は，どちらか一方の遺伝子がその性質を持っていれば必ず現れるもの（**顕性形質**）と，双方が同じ性質の遺伝子を持ってはじめて現れるもの（**潜性形質**）とがある．髪の縮れ具合に関する遺伝子では，縮毛が顕性形質，直毛が潜性形質である．こうした遺伝子は全部でおよそ2万個くらいあるという（以前は顕性/潜性を優性/劣性と呼んでいた．劣性といっても「劣っている」わけではなく，誤解や偏見を防ぐために，2017年に学術用語が改められた）．

卵の形成では，卵母細胞は母親自身が胎児のときに作られ，卵細胞となって排卵されるまで卵巣で待っている．つまり，40歳を過ぎて排卵された卵は，はじめに作られてから40年以上過ごしたことになる．

この卵母細胞は排卵の直前に最後の減数分裂をして卵細胞になる．ここで23対の染色体が1本ずつに分かれ23本の染色体を持つ卵細胞になるが，21番目の常染色体が分離せず2本のままで正常な精子と受精すると，その部分の染色体の数が3本と多くなってしまうのがダウン症候群の原因である（21トリソミー）．こうした染色体の不分離は，長く卵巣にいてエイジング（加齢）の進んだ卵ほど起こりやすく，そのため高齢の母親ほどダウン症児を産む頻度が高いと考えられている．

なかには，ヒトの血液型の遺伝子のように，3つの対立遺伝子があって，Oは潜性だが，遺伝子AとBを持つ場合は血液型がAB型となるように，AとBには顕性の差がない場合もある．

遺伝子にはかなりの頻度で突然変異が起こっているが，変異のあった遺伝子（変異遺伝子）を持つ個体は生き続けることができずにその変異遺伝子が消えてしまうこともある．しかし，直接生存に関与しない変異遺伝子は，そのまま生き残ることもある．遺伝子によってはっきり異常を起こし病気として現れるものを**遺伝病**と呼んでいる．

遺伝病の原因となる遺伝子は，胎児が身体を作っている間に発現しはじめるものが多く，大部分が出生時にはすでに異常を起こしている．また，発病後は治療できないものがほとんどである．しかし最近ではそれぞれの遺伝病の発病の原因が明らかになるにつれ，胎児期や出生直後の早期に異常を発見すれば治療可能なものも出てきた．

b. 顕性遺伝病と潜性遺伝病

病気を起こす変異遺伝子が，対立遺伝子である病気を起こさない遺伝子に対し顕性である場合を**顕性遺伝病**，潜性である場合を**潜性遺伝病**という．

また，性染色体の上に遺伝子がある場合があって，このときは男と女ではその病気の出現の頻度が違ってくる．これを**伴性遺伝病**という．

① 顕性遺伝病

顕性遺伝病で症状の重い病気の人では子がないことが多く，やがてその遺伝子は消滅する．しかし顕性遺伝する重い病気で，昔から同じような頻度で今でも発生しているものもあり，これはある一定の頻度で同じような突然変異がいつも新しく起こっているためと考えられる．

一般に顕性遺伝する病気には，多指症や短指症などのように体の形態異常を示すものの，結婚，出産に支障のない軽いものが多く，またハンチントン舞踏病など結婚して子どもができたあとになって発病するものもある．

　見かけ上健康でも，ヒトは誰でも数種類以上の遺伝病の保因者と考えられる．

　例えば100人に1人が保因者である潜性遺伝病では，保因者同士が夫婦である確率は1万組の夫婦に1組しかいない．しかも保因者同士の結婚でその子が発病する確率は1/4なので，この夫婦がすべて子を産むとしても，患者は4万人の子のうち1人に過ぎない．つまり数万人に1人の頻度の潜性遺伝病では100人に1人程度が保因者であると考えられる．同様に数十万人に1人の患者しか出ない潜性遺伝病でも，2〜300人に1人の保因者がいることになる．

　現在潜性遺伝病は約1,500くらいあるとされるので，それぞれの病気ごとにこの頻度で保因者がいるとすると，どんな人でも数個から10個以上の遺伝病の保因者ということになる．

② 潜性遺伝病

　潜性遺伝病は，フェニルケトン尿症のようにある酵素が欠けているための代謝異常症が多く，ひとたび発病すると重症のものが多いといわれている．しかし現在では，症状の発現以前に，代謝異常を生化学的な検査でみつけたり，健康保因者の軽い代謝異常を発見できるようにもなった（p.58 参照）．

③ 伴性遺伝病

　ヒトの性染色体（X染色体）上に潜性遺伝子がある遺伝病を伴性遺伝病という．この潜性遺伝子は女性を保因者として伝えられ，男性は母親の2本のX染色体のうち1本のみを伝えられるので，それに病気の因子があれば発病し，なければ発病しない．したがってほとんどの患者が男性であり，赤緑色覚異常，血友病や筋ジストロフィー（Duchene 型）がその例である．

健康保因者　潜性遺伝病では，両親から受け継いだ一対の遺伝子の一方だけが変異遺伝子である場合には発病せず健康人と変わらないので，普通に結婚して子を持つことになる．生まれた子も見かけ上健康の場合がほとんどだが，その変異遺伝子だけは遺伝の法則に従い，ある確率で子孫に伝わっていく．まれに偶然，結婚相手が同じ遺伝病に関する健康保因者であっても，患者はその夫婦の子のなかに1/4の確率で出現するに過ぎない．

　患者同士の結婚では生まれた子のすべてが発病するが，それ以外ではまずほとんど子に発病はみられない．親の一方が患者の場合でも，相手がその遺伝子を持たなければ子に発病はまったくなく，まれに相手が健康保因者であった場合に生まれた子の1/2が発病するに過ぎない．

近親婚　同じ遺伝病の健康保因者同士が結婚する確率は低く，患者の発生はきわめてまれである．しかし，近親婚を繰り返すと，両親共に同じ遺伝病の健康保因者である確率が高くなり，患者が生まれやすくなる．

日本では諸外国と比べいとこ婚が多いが，いとこ婚では常染色体性潜性遺伝病は全体で約10倍，フェニルケトン尿症は20倍程度多いといわれている．

c. 多因子遺伝

これまでにあがった遺伝病はある形質に単一の遺伝子が関係していた場合（**単因子遺伝**）であるが，たとえば身長のような形質ではいくつもの遺伝子と環境因子が関係しているらしい．このような遺伝を**多因子遺伝**という．

多因子遺伝が関与していると考えられる障害には，唇裂や口蓋裂，先天性股関節脱臼など多くの形態異常と，がん，高血圧や糖尿病，心臓病などの生活習慣病や認知症などがある．糖尿病では，糖尿病になりやすくする遺伝子群を持った人が，過食や運動不足などの環境下で過ごすと発病すると考えられている．

3. 環境に原因のある先天異常 ・・・・・・・・・・・・・・・・・・・・・・・

環境中の要因が先天異常の原因となる場合もある．器官形成期は環境の影響を受けやすく，そのときに形成中の器官が障害される．障害がひどければ流産に終わることになる（p.44参照）．

a. 感　染

母体が感染すると，母体の症状は軽微であっても，胎児が子宮や産道で感染して先天異常を起こす場合がある．妊娠初期の感染が問題になるものにトキソプラズマや風しん（先天性風しん症候群）など，妊娠後期や分娩時にはサイトメガロウイルス，梅毒，単純ヘルペスウイルスの感染がある．これらを総称して TORCH 症候群という．

先天異常ではないが，母体が HIV に感染していると胎児も感染しやすく，生まれて数年してエイズを発症する例が全世界で増えた．

b. 物理的原因

・**放射線**　母体が放射線を浴びると，小頭症をはじめ，小眼球や知的障害，小児がんの原因となったりする．妊娠中は，医療における必要性がなければ放射線被曝を避けることが望ましい．

羊水が少なかったり，外部から圧迫されたりして，胎児の位置の異常が起こると，内反足や斜頸となることがある．

c. 化学的原因（表3-3）

妊娠中のつわり防止に用いられたサリドマイドは生まれた子どもに手足の形態異常を，またアメリカで流産防止に用いられた合成女性ホルモン DES は生まれた子どもに腟がんを起こした．

表 3-3　化学物質と先天異常

薬	サリドマイド	四肢異常	妊娠初期に抗つわり薬として服用
	DES	小児の腟がん	流産防止薬
有害物質	メチル水銀	重症の中枢神経障害 （胎児性水俣病）	母体に蓄積したメチル水銀が胎児へ移行 →母親は比較的軽症
	PCB	色素沈着	混入した食用油を母親が食べて胎児へ移行 （カネミ油症事件）
	鉛	神経障害	母親の中毒
	一酸化炭素	脳障害	母親の中毒
	ダイオキシン	二重体児ほか各種の重い形態異常	枯葉剤としてベトナム戦争で大規模に散布
飲　酒		小頭症，知的障害，特有の顔だち（胎児性アルコール症候群）	アルコール中毒の母親
喫　煙		低出生体重児	喫煙量の多い母親
麻　薬		先天性麻薬中毒	麻薬中毒の母親

Memo　出生季節の疫学と胎児期環境

　胎児は母親の胎盤と羊水で守られた安全な環境にいるという考えもあったが，胎児性水俣病の例をみても，胎盤が外界の影響を遮断する能力には限界がある．出生時に明らかな異常があれば，それは出生前の胎児期に原因があるはずである．しかし，その原因はすぐにはわからないものも多い．先天性風しん症候群も，現在では妊娠初期の母体の風しん感染が原因だと特定されているが，当初は，白内障や難聴などの特徴的な症状を持った児がまとまって発生したという形で疫学的に観察されたにすぎない．一般に感染症には流行の季節があり，器官形成期など特定のステージの胎児に強く影響するのであれば，患者は特定の出生季節に偏って発生することになる．逆にいえば，出生季節によって偏りのある原因不明の疾患では，胎児期の季節的な環境影響が作用している可能性が示唆される．原因や背景因子が不明の疾患のなかでこうした出生季節の偏りが知られているものに，統合失調症，アレルギー性疾患，虫歯（う歯）などがある．こうした疾患あるいはその感受性は，胎児期の環境の影響によって形成されている可能性がある．

　1980年代になってイギリスのD. J. P. Barkerは，平均出生体重が軽い地域で成人の心血管疾患が多いという疫学的事実を示した．さらにマーガレット・バーンサイドという助産師が20世紀初め頃に詳細に記録した個別出産記録を発掘して，その人々のその後を追跡し，出生体重が軽かった人ほど，将来の冠動脈心疾患の死亡リスクが高くなっていたことを示した．Barker仮説として知られるこの説は，将来の病気が胎児期に「プログラミング」されている可能性を示し，その影響が現れるのが数十年後という点でも，改めて胎児期環境の重要性を示した．

・サリドマイド事件　1960年頃に日本やドイツではこの薬によりたくさんの奇形児（形態異常児）が生まれたが，アメリカでは1人も発生しなかった．これは，この薬の催奇形性を疑ったアメリカ政府が販売を許可しなかったためであった．この事件をきっかけに，薬の毒性や副作用のなかで，胎児への催奇形性が重要視されるようになった．

E 先天異常の発生の予防と早期治療

　先天異常の原因となる染色体異常の頻度や，健康にみえる人々における遺伝病の保因者の頻度は，決して少なくはないが，これは生物学的に避けられない現象であり，完全になくすことはできない．

　先天異常の発生の予防としては，こうした染色体や遺伝子変異の頻度が，人工的にさらに高くなるのをできる限り防ぐことが原則である．

1. 遺伝病の予防

　感染による病気の激減によって，乳幼児の病気や死亡に占める遺伝病の比重は増してきている．遺伝病のなかには発見が早ければ，早期に対応することで重大な症状が現れるのを食い止めることができるものもある．しかし，大部分はいまだに治療のできないものが多い．そこで，遺伝病を持つ子どもが生まれるのをなるべく防ぐことがおもな予防となる．

　遺伝相談　家系に遺伝病がある場合，前回までの妊娠や出産で異常があった場合，妊娠中の感染や薬の服用，放射線被曝などで胎児への影響が心配な場合などには，医療機関などに人類遺伝学や母子保健の専門家による遺伝相談（遺伝カウンセリング）の場があるので，出産に異常の出現する可能性の程度や，その病気の予後・予防・治療も含めて相談するとよい．

　医師と協力して遺伝相談に応ずるために，**臨床遺伝カウンセラー**の養成が進められている．

2. 出生前診断と遺伝子治療

　保因者診断　遺伝相談に来た人や胎児の両親がその病気の保因者かどうかは，染色体やDNAの検査，血液の検査（先天性代謝異常症など），骨や筋の組織検査（筋ジストロフィーなど）で識別できることがある．これを保因者診断という．

　出生前診断　胎児に異常があるかを診断するのが出生前診断である．羊水，絨毛，胎児の血液や皮膚などを取って，染色体を検査したり，遺伝子の本体であるDNAを解析したりして遺伝子診断をする．両親の一方が染色体異常や重い遺伝病の保因者，高齢妊娠，染色体異常児の出産歴があるなどの場合に行われている．

　胎児へのリスクが低い診断法として母体血を用いる方法もある．母体血清中のα-フェトプロテインなど3種のマーカーを検査し，ダウン症候群などの染色体異常の確率を推定できる（トリプルマーカーテスト）．最近では母体血中の胎児由来遺伝子を調べることによって，ダウン症候群など3種のトリソミーを，感度・特異度ともきわめて高く判定する方法も開発され，急速に普及

した．精度が上がっても，確定診断には胎児そのものを対象とした羊水診断が必要である．ただし，こうした方法の安易な適用には倫理的問題がある（次項参照）．

・着床前診断 イギリスで報告（1990年）された方法で，排卵誘発をした複数の体外受精卵がそれぞれ4〜8個の細胞になったところで1〜2個の細胞の染色体や遺伝子を調べ，異常がないとわかった受精卵のみを子宮に戻して妊娠させる．

胎児で診断するのと比べ中絶を防げるのと，親の心の負担が軽い，重い遺伝病を心配する親にも健康な子を持てる可能性を開くというのが肯定的な立場だが，多数の受精卵から「生命の選別」をしていて中絶と変わらない，1〜2個の細胞を除去することが安全かなどの議論がある．

全世界ではすでに1万人以上がこの技術を経て誕生しているとされるが，ドイツ，オーストリア，スイスなどは優生思想への警戒もあって法律で禁止，フランス，スウェーデン，イギリスは重い遺伝病に限定した許可制にしている．アメリカでは規制がなく，男女産み分けにも利用されているという．

日本では日本産科婦人科学会が，重い遺伝病や習慣流産にかぎり，申請例ごとに個別に審査して認めるとしている（2010年）が，海外での実施を前提とした民間の実施例も公表されており，大きな議論になっている．

出生前診断には，それがどのような慎重な配慮のもとに行われても，またどのように安全な技術であっても重大な倫理上の問題がある．遺伝病や染色体異常の多くは治療法がない現在，診断の結果異常がみつかった場合，その胎児の中絶につながるのが実情で，胎児の生殺を遺伝病や染色体異常の有無で決めてよいのかという問題になる．この観点からは，出生前診断は現実に障害があって生きている人たちを否定する考えにつながるとして，障害者やその親の会などからは強

Memo ゲノム解読とこれからの課題

遺伝子の本体がDNAであり，4種の塩基が決まった相手と対になり2重らせん構造をしていることが明らかになった（1953年）．ヒトのDNAには長さ約1.5m，30億個の塩基対があり，生命現象の解明には遺伝子の総体（ゲノム）の解析が必要であるとされた．1990年代初めにはヒトゲノムをすべて解読するという巨大なプロジェクトが始まり，2000年にその全体像がほぼ明らかにされた．これからは，予想外に少なかった2万個程度とされるヒトの遺伝子の構造がさらに精度高く明らかにされ，その役割が解明されていくことになる．

まず，病気と遺伝子の関係がより広く解明され，胎児期からのヒトの発達や脳のしくみなどもゲノムを土台に解析されていくだろう．薬や治療法も個人の遺伝情報をもとに，その体質に合った医療（オーダーメイド医療，テーラーメイド医療）が進められることになるだろう．特に，がん，糖尿病，高血圧症，心臓病などの生活習慣病や認知症は，関与する遺伝子がいくつもあり，環境要因の影響も大きい多因子遺伝であるといわれている．こうした遺伝子の働きと環境との相互作用もこれからの重要課題である．

Memo　クローン技術・人工臓器と生命倫理

　クローンとは遺伝的にまったく同一の個体のことで，自然には一卵性のふたごやみつごなどがある．このクローンを人工的に作れるようになって，畜産上や試薬の製造上では大きな進歩をもたらすと考えられる一方，ヒトの場合には倫理上たいへん重大な問題が持ち上がった．

① クローン技術とその応用

　分裂初期の受精卵細胞の核だけを取り出して，核を取り除いた未受精卵に移植し，細胞を融合させて代理母の子宮に入れる受精卵クローンは，日本では牛ですでに実用化されている．

　これに対し，移植する核を成体の細胞から取って，核を取り除いた別の未受精卵に移植し，それを代理母に育てさせるのが体細胞クローンで，1997年イギリスではじめて羊のドリーが誕生した．この場合は，体細胞を与えた母親と生まれた仔は遺伝的にまったく同一である．

　さらにイギリスでは，体細胞から取った核にヒトの血友病の治療に役立つ血液凝固因子を作る遺伝子を組み込んで，この凝固因子を乳に分泌するクローン羊も誕生させた．

② クローン技術と生命倫理

　こうした技術がヒトに応用されると，父親と母親があって子が生まれるという過程を経ずに，遺伝的に自分とまったく同一の「コピー」をたくさん作れるのではないかという点が，倫理的に重大な問題とされている．先進国では法律や政府の指針などで歯止めがかけられ，WHOやUNESCO（ユネスコ，国連教育科学文化機関）も容認できないとしている．

　ただ，体細胞クローンは，コピー人間などと心配されるが，実際にはそれはありえない．自然に誕生した一卵性のふたごは通常の兄弟よりは外見上の類似度は高いが，ふたご同士はまったく別の人間である．核由来のDNAのセットが全く同じであっても，DNAの上にあるどの遺伝子がどのように働き出すのかは，個々の細胞の核を取りまく細胞質をはじめ，その個体を取りまく環境の影響によって変わるからである．

③ 人工臓器と再生医療

　クローン技術に次いで生命倫理上重大な問題になるものとして，人工臓器がある．ヒトの中絶胎児の一部，体外受精卵などにヒトの皮膚細胞の核を移植するなどの方法で，どんな組織や臓器にもなる能力のあるES細胞（胚性幹細胞）の作製がアメリカで成功した（1998年）．これを培養して分化をうまく誘導できれば人工組織・人工臓器も可能になる．

　ヒトの胎児や受精卵をこうした方法に使ってよいのかや，核移植では種の混合が問題となる．アメリカではクローン人間を作る研究は厳しく規制されているが，幹細胞から臓器を作る技術は有用だとしている．イギリスも同じ方向であるが，フランスは受精卵を実験に使うこと自体を禁じている．

　2007年11月，日本とアメリカで皮膚などヒトの体細胞に4つの遺伝子を導入することで万能細胞の作製に成功したことが報告された．作られた細胞はiPS細胞（人工多能性幹細胞）といわれる．iPS細胞には受精卵を利用するという倫理的問題がなく，また患者自身の細胞を利用すれば拒絶反応を避けることも可能になり，再生医療に向けた研究が加速しつつある．

い反対が出されている.

　一方，遺伝病や染色体異常について不安を抱えている場合，そのまま中絶を選んでしまうことが多いのと比べて，より詳しい情報のもとに判断できるという利点もあり，異常の起こる確率が低い場合はかえって子を産む勇気が持てるとの声もある.

　安易な診断の実施は論外だが，いろいろな立場の考え方も含めて，あらゆる場面についての十分なインフォームド・コンセントが遺伝相談などにおいて提供されることが必要で，その後，診断を受けるか否か，診断の結果によってどういう態度決定をするのかは，両親が考えて決定するというより他はないといえよう.

・遺伝子治療　単因子の遺伝子の変異によって起こる病気に対し，正常な遺伝子を患者の細胞に導入して遺伝的障害を治療する方法を遺伝子治療という.

　病気の発現を抑えることは不可能と考えられた遺伝病にも治療の道を開く画期的進歩ともいわれ，外国や日本でも実際に治療が行われる例も出てきた.　また，エイズやがんへの遺伝子治療の可能性も検討され，がん細胞を攻撃する免疫能を高める遺伝子やがん抑制遺伝子などを用いた治療が始められた.

　しかし，DNAや遺伝子の働きについてはまだまだ未知の部分も大きい現在，これを操作する危険性は高く，倫理上も大きな問題である.

3. 先天異常の予防 ·

a. 環境への対策

　社会全体としては，環境によって汚染物質が拡散し，誰もがそれに曝されるような変異原物質などの種類とその量をなるべく減らすことが大切である（10章C 5-a. 内分泌かく乱化学物質p.173参照）.　変異原物質とは環境中の放射性物質や，食品や飲み水中の突然変異を起こす可能性のある物質である.　環境モニタリングと具体的な規制が必要になってくる.

b. 個人としての対策

　遺伝病の発生を防ぐにはなるべく近親婚は避け，染色体異常では40歳を過ぎた高齢での出産はなるべく避けるなどがある.　また，環境因子では，常に妊娠の可能性に注意して，妊娠初期の可能性があれば，特に初期には被曝，薬剤，過度の飲酒や喫煙などを避ける.　母体の無用な感染を防ぐとともに，ワクチンが存在するものでは接種による予防も重要である（風しん）.

　二分脊椎などの予防には妊娠初期にビタミンの一種である葉酸を摂ることが勧められている.

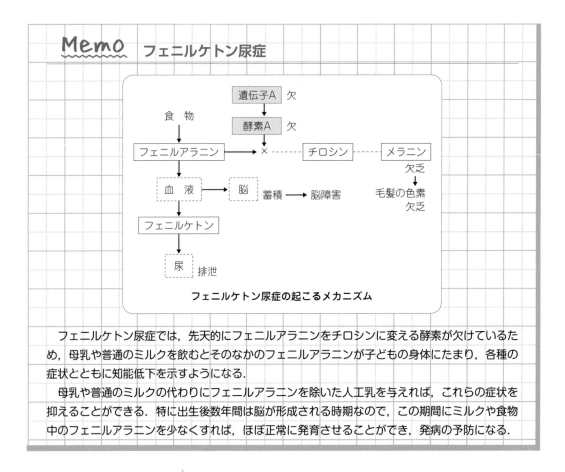

フェニルケトン尿症の起こるメカニズム

　フェニルケトン尿症では，先天的にフェニルアラニンをチロシンに変える酵素が欠けているため，母乳や普通のミルクを飲むとそのなかのフェニルアラニンが子どもの身体にたまり，各種の症状とともに知能低下を示すようになる．

　母乳や普通のミルクの代わりにフェニルアラニンを除いた人工乳を与えれば，これらの症状を抑えることができる．特に出生後数年間は脳が形成される時期なので，この期間にミルクや食物中のフェニルアラニンを少なくすれば，ほぼ正常に発育させることができ，発病の予防になる．

4. 先天性代謝異常症の早期発見と2次予防 ・・・・・・・・・・・・・・・・・

　潜性遺伝病である先天性代謝異常症（先天代謝異常）のうち，胎内ではまだ代謝異常の影響が現れていないものは，出生直後に発見され，治療をすれば，症状が出ることを予防できるものがある．

　フェニルケトン尿症やガラクトース血症をはじめとする4つの代謝異常症および甲状腺機能低下症，副腎皮質ホルモンの増加を起こす先天性副腎過形成症について，新生児から少量取った血液を調べ，患者の発見に努めてきたが，2013年からは「タンデムマス法」によって対象疾患を増やしている（4章B 3-a．新生児の先天性代謝異常の検査 p.72 参照）．

　日本ではほぼ全新生児にこの検査が実施され，毎年先天性代謝異常症は50〜100人程度，甲状腺機能低下症では数百人の患者が発見されてきた．先天性代謝異常症のうちガラクトース血症では2万〜3万人に1例，フェニルケトン尿症では8万人に1例程度で，病気の頻度はきわめてまれである．

　このような代謝異常症では原因となる物質を除いたミルクを与え，甲状腺機能低下症では欠けているホルモンの投与を生後すぐに開始して発育期の間続けることで，症状の出現を抑えること

ができるようになった．フェニルケトン尿症や甲状腺機能低下症では，結婚し，子どもを産む例も出てきている．

先天性代謝異常を検出するスクリーニング検査法が存在したとしても，早期介入による有効な防止手段が存在することが必要である．介入の有効性が科学的に検討された結果，有効性が確認されなかったために，かつてスクリーニングが行われていたが現在では中止されている疾患もある（例：ヒスチジン血症）．

5. 避けられない病気との共生 ・・・・・・・・・・・・・・・・・・・

私たちは皆，何らかの遺伝的障害の保因者であり，子どもに先天異常が起こらないという保証はない．先天異常や遺伝的な病気が誰にでも起こり得る病気として，誰もがその発生と予防についての正しい理解を持つことと，障害のある患者やその家族への対応がよりよく行われる社会が作られるような努力が必要である．

十分に福祉が完備した社会が実現されて，生まれながらに遺伝的障害があったとしても，それだけでは不幸ではない生き方ができるようになれば，遺伝的に不利な子を持つことへの親の心配や態度も現在のものとは違ってくるだろう．遺伝病への対応は，出生前診断や遺伝子治療の方向の進歩だけでなく，社会やそれを構成する個々の人々の認識や行動の進歩がいっそう必要だと考えられる．

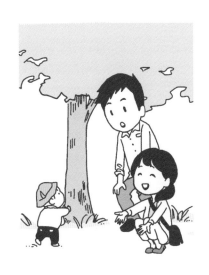

4 章

新生児・乳幼児期の保健

　胎児は出産までの約 40 週間，母親の子宮内で呼吸や栄養のすべてを母体に依存しながら成長しているが，出産により外界に押し出されたときから，自力で呼吸をし，栄養を摂り，排泄し，自らの力で生きていかなければならなくなる．つまり出生（出産）は人間にとって一生で最も大きな変化のときであり，同時にこの大変化に適応できなければ，ただちに生命にかかわる危険なときでもある．

　胎児は胎盤を通じて母体から，乳児は出生後しばらくは母乳から，いろいろな病原体への抗体をもらっているので，出生後の一定期間は感染症などにかかりにくい．しかし，抗体がなくなる頃からは，体内に次々と侵入してくる病原体と自力で闘い，自分自身で免疫を作っていかなければならない．乳児期は病気と闘うための体力が十分ではなく，抵抗力も弱いため，重症化することもあるので注意が必要である．

　また，近年，若い年齢層で成人の病気が増えており，就学前の幼児期から，食生活や睡眠など，その後の健康に影響する基本的な生活習慣を身につけられるよう，親（保護者）の配慮が必要である．

A 新生児・乳幼児期の健康

　わが国では，妊娠満 22 週以降〜生後 1 週間未満を周産期，生後 1 週間未満を早期新生児期，4 週間未満を新生児期，1 年未満を乳児期，1 年〜就学前を幼児期という．

1. 死 亡

a. 死亡率

　出生 1,000 当たりの死亡数を死亡率といい，周産期死亡率，早期新生児死亡率，新生児死亡率，乳児死亡率がある（図 4-1）．

・**周産期死亡率**　妊娠満 22 週以降の死産と早期新生児の死亡を合わせて周産期死亡という．この時期の死亡はどちらも母体の健康状態に強く影響されることと，死産と出生後の死亡の区別が国によって異なるため，WHO（世界保健機関）の統計などの国際比較では主として周産期死亡率を用いている．日本（2020 年）の周産期死亡率は 3.2 であった．

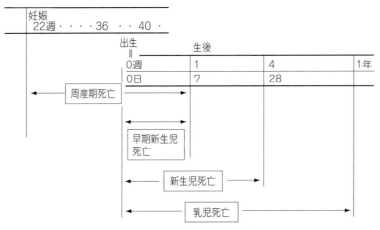

図 4-1　各種の死亡の対象期間

・新生児死亡率　乳児死亡のうち約50％は新生児死亡で，その死亡原因は出生前の胎児期にあるものが大部分である．しかし，近年の生活環境の改善や医療の進歩により，日本（2022年）の新生児死亡率は0.8と世界でも最も低くなっている．

・乳児死亡率　乳児の健康は出生後の環境条件に大きく左右されるため，地域の健康水準を表す指標として用いられる．

　20世紀はじめの日本の乳児死亡率は150以上とほかの先進国の2倍程もありきわめて高かったが，1930年代からめざましく減少し始め，第二次世界大戦前には100程度まで下がった．この頃の日本では，女性は一生に5〜6人の子を産むなかで1人くらいを乳児期に失うのはごく普通のことだった．

　戦後になって，衛生状態や母体の栄養状態の全体的向上と医療の進歩により乳児死亡率はめざましく減少し，1980年代末以降は5より小さく，2022年には1.8と世界で最も低くなっている．

　国際的にみると，先進諸国では**図4-2**にみるように近年は2〜7程度であるが，サハラ以南のアフリカでは120に近い国もありまだまだ格差は大きい．

　1994年までは，妊娠28週以降の後期死産と早期新生児死亡を合わせて周産期死亡としていたが，1995年から日本でもWHOの「疾病及び関連保健問題の国際統計分類の第10回修正（ICD-10）」を取り入れたため，より早い時期の満22週以降の死産から周産期死亡とすることとなった．妊娠22週とは，通常，胎児の身長が25〜28 cm，体重は400〜500 gの時期に当たる．

b. 乳児死亡の原因

　表4-1によると，1950年には肺炎・気管支炎による死亡が出生1,000人中13人程度，腸炎・下痢による死亡が8人程度と大きな割合を占めていたが，現在ではこれらの病気で命を落とす乳

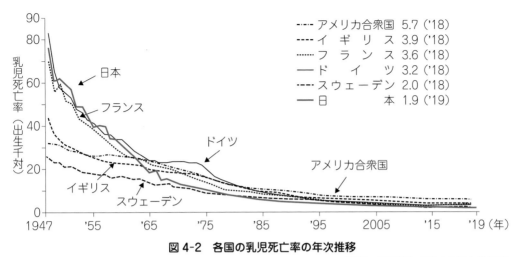

図 4-2　各国の乳児死亡率の年次推移

（資料：国民衛生の動向 2021/2022）

表 4-1　乳児死亡の原因の年代推移

	実　数			死亡率			割合（％）		
	1950	2000	2019	1950	2000	2019	1950	2000	2019
全死因	140,515	3,830	1,654	60.1	3.21	1.91	100.0	100.0	100.0
腸管感染症	19,160	11	10	8.2	0.01	0.01	13.6	0.3	0.6
肺炎*	31,155	73	27	13.3	0.06	0.03	22.2	1.9	1.6
先天異常	5,540	1,385	580	2.4	1.16	0.67	3.9	36.2	35.1
周産期の障害	2,462	603	429	1.1	0.51	0.50	1.8	15.7	25.9
事故	2,189	217	78	0.9	0.18	0.09	1.6	5.7	4.7
SIDS	—	317	75	—	0.27	0.09	—	8.3	4.5
その他	80,009	1,224	455	34.2	1.03	0.53	56.9	32.0	27.5
出生（千人）	2,338	1,192	865						

死亡率：出生 1,000 人当たり
＊1950 年は気管支炎含む

（資料：国民衛生の動向 2021/2022，人口動態統計）

児はごくわずかとなっている.

　2019 年には先天異常が第 1 位で死亡の約 35％を占め，周産期の障害と合わせると死亡数の約 60％を占めている. 先天異常と周産期の障害による死亡率は，出生 1,000 人中 1 人程度である. この数値は 1950 年でも出生 1,000 人中 3 人強であり，この 70 年間であまり減少していないが，その一方で，腸管感染症や肺炎による死亡は激減し，日本の乳児死亡率の減少に大きく影響した.

c. 幼児死亡の原因

　幼児の死亡率は 1〜4 歳では 10 万人に 12 人程度だが，5〜9 歳では 10 万人に 6 人程度と約半分になる. 2020 年の死亡原因は，1〜4 歳では第 1 位が先天異常で全体の約 18％を占め，第

2 位が悪性新生物（がん）で約 13％，第 3 位が不慮の事故で約 12％を占め，5～9 歳では第 1 位が悪性新生物（がん）で全体の約 25％，第 2 位が不慮の事故で約 16％，第 3 位が先天異常で約 10％を占めている（p.226 別表 2-1 参照）.

2. 分娩による障害

　胎児が子宮から産道を通って生まれてくるときには，圧迫されて外傷を負ったり，分娩に時間がかかって**低酸素症**になり死亡することがある．しかし，現在では子宮内の胎児を超音波で観察し，産道を通るときの心音図の監視などを行うことで，分娩時に異常が起きた際にはすばやく対応できる産科技術が進歩している．また，自然分娩では母子に危険が及ぶことが予測される場合は，薬による分娩促進や帝王切開が行われ，できる限り母子両方を救う努力がなされている．

3. 低出生体重児

　出生時の体重が 2,500 g 未満のものを低出生体重児といい，そのなかでも 1,500 g 未満のものを極低出生体重児，1,000 g 未満のものを超低出生体重児という．低出生体重児は出生児のおよそ 10％程度にみられるが，出生体重が低いと一般に生活力が弱く，死亡率も高く，またなんらかの異常がみつかる場合も多いので適切な対応が必要となる．

　在胎が 37 週以上 42 週未満で生まれたものを正期産児というのに対して在胎 37 週未満を早産児，在胎 28 週未満を超早産児といい，在胎 42 週以降に生まれたものを過期産児という．

　在胎週数が 37 週以上と十分であっても体重が軽く，在胎期間別出生時体格基準値を用いて身長も体重も 10 パーセンタイル未満の新生児を **SFD**（small-for-dates infant）といい，出生体重と在胎週数の両方から新生児を考える必要がある．近年では新生児医療の進歩で，1,000 g 未満，在胎週数 32 週未満でも，ほかに先天的な異常がなく適切な養護が行われれば健常児と大差なく育てられるようになっている．

　妊娠高血圧症候群や梅毒など妊娠中の母体に異常があった場合や，妊娠中に習慣的に喫煙すると低出生体重児が生まれやすい傾向がみられる．また，イギリスでの長期的なデータからは，低出生体重児は成人後に心臓病による死亡率が高いことが注目されている（p.53 Memo「出生季節の疫学と胎児期環境」参照）.

4. 乳幼児期の事故

　1 歳未満の乳児の不慮の事故は窒息が約 72％を占め，次いで溺死，その他の事故と続く．また，近年では**乳幼児突然死症候群（SIDS）**が乳児死亡の第 3 位にあげられ，うつぶせ寝や父母などの喫煙によって危険性が高まることがわかってきた．

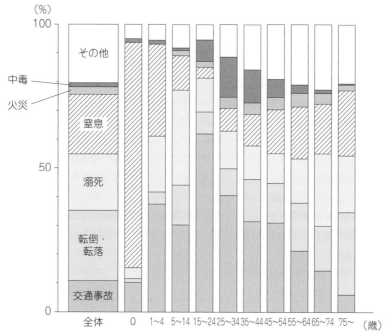

注) 自殺／他殺およびその他の外因を含まない

図 4-3　日本の年齢別不慮の事故による死亡の種類とその割合（2017 年）

（資料：国民衛生の動向 2021/2022）

　1〜4 歳の幼児の不慮の事故では窒息，交通事故，溺死が多い．この年齢では発育発達が進み活動の場が家庭から近隣へ広がるため，歩行者として交通事故にあったり，浴槽や池，川などで溺死する事故が起こる．したがって，幼児の安全な遊び場の確保と，周囲の者の十分な配慮と監督が重要となる時期である（図 4-3）．

5.　乳幼児期の栄養 ●●●●●●●●●●●●●●●●●●●●●●●●●●●●●●●●●●●●●●●

　第二次世界大戦までは乳児の栄養は母乳から摂るのが一般的だった．その後，人工栄養が改良されて普及したことで母乳哺育の割合は一時かなり減少したが，母乳には母親からの抗体が含まれていることや，母乳哺育を通した母子相互作用が重視されてきたことにより，近年，母乳哺育が再び見直されている．2015 年度乳幼児栄養調査によると生後 1 か月の時点で母乳のみで育てられている乳児は約 50％，混合栄養（母乳と人工乳の併用）が約 45％である．

　乳幼児期に栄養失調の状態だと感染症での死亡率がきわめて高く，また，この時期は脳が発育する大切な時期であるため，深刻な栄養障害が原因で知的障害などが生じ，生涯にわたってその影響から抜け出せなくなることもある．

　国際的には飢饉の広がっている地帯での乳幼児の栄養失調や，母乳中のダイオキシンを乳児が摂取する心配などがあげられている（10 章 C 5-a．内分泌かく乱化学物質 p.173 参照）．

> ### Memo　クワシオルコルとマラスムス
>
> 　乳幼児期は心身の発育・発達が著しいため，質・量ともバランスよく栄養を摂る必要がある．この時期の栄養障害の代表的なものは，総エネルギー量は充足しているのにたんぱく質が不足して急性的に起こるクワシオルコル，エネルギー，たんぱく質ともに長期間不足して起こる慢性的なマラスムスである．
>
> 　クワシオルコルはたんぱく質の摂取量のみが足りないため浮腫や皮膚病などがみられるが，体重は不変または増加傾向である．マラスムスは重度の低栄養状態となり低体重となるため，年老いた顔つきとなり脱毛などの症状がみられる．
>
> 　これらは通常，5歳未満の子どもにとって深刻な影響となる．特に，たんぱく質は生命維持に必要な主要栄養素であり，不足状態が続くと死亡に至る危険性も高いため，栄養管理には十分な配慮が要求される．

6. 乳幼児期の生活習慣

　成人期で問題になる生活習慣病が次第に青年期でも問題となるようになり，就学前の幼児でも，将来の健康を左右するような生活習慣を避けることが求められる．

食生活　年齢とともに成長する時期で必要な栄養素の量も増える．現在の日本では摂取エネルギー不足の問題は少ないが，栄養の偏りが指摘されている．就学後の食生活を健全にし，将来の生活習慣病を予防するためにも，幼児期の過剰な栄養摂取や偏食などを避け，適切なバランスで栄養が摂れるよう親（保護者）が配慮する必要がある．

運動　近年，生活習慣の変化により幼児期から室内での生活時間が増え，屋外で運動する習慣が減っている．一方で，スポーツクラブに通うなどの運動習慣のある幼児とない幼児との二極化傾向もある．これらの問題を解決するため，文部科学省は2012年に「幼児期運動指針」を策定し，毎日，合計60分以上体を動かすことを推奨している（5章B 1. 身体の発育と運動能力 p.79参照）．

睡眠　青年期以降の夜型中心生活の傾向や，親の生活リズムに左右されて，乳幼児の睡眠パターンも夜型になっている．現在の日本では夜10時になっても1～3歳児の約半数が起きているという．単なる睡眠時間の長短だけでなく，早寝早起きのリズムが日中の活動量を高めるため，親は子どもの睡眠リズムを正しく保つべきである．また，幼稚園に比べて保育所には昼寝の習慣があるために，乳幼児の就寝時刻が遅くなるといわれている．睡眠時間の短縮，夜型生活傾向はもはや国民全体の問題である（5章B 4-a. 健康問題 p.84 参照）

7. 虐 待

最近，18歳未満の子どもへの虐待報告数が急増しており，児童相談所が対応したものだけでも，年間20万件を超え（2020年度），特に大都市で増えている．虐待の内容としては，たたく，蹴る，熱湯をかけるなどの身体的なもの（暴力）だけではなく，言葉や態度（無視）で心を傷つける精神的なもの，食事などを与えない育児放棄（ネグレクト）や性的な虐待も含まれている．これらは外部からはわかりにくく，病院や保育所，近所の人，訪問した保健師などの通報により発覚することが多い．

虐待の原因としては，核家族化が進み，母親が孤立して育児を相談できる親しい人がいないことや，自身が親になるまで身近に子どもと接していなかったためどのように接したらよいかがわからない，虐待をする親自身が子どものときに虐待されていた経験を持っていることなどが指摘されている．

2000年に「児童虐待の防止等に関する法律（児童虐待防止法）」が制定され，子育ての不安や孤立の解消への地域としての取り組み，地域や施設への専門職員の配置などが進められている．2007年の改正では，児童の安全確認のための立ち入り調査などが強化され，2016年の改正では児童のしつけに関して，監護・教育に必要な範囲を超えて児童を懲戒してはならないことが明記された．また，2019年に親の子どもへの体罰禁止や児童相談所の体制強化などを盛り込んだ児童虐待防止法と「児童福祉法」の改正が行われた．虐待には家族を巡るさまざまな要因が関係しているので，福祉・保健・医療・教育・警察・裁判所・民間を含めた虐待防止ネットワークが全国の市町村に作られつつある．発生の予防から，被虐待児が自立するまでの間の本人や家族への切れ目のない支援が求められている．

8. 感染症と予防接種

胎児は胎盤を介して，また乳児は母乳を介して，母親から抗体を受け取っているので，病気に対してある程度の抵抗力がある．しかし，母親からもらった抗体は生後6か月〜1年頃にはなくなってしまうので，この後は予防接種を受けたり，自分でいろいろな病原体に感染して免疫を獲得していかなければならない．

したがって，乳幼児期に各種の病気にかかるのは自然な状態といえるが，この時期はまだ体力が弱く，疾患によっては合併症で脳症などを併発しやすく，短時間で重症になったり，死亡することもある．かつて日本の乳幼児の死亡率が高かったのは，麻しんや百日せきをはじめ，肺炎，胃腸炎，赤痢などの病気が大流行していたからであった．

第二次世界大戦後，衛生状態や乳児の栄養が改善され，特に肺炎や胃腸炎などの細菌による感染症に対する抗生物質（抗菌薬）の使用によって発病後の治療は大幅に進歩した．しかし，小児がかかる感染症はウイルスによるものが多い．ウイルスには抗生物質が効かず，抗ウイルス薬は

まだ少数しか開発されていないので，できるだけ罹患しないよう予防が必要となる.

▌ a. 予防接種

① 集団接種の意義とその変化

　予防接種には，その病気にかかりやすい集団（多くは乳幼児や学童）での流行を防ぐために行われるものと，個人をその病気から守るために行われるものとがある.

　集団での流行を防ぐには，その集団内で接種割合を上げる必要がある. そのため流行する可能性が高かったり，罹患すると危険な病気については，「予防接種法」に基づいて国が予防接種を行い，該当する人はそれを受ける義務があるとされてきた. この集団への予防接種は乳幼児の死亡減少に大きな意味があった. しかし，なかには予防接種による副作用で障害を残したり死亡したりする例があった. これに対して国は補償を行ってきた（**予防接種健康被害救済制度**）ものの，医療が進歩し栄養状態も良好な現在，これらの病気に罹患しても以前ほど危険ではなくなった. その一方で，ワクチンへの副反応を起こしやすいアレルギー体質の人が増えていて，接種を全員の義務とすることには疑問が出されるようになり，「予防接種法」は 1994 年に大きく改正された.

　現在では予防接種を受けることは強制ではなく"努力義務"であり，例外を除いて集団接種は廃止されている. 予防接種の対象年齢となり市区町村から通知が来たら，接種を受けるかどうかを保護者が判断して病院に子どもを連れていく必要があるので，保護者の判断が重要である. 保護者に各ワクチンの有効性と副反応についての十分な情報が与えられることや，それぞれの子どもについての的確な判断を医師から十分に助言を得るためには，子どもの過去の病気や健康状態をよく知っている家庭医を作ることが望ましい.

　2001 年の改正により，流行を予防する集団全員を接種対象とし努力義務のある一類疾患と，個人予防に重点をおく二類疾患とに分けられ，後者に高齢者対象のインフルエンザが追加された. 現在は前者を A 類疾病，後者を B 類疾病と改称し（2013 年），後者に高齢者対象の肺炎球菌が追加されている.

② 予防接種の種類と接種時期

　全員を対象とするのは，B 型肝炎，ロタウイルス，インフルエンザ菌 b 型（Hib），肺炎球菌，DPT-IPV（4 種混合：ジフテリア，百日せき，破傷風，不活化ポリオ），BCG（結核），麻しん，風しん，水痘，日本脳炎，HPV（ヒトパピローマウイルス）の 14 種類である（**図 4-4**）.

　なお，風しんは妊娠早期に罹患すると胎児に白内障，先天性緑内障，先天性心疾患，難聴などを発症する先天性風しん症候群が出現する可能性があるため，1994 年までは女子中学生を対象に接種していたが，現在では男女共に 1 歳前後と小学校入学前の 2 回接種となっている.

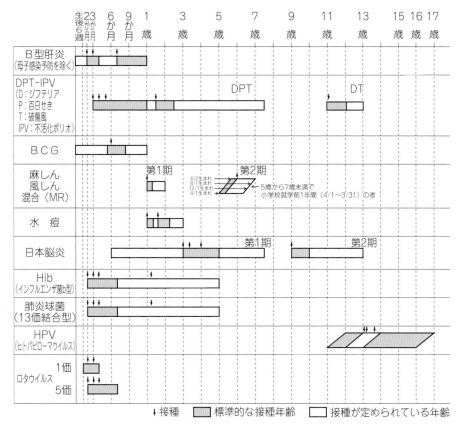

図 4-4　A 類疾病の予防接種（定期接種）の種類（2021 年 4 月現在）

b. 乳幼児期に重要な感染症

百日せき　細菌による病気．はじめは風邪と区別がつかない症状だが，徐々に咳が激しくなり，1〜2 週間たつと特有の激しい咳が 1 日に何十回と出る．咳の発作がひどく，この状態が 4〜6 週間続くため，食事が満足に摂れなかったり，睡眠不足のため体力が衰えて危険である．乳児では，脳炎や脳症を併発することもある．

以前は麻しんと同じように罹患者が多い病気だったが，1995 年の予防接種法改正でワクチン接種開始年齢が生後 3 か月と早くなったことにより 1〜4 歳の患者数は激減した．

しかし，高いワクチン接種率を維持するアメリカなどで近年患者数の増加が認められており，日本でも典型的な症状を示さない年長児や成人が百日せきと診断されず感染源となった流行がみられることから，再興感染症として位置づけられている．

麻しん（はしか）　ウイルスによる病気．以前は小児の大部分が罹患する重大な病気だったが，ワクチンの開発により減少した．38℃前後の発熱，倦怠感，上気道炎症状といった風邪のような症状が 2〜4 日くらい続いた後にいったん解熱するが，再び熱が上がり，2 度目の発熱に合わせ

て顔，首，胸や腹，手足に発しんが出現する．日本は 2015 年に麻しんの排除状態であることが認定されたが，海外渡航者などにより海外から麻しんが持ち込まれることがあり，先進国のなかでは麻しんの発生数が多い国として知られている．また，1 歳のワクチン接種時期前にかかると肺炎を併発し，重症化することがある．ワクチン未接種者が麻しん感染者と接触した場合，72 時間以内に麻しんワクチンを緊急接種すると発症を予防できる可能性があることを周知する．

・風しん（三日はしか）　ウイルスによる病気．軽い発しん，発熱，リンパ節腫脹などがみられるが，3 日くらいで症状がなくなるため三日はしかとも呼ばれている．幼児や学童にはほとんど危険のない病気だが，妊娠早期の妊婦が感染すると胎児に先天性風しん症候群が生じる可能性がある．

・水痘（水ぼうそう）　ウイルスによる病気．発熱の後に躯幹を中心に全身に水疱が出現し，やがて痂皮化する．かゆがって水疱をひっかくとそこから細菌が入り化膿することもある．すべての水疱が痂皮化するまで感染力を有する．

　通常，重症化することはあまりない病気だが，喘息やネフローゼの治療中で副腎皮質ホルモン剤を使用しているときに罹患すると重症化することがあるため，1 歳と 1 歳 6 か月の 2 回のワクチン接種による予防が望ましい．

・流行性耳下腺炎（おたふくかぜ）　ウイルスによる病気．唾液腺（特に耳下腺）がはれて痛み，その後発熱する．脳炎を起こすこともあるので，吐いたり，うなじが硬くなったら注意が必要である．

　幼児や学童ではほとんど危険のない病気だが，思春期以降の男子では 20％程度に精巣炎を起こすことがあり，ときに不妊の原因になることもあるため注意が必要である．

B　母子保健

　第二次世界大戦以前の日本では高い乳児死亡率や妊産婦死亡率を示していたため，戦後，各種の保健対策と福祉対策がとられた．1960 年代になると，環境衛生は全般に向上し，医療も進歩して，これらの死亡率は大きく下がったが，まだ多くの問題点が残されていた．

　そこで妊娠前からの母子の一貫した保健対策の必要性が叫ばれ，母性の保護と尊重，母性と乳幼児の健康の保持・増進を目指して 1965 年に「**母子保健法**」が制定された．この法律は数回に及ぶ改正を経ながら継続して各種対策を進めている．また，2018 年に「成育課程にある者及びその保護者並びに妊産婦に対し必要な成育医療等を切れ目なく提供するための施策の総合的な推進に関する法律（成育基本法）」が公布され，時代のニーズに即した母子保健活動が検討されている．

現在では，乳児死亡率などにみる日本の母子保健の水準は世界で最も高い．しかし，女性をめぐる環境が大きく変わったなかで，仕事を持ちながら子育てをしている女性のみならず，家庭にいる女性にも子育てを難しいと感じる状況が広がり，少子化への歯止めがかからない．一方で，10歳代や20歳代前半の若い女性の中絶や性感染症の拡大など，将来の母性への不安も大きい．これからの母子保健は，こうした社会のなかで，安心して子どもを産み育てられることを目指す一方，乳幼児から思春期までの子どもの心の問題，思春期からの性の問題も扱って，子育てや家族を支援することも重要な課題となっている．

母子保健事業は保健所と市区町村が担当し，母子健康手帳（母子手帳）の交付や健康診査，通常の訪問指導などの基本的なサービスは市区町村が行い，市区町村への指導や連絡・調整，養育医療などの専門的サービスは保健所が行っている．

1. 妊娠届と母子健康手帳

妊娠した人は住居地の市町村長に妊娠届を提出することにより市区町村から**母子健康手帳**が交付される（母子保健法第15条第16条）．妊娠届の提出時期については定められていないが，厚生労働省では妊娠第11週以下での届出を勧奨しており，2018年度には93.3％の妊婦が勧奨時期に届出を行っている．

この手帳は妊娠時から就学前までの母と子の一貫した健康記録となり，全国共通の様式をとって保健指導を受ける際の資料になる．また妊娠や乳幼児についての地域行政の情報や保健・育児に関する情報も載せられている．母子健康手帳はほぼ10年ごとに改訂され，2012年の改訂では妊娠・分娩のリスクに関する情報や妊婦健診記録欄の拡充，疾患を早期に発見するため新生児の便の色，予防接種の記録欄の追加などが行われた．また最近では20歳までの健康記録がつけられる**親子健康手帳**を作成している自治体もある．

2. 保健指導

妊産婦や乳幼児の保護者を対象に母子保健法に基づいて保健指導が行われている．保健指導は市区町村が行っているが，妊産婦や新生児，低出生体重児へは必要に応じて医師・助産師・保健師が各家庭への訪問をするほか，新生児訪問が行えなかった家庭に対しては2009年からは児童福祉法に規定された「乳児家庭全戸訪問事業（こんにちは赤ちゃん事業）」として生後4か月までにすべての子育て家庭を訪問する事業が展開されている．

3. 妊産婦と乳幼児の健康診査

妊産婦死亡を減らし，低出生体重児の出生を予防し，また早期に乳児の異常を把握するため，

全妊産婦，全乳幼児を対象に行われる．

　自治体により多少の違いはあるが，通常，妊婦については妊娠の前半と後半に各 1 回ずつ，乳児は 3～6 か月と 9～11 か月に委託医療機関にて無料で健康診査を受けることができる．このほかに，妊産婦と乳幼児の健康診査は市区町村で随時行われている．

█ a．新生児の先天性代謝異常の検査

　以前より 4 つの先天性代謝異常症（フェニルケトン尿症，メープルシロップ尿症，ホモシスチン尿症の 3 アミノ酸代謝異常症，糖代謝異常症のガラクトース血症）および先天性副腎過形成症と先天性甲状腺機能低下症（クレチン病）の合計 6 疾患のスクリーニング検査をすべての新生児から採血して行ってきた．2013 年からはより多くの病気を一度に検査できる「タンデムマス法」が導入され，13 疾患を追加し，さらに 2017 年には 1 疾患を加えて現在は合計 20 種類の先天性代謝異常の検査が実施されている．

█ b．B 型肝炎の母子感染防止

　B 型肝炎ウイルスを持っている母から生まれた子では，母子垂直感染により B 型肝炎のキャリア（外見上は健康な病原体保有者で，その病気の感染源として重要）となる場合がある．そのため，母子感染の可能性のある妊婦から生まれた新生児に対して，免疫グロブリンと B 型肝炎ワクチンの接種が行われている．これは，このウイルスによる感染を防止し，将来的に B 型肝炎を起こさないようにするのが目的である．

█ c．幼児（1 歳 6 か月児，3 歳児）健康診査

　母子保健法に基づき，心身発達のうえで大切な時期にある 1 歳 6 か月児と 3 歳児全員を対象に，心身障害の発見のほか虫歯予防や各種の健康・育児指導を行うもので，市区町村で実施している．

4．医療対策 ・・・・・・・・・・・・・・・・・・・・・・・・・・・・・・・・・

　① 妊娠高血圧症候群や糖尿病などで入院治療の必要のある妊産婦が低所得であれば，**療養援護**が行われる．

　② 低出生体重児は保健所に届けることになっており，保健師が家庭訪問をするほか，必要があれば養育医療機関への入院を指導する．特に出生時の体重が 2,000 g 以下だったり，運動異常，循環器異常，消化器異常などがある場合はすみやかに適切な処置をとる必要がある．養育に医療が必要な**未熟児**に対しては，入院費用の一部または全部が免除される（**未熟児養育医療**）．

　③ 身体障害児で確実な治療効果が期待できる場合には，補装具の交付や医療費の免除などの**自立支援医療**（精神通院医療，更生医療，育成医療）が行われる．

④ 小児の慢性疾患のうちの，悪性新生物（小児がんなど）や慢性腎疾患，慢性呼吸器疾患（喘息など），慢性心臓疾患，内分泌疾患，先天性代謝異常症，血友病など16疾患群（762疾病）は，長期の治療が必要で，そのために子どもや家族の経済的・精神的負担は大きい．これらの病気に対する治療研究を行って医療の確立と普及を図ることや，医療給付が行われている（小児慢性特定疾病医療費助成制度）．

⑤ 原因が不明で治療方法が確立されていない希少な疾病で長期療養などを必要とする「指定難病」に対してより充実した対策や医療費助成を行うため，2015年に「難病の患者に対する医療等に関する法律（難病法）」が施行された．指定難病の種類は数回の改正を受け，2021年現在338疾病となっている．

5. 母子保健施設 ●

母子保健では母と子の生活の場である市区町村において，地域に密着した活動が重要である．その市区町村における母子保健対策の中心として，2015年に少子化社会対策大綱の閣議決定や「まち・ひと・しごと創生総合戦略」，2016年の母子保健法の改正などにおいて妊娠期から子育て期にわたる切れ目のない支援を提供するための子育て世代包括支援センターの全国展開が謳われた．

このほか児童福祉法に基づく母子保健を中心とした施設として，助産施設，乳児院，母子生活支援施設，保育所，児童厚生施設，養護施設や各種の障害児施設などがある．

6. 健やか親子21 ●

2000年に21世紀の母子保健の取り組みの方向性を示し，母子保健の国民運動として関係する機関や団体が一体となって推進する計画とされた「健やか親子21」が始まり，2005年に中間評価が行われ，2014年までの延長と新たな指導が追加され第1次計画は終了した．

2015年からは健やか親子21で掲げてきた課題を見直した「健やか親子21（第2次）」がスタートした．2024年までの10年間に「すべての子どもが健やかに育つ社会」として，すべての国民が地域や家庭環境などの違いにかかわらず，同じ水準の母子保健サービスが受けられることを目指し，3つの基盤課題（「切れ目ない妊産婦・乳幼児への保健対策」「学童期・思春期から成人期に向けた保健対策」「子どもの健やかな成長を見守り育む地域づくり」）と2つの重点課題（「育てにくさを感じる親に寄り添う支援」「妊娠期からの児童虐待防止対策」）に取り組むこととなった（図4-5）．

少子化対策（2章C 6. 少子化対策 p.33参照）と合わせて，これからの母子保健は乳幼児や妊産婦の死亡や病気に取り組むだけでなく，子育て支援と併せて子どもの健康な成長と家庭を支援する方向が重視されるようになってきている．

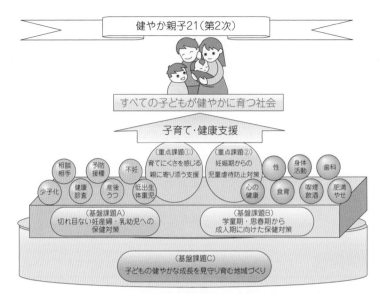

図4-5 「健やか親子21」の取り組み
（健やか親子21〔第2次〕周知用パンフレット）

5章

青少年の保健

> 　小学校入学から20歳前後までの時期は，一生の間で最も健康に恵まれ，死亡率が最も低い時期である．
>
> 　おもに家庭を生活の軸としていた乳幼児期を脱した子どもたちは，学校に通学することによって社会生活の第一歩を踏み出し，やがては独立した個人として現代社会の構成員となっていく時期である．精神的にも肉体的にも大人へと成長していくため，身体の健康はもちろん，自分の行動を自分で律することができる健全な精神を育てていくことが大切である．ところが，急激に変化している社会状況のなかで，家庭も学校も地域も青少年を心身両側面から十分に育てていく教育力を失っていることが示唆されており，青少年期の精神面や行動面に多くの問題が現れてきている．

A　学校保健

　小学校に入学してからは1日の活動時間の大半が学校での生活となる．学校では集団で生活しながら教育を受けるため，学童期の健康は幼児期の健康とはまた別の問題が起こる．

　社会の変化とともに変容する子どもの健康課題や児童・生徒や職員の健康の保持増進を図り，また，「心身共に健康な国民の育成」という学校教育の目的（「教育基本法」第1条）を達せられるように学校で行われる全活動を**学校保健**という．

　学校保健は子どもが健康を自分で保持増進していけるように育てていく**保健教育**と，子どもと職員の健康を管理する**保健管理**とに大きく分けられている．さらに，保健教育には健康や安全に関する科学的知識を理解し，思考力や判断力を高めて働かせることによって，適切な意思決定や行動選択ができるようにする**保健学習**と，当面する健康課題を中心に取り上げ，具体的な課題解決ができる資質や能力や望ましい健康習慣の形成を目指す**健康に関する指導**（個別の保健指導）がある．

　また，2009年4月に学校保健法が「**学校保健安全法**」に改称され，学校における安全管理に関する条項が加えられるなど，日本は歴史的にも先進的な学校保健活動を展開している国として世界からも注目されている．

1.　健康診断

・就学時健康診断　小学校入学前年の11月30日までに市区町村の教育委員会により当該市区

町村の区域内に住所を有する者に対して行われる．健診結果より病気や異常が発見された場合には入学までの治療を勧めたり，保健上の助言が行われる．また，発育不全や病弱な子へは就学の猶予や免除，心身に障害がある場合はその程度によって特別支援学校や特別支援学級への入学を指導することがある．

障害のある子どもを就学前の健康診断によって学校や学級を振り分け，一般の子どもから隔離することには，両者をともに教育する統合教育の立場からは批判もみられるが，子どもをふるい分けするための健診ではなく，子どもにとって最適な学習環境や生活の場を考えるためのものであるとの理解も必要である（8章 D 2-b．心身障害児の対策 p.144 参照）．

●定期健康診断　毎年度 6 月 30 日までに行われ，身体計測と各種の異常の発見を行う．その結果は 3 週間以内に本人と保護者に通知し，発育状態や健康状態に関する保健指導が行われる．異常が疑われる場合には，医療や医学的検査を指示し，必要に応じて学校行事や体育実技などの制限や軽減を行うなどの事後措置が行われる．

これ以外に，学校では感染症発生時や学校行事の前など必要に応じて行う臨時健康診断や，職員の健康診断も行われている．

また，「学校保健安全法施行規則」の改正により，2016 年度から座高の測定とぎょう虫検査が廃止され，"四肢の形態及び発育並びに運動器の機能の状態"が必須項目となった．

2. 感染症の予防

小学校時代には，幼児期に引き続き子ども特有の感染症がある．そのうえ，学校生活は相互の接触がきわめて濃い集団生活であるので，一度感染症が発生すると学級，学年，学校全体へと広がりやすい．

そこで，学校で特に予防しなければならない感染症を「学校感染症」として定め，これらの病気にかかったり，かかったおそれのある子どもは，医師と相談して感染するおそれがなくなるまで，それぞれの感染症ごとに決められた期間の出席停止という対応をとることになっている（表5-1）．また，場合によっては，流行の拡大を防ぐために学校長の判断のもとで学級や学校全体を閉鎖することもある．

また，新型コロナウイルスに対する対応として，現在，日本全国の学校では文部科学省が周知している「学校における新型コロナウイルス感染症に関する衛生管理マニュアル」などを用いて感染防止対策を行っている．このマニュアルには，消毒作業の合理化，地域の感染レベルに応じた活動場面ごとの感染症対策，児童・生徒等の心のケア，登校できない児童・生徒への ICT 活用等による学習指導などが明記されており，マニュアルに従い感染症対策を行うことで，学校内で感染が広がるリスクを下げることができている．マニュアルに基づいて"学校における新しい生活様式"を実践するには，児童・生徒等へのコロナウイルスに関する知識や感染を防止する対策

表 5-1 学校感染症と出席停止期間の基準

	対象疾病	出席停止期間の基準
第1種	エボラ出血熱, クリミア・コンゴ出血熱, 痘そう, 南米出血熱, ペスト, マールブルグ病, ラッサ熱, 急性灰白髄炎, ジフテリア, 重症急性呼吸器症候群 (SARS), 中東呼吸器症候群, 特定鳥インフルエンザ, 新型インフルエンザ等感染症, 指定感染症及び新感染症(新型コロナウイルス感染症)	治癒するまで
第2種	インフルエンザ	発症した後5日を経過し, かつ解熱した後2日(幼児は3日)を経過するまで
	百日せき	特有のせきが消失するまで又は5日間の適正な抗菌性物質製剤による治療が終了するまで
	麻しん(はしか)	解熱した後3日を経過するまで
	流行性耳下腺炎(おたふくかぜ)	耳下腺, 顎下腺又は舌下腺の腫脹が発現した後5日を経過し, かつ全身状態が良好になるまで
	風しん(三日はしか)	発しんが消失するまで
	水痘(水ぼうそう)	すべての発しんが痂皮化するまで
	咽頭結膜熱	主要症状が消退した後2日を経過するまで
	結核 髄膜炎菌性髄膜炎	病状により学校医その他の医師において感染のおそれがないと認めるまで
第3種	コレラ, 細菌性赤痢, 腸管出血性大腸菌感染症, 腸チフス, パラチフス, 流行性角結膜炎, 急性出血性結膜炎, その他の感染症	病状により学校医その他の医師において感染のおそれがないと認めるまで

の指導に加えて, 登校時の検温, 清掃・消毒活動, 授業区切りごとの手洗い確認, 給食の黙食指導, 休み時間の密にならない過ごし方指導, 登下校時の児童・生徒等の行動の見守りなどが必要である. 多くの学校では保健室とは別の部屋を用意し, 感染の疑いがある児童・生徒とケガなどで来室する児童・生徒の接触を避けるなどの予防対策を行っている.

3. 結核対策

結核とはせき, 痰, 微熱を主症状とするおもに肺が冒される病気で, 1940年頃は青年の死亡原因の第1位を占めていた. 当時は結核の予防が青少年の健康にとって一番の問題だったが, 現在では予防接種の効果や治療法の進歩により患者や死亡数が激減した(図5-1).

しかし, 結核の脅威が薄れてきたことにより, 最近では患者数が再び増加する傾向もみられ, 再興感染症として注意が必要である.

以前は結核の抗体の有無を調べるツベルクリン反応検査を毎年行って, 陽転者にはX線検査, 陰性者にはBCG(ワクチン)接種を実施していた. しかし, その後結核が少なくなり, X線検査を毎年行うリスクを避ける意味もあって, 検査の回数は大幅に減らされた.

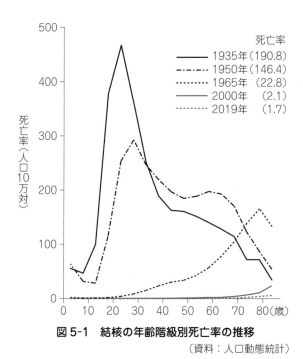

図 5-1　結核の年齢階級別死亡率の推移

（資料：人口動態統計）

　現在，BCG 接種は乳児期に全員 1 回のみの接種となり，全員の X 線検査は高校と大学の各 1 年生の 2 回だけで，あとは必要な人についてだけ行うことになっている．

4．学校の環境衛生 ●●●●●●●●●●●●●●●●●●●●●●●●

　学校の環境は児童・生徒の健康に最適かつ安全で，学習の能率を上げるものでなければならない．「学校環境衛生基準」に基づき，教室の照度，騒音，教室の空気の条件，換気，机・いす・黒板，飲料水の水質，水飲み，手洗い場，足洗い場，便所，ごみの処理，ネズミ・ハエ・カ・ゴキブリ，学校給食の衛生的管理，水泳プールの管理など多くの項目について「定期の環境衛生検査」「臨時の環境衛生検査」「日常的な点検」を適切に行う必要がある．

　近年，学校でもエアーコンディショナーなどの空調設備を用いて教室の暖房を行うことが多いが，換気が不十分になったり，フィルターの汚れにより喘息などのアレルギー疾患を増やしているおそれも指摘されている．

　また，校舎の建材や備品に使われた化学物質により頭痛や脱力感を起こす**シックスクール（ハウス）症候群**も問題となっているため，「学校環境衛生基準」では，ホルムアルデヒド，トルエン，キシレン，パラジクロロベンゼン，エチルベンゼン，スチレンの 6 つの揮発性有機化合物について"教室等の室内空気の状況について定期検査及び臨時検査を実施すること"としている（9 章 C 4．室内の化学物質 p.154 参照）．学校の建築物や給食調理場の機器や用具に使用されてい

るアスベストへの対策も緊急に進められている.

　学校の水道の給水管の管理が不十分で，汚染された水や鉄分その他の金属を含む水が使われているところも多い．特に，水泳プールは全身でつかるため，感染症が流行しないよう強力な塩素消毒が行われ，高濃度の腰洗い槽が設けられているが，アトピー性皮膚炎などの皮膚疾患や喘息の悪化などの健康障害も指摘されているため，塩素に過敏な子どもにはシャワーに代えることにしている．また，プールの管理では，排水口での事故も続発しているため，日常的な排水設備の確認が必要である.

5．学校給食 ●●●●●●●●●●●●●●●●●●●●●●●●●●●●●●●●●●●●●

　学校給食は第二次世界大戦後の日本国民全体の栄養状態が悪かった時代に，おもに栄養改善のために始められた.

　しかし，近年ではこの給食本来の目的と現状に大きなずれが生じている．食事に関する基本的な生活習慣や態度のしつけが家庭では十分にできず，朝食の欠食や孤食なども多いことが指摘されている．また，食事内容も偏食や脂肪などの過剰摂取，カルシウムや鉄の不足など，現在の子どもの健康だけでなく，将来の生活習慣病につながる問題も多くみられるようになった．さらに，1996 年に岡山県で発生した O157（腸管出血性大腸菌）感染や 2014 年に静岡県で発生したノロウイルス感染のように，学校給食が原因となった集団食中毒が発生し，学校給食の安全性が大きく問題となった.

　これらの食の問題を解決するうえで，学校における「**食育**」の推進が重要とされ，2005 年から学校で食に関する指導や給食の指導を行う「**栄養教諭**」制度が開始された.

　現代の学校給食の目的は，栄養や健康に関する食事指導により望ましい食習慣や態度を身につける健康教育としての側面と，友だちと楽しく共に食事をすることで好ましい人間関係を育てていく場を提供する側面とがある．また，貧困や虐待により給食が唯一の栄養補給になっている可能性に配慮し，給食時の児童・生徒の様子を観察することも重要となってきている.

　食に関する知識不足などにより，アレルギーを引き起こすアレルゲンが含まれていた給食を無理に食べて，喘息発作やアナフィラキシーを起こして死亡した例もある．いろいろな食物にアレルギーのある子どもが増えている現代では，上記の給食の目的に加えて，個々の子どもの健康状態に応じた給食指導が必要である.

B　現代生活と児童・生徒の健康

1．身体の発育と運動能力 ●●●●●●●●●●●●●●●●●●●●●●●●●●●

　小学校時代の前半は身長・体重共に比較的ゆるやかな成長を示すが，後半になると急速に身長

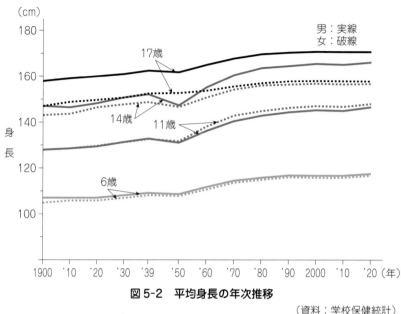

（cm）

図5-2　平均身長の年次推移

（資料：学校保健統計）

が伸びる思春期前期を迎える（思春期成長スパート）．続いて性成熟が始まり，第二次性徴が現れ，女子では初経，男子では精通がみられるようになる．

　年齢別では男女の11歳と男子の14歳の身長の伸びが大きくなり，成長する年齢が早くなったのがわかるが，1994～2000年あたりがピークとなりそれ以降は横ばい傾向が続いている（図5-2）．これに伴い，思春期の始まりも急速に早まり，現在では小学校の終わりで約6割の女子が初経を迎えている．

　身長の伸びは，乳幼児期から思春期前の栄養状態に大きな影響を受けることが多く，日本でも第二次世界大戦末期から戦後数年にかけて，身長の伸びや初経年齢の早期化が後戻りしたのもこのためと考えられている．この年代が身長の急増期に当たった年齢層は成人後もほかの年代の人よりも小さいことが知られている．現在，男子の平均身長は親の年代より約1cm，祖父の年代より約7～8cmくらい伸びているが，女子は親の世代とはほぼ同じ，祖母の時代より約5～6cmの伸びである．

　また，最近の子どもは「すぐに転ぶ」「スキップができない」などの運動能力の低下が指摘されている．

　スポーツ庁が全国の小学5年生と中学2年生を対象に実施している**全国体力・運動能力，運動習慣等調査**によると，2019年度の子どもの体力合計点は小・中学生の男女共に前年よりも低下した（図5-3）．女子よりも男子が大きく低下しており，特に，小学生男子は過去最低の数値であった．

　運動・スポーツの実施頻度と新体力テストの体力合計点との関係をみると，1週間の総運動時

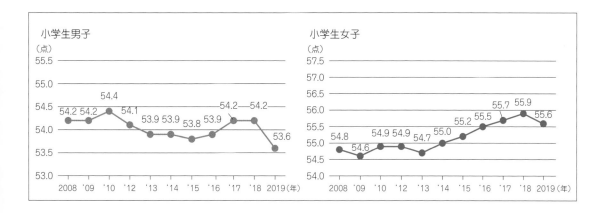

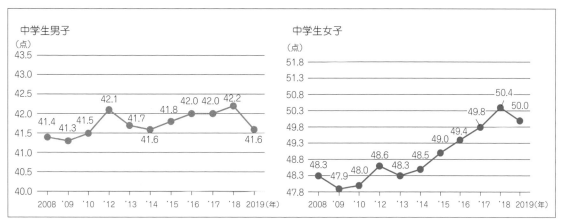

図5-3　体力合計点の推移
（資料：令和元（2019）年度　全国体力・運動能力，運動習慣等調査結果）

間が長いほど体力合計点も高い傾向にあるので，運動・スポーツ実施習慣は，生涯にわたって体力を高い水準に保つための重要な要因のひとつであると考えられる（図5-4）.

　しかし，近年では，個人的にスポーツクラブなどに通い運動能力を専門的に身につける子どもと，その一方で，運動を苦手とし体力も低い子どもとの差が大きく広がり二極化している傾向もみられている.

2. 児童・生徒に多い病気 ・・・・・・・・・・・・・・・・・・・・・・・・・・・・・・・・・・

　戦後の子どもたちに多かった結核，トラコーマ，回虫卵保有者は，現在ではほとんどみられなくなった．現在の小学生に最も多いのはう歯（いわゆる虫歯）で，約45％の児童にあるが，近年どの学校段階でも減少傾向を示しており，未処置歯のある者の割合も減少して20％前後になった.

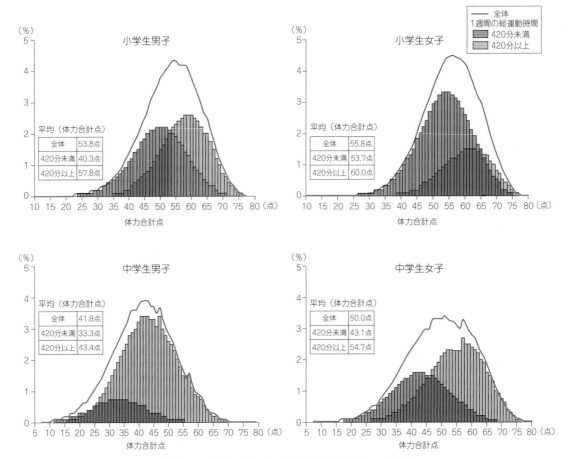

図 5-4　1 週間の総運動時間と体力合計点との関連
（資料：令和元（2019）年度 全国体力・運動能力，運動習慣等調査結果）

　小学生で次に多いのは**近視**で，視力 1.0 未満は小学生でも 30％を超えた．中・高校生では最も多く，中学生で約 57％，高校生で約 68％と年齢とともに増加する傾向にある．

　また，アトピー性皮膚炎を持つ児童・生徒は全体の 2〜3％に存在する．耳疾患および鼻・副鼻腔疾患は近年増加傾向がみられている．

3.　慢性疾患と学校生活　· ·

　子どもの慢性疾患には，通常の生活は一般の子どもとともにできるが，運動や食事などに注意が必要なものがある．こうした場合，学校は家庭や専門医と連絡しあって，体育や行事への参加，給食などに注意する必要がある．しかし，危険を避けようとむやみに制限を加えることは，子ども本人に劣等感や不安を抱かせるのみならず，学級内のほかの子どもにも大きな影響を与えることにもなる．日々成長している存在であるそれぞれの子どもが，やむを得ない制限のなかでも，

そうした運動や行事に自己を生かせるような教育的配慮が必要であろう．

　また，2015年から子どもの慢性疾患に対する医療費の助成制度が変わり，助成を受けられる「小児慢性特定疾病」が514疾病から704疾病に拡大された．さらに2019年に新たに6疾病が対象として加わり，現在16疾患群762疾病が対象となっている．この変更によりこれまで医療費助成を受けられなかった病気の子どもも対象となった．

腎臓疾患　糸球体腎炎，ネフローゼ症候群，水腎症などのある子どもには，運動についての十分な配慮が必要である．

　学校での定期健康診断で行われる尿検査では多くの子どもに血尿，たんぱく，糖などの再検査が必要と出るが，一時的な数値異常で実際には異常のないものも多い．しかし，2次検査，3次検査と進むなかで病気が発見されることもあるため，数値の異常がみられた際には専門医や家庭との連絡を十分にとり，的確な対応を行うことが大切である．

心臓疾患　先天性心疾患，川崎病，不整脈などである．学校管理下での**突然死**は毎年50〜60件であるが，その1/3程度は心臓の異常であるため，心臓疾患を持つ子どもの生活一般や運動の指導には，特に注意が必要である．

　学校では心電図検査や内科健診などで異常の早期発見を目指しているが，心臓疾患を持つ子どもの多くは先天性の場合が多いため，運動制限などは"学校生活管理指導表"などを用いて主治医の指示のもとで行う．

喘息　小・中学生に多く，全体の3〜4%弱みられるが近年減少傾向にある．高校生では2%程度と小・中学生からは若干減少する．喘息発作を引き起こすアレルゲンは子どもによって違い，また多種類あり，給食に含まれていたり，掃除の際の埃に含まれていることもある．したがって，給食や生活環境衛生への注意深い配慮が必要となる．

4. 最近の特徴 ···

　現代の日本ではさまざまな物質があふれ，車や冷暖房など便利な生活がごく普通のものとなったうえ，豊かな食にも恵まれた快適な生活が肥満や運動不足を招き，生活習慣病をもたらしている．また，子どもの数が急激に減ったことにより遊び仲間が少なくなったうえに，戸外で遊べる場所も限られ，小さいときから存分に体を動かして自然のなかや戸外で遊んだ経験が少ない子どもが増え，子どもの心身の発達に深刻な影響を与えている．

　体格は向上しているにもかかわらず，体力や運動能力の低下が幼児期から続き，靴のひもを結んだり，スキップをしたり，リズムをとって体を動かすなど，体を上手に操作する能力の低下やいろいろな年齢の子どもが集団で遊ぶなどの経験の不足も指摘されている．

2015年文部科学省の外局として設置されたスポーツ庁は，スポーツ振興やスポーツに関する施策の総合的な推進を図ることを目的として，健康増進に資するスポーツの機会の確保を施策の大きな柱のひとつとしている．

▌ a. 健康問題

肥満・痩身・生活習慣病　肥満は1970年代後半から問題になっており，肥満傾向児（標準体重より＋20％以上）は，小学校高学年から高校まで，男子で9〜11％，女子で8〜9％程度と，近年ではほぼ横ばいに推移していた．しかし，2019年度は新型コロナウイルス感染症の影響により運動不足になる子どもが増加し，その結果，肥満傾向児の割合が増加した（学校保健統計2020年）．肥満の原因は運動不足とスナック菓子や清涼飲料などによる摂取エネルギーの過剰と考えられている．最近では肥満傾向の成人にみられる脂質異常症や高血圧が子どもの1〜2％程度にみられ，ストレスによる消化管の潰瘍ができた例などもあげられている．一方で近年は痩せ願望を持つ若者が増加していることにより，痩身傾向児の割合が緩やかに増加している．

骨折　日本スポーツ振興センターの統計によると学校管理下で発生した負傷の約1/4が骨折で，運動不足と食生活の変化が子どもの骨を弱くしたともいわれている．事例をみると普通に歩いていて転んだ際や，ジャンプ後に着地した際など，従来では考えられないような状況での骨折が増え，実際に骨折した子どもは敏捷性に欠けることが多い．幼いときから体を動かす経験が少ないことにより，とっさの身のこなしがうまくできない子どもが増えているためと考えられる．

アレルギー　成人でも花粉症のようなアレルギー疾患が増えているが，子どもでもアトピー性皮膚炎，気管支喘息が増え，小学生ではそれぞれ全体の3〜4％が罹患している．アレルギーの原因として食生活や大気汚染，埃やダニなどのハウスダストなどがあげられているが，近年の住宅構造として気密性の高い鉄筋・鉄骨住宅が，通気性のよい木造住宅よりもアレルギーを起こしやすく，また，都市部の小学生のほうが山間部の小学生よりもアレルギーを持っている割合が高いといわれている．

アレルギー疾患を持つ子どもの割合は一般的には年齢があがるにつれて低下するとされているが，アレルギー疾患の改善には生活環境を整えるとともに，普段からの運動習慣により基礎体力をつけることが役立つ．

睡眠　テレビやラジオはもとより近年ではパソコンやタブレット，携帯電話，スマートフォンなどを子どもも個別に持つ時代となり，ゲームやテレビ番組，音楽などを長時間視聴した結果，睡眠不足や慢性的に疲労を訴える子どもが増えている．

睡眠時間と健康は大きな関係があり，ヒトは睡眠により心身を休息させ記憶を再構築したり，子どもでは成長ホルモンの分泌や新陳代謝の活性化などが睡眠中に行われるため，十分な睡眠時

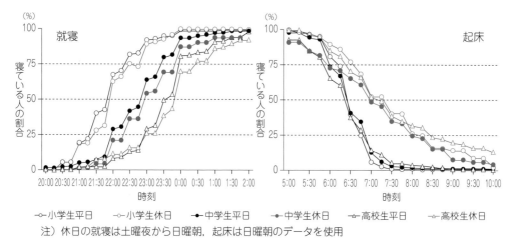

図 5-5　小学，中学，高校生の平日と休日の時刻別睡眠者割合

（資料：データブック国民生活時間調査 2015 より作成）

間の確保が重要視されている．

　小学生にも夜型生活の傾向が強まっている．このことがさまざまな問題行動や肥満傾向，運動能力の低下と関連している可能性が指摘されており，全国学力・学習状況調査によると睡眠時間が短くなるほど学力調査の正答率が下がるという結果も報告されている．日本の小学校高学年〜中学・高校生の睡眠時間は世界でも最短であり，朝寝坊の生活はセロトニンなどの分泌を低下させ，精神的な安定にも影響があるという．

　総務省が 5 年ごとに行っている社会生活基本調査（2016 年）によると，1 週間の平均睡眠時間は小学生（10 歳以上）が 8 時間 53 分，中学生が 8 時間 6 分，高校生が 7 時間 33 分と年齢とともに短くなっている．NHK の国民生活時間調査（2015）によれば，平日に比べて休日は 1〜1.5 時間も起床時刻が大きく遅れており，平日の睡眠不足がうかがわれる（**図5-5**）．寝不足を自覚する小学生が 50 ％近く，中学生で約 60 ％，高校生で 70 ％近くに達するという報告もある．

　その他の健康問題として受験勉強やテレビゲーム，携帯電話・スマートフォン，タブレットなどの使いすぎによる近視の増加や，ヘッドフォンステレオで大きな音を直接聴くことによる聴力の低下も心配されている．こうした室内での孤立した生活は青年層では以前から問題視されていたが，現在ではすでに小学生の頃から始まっている．

b. 問題行動

　学校では陰湿ないじめが広がり，その結果としての**不登校**や**自殺**も深刻である．現在の子どもは少子化の影響で，幼い頃から子ども同士の集団遊びを経験せずに育っているため，他者とのコミュニケーションがうまくとれなかったり，いじめの歯止めのかけ方を知らないのではないかといわれている．さらには，祖父母やさらに上の年代のいない核家族で育ち，自然の生きものとの触れ合いも経験せず，死の意味を想像できないのではないか，またテレビやゲームの影響が大き

いのではないかなど，子どもが育つ環境に大きな問題があるといわれている．

　最近では，学校生活が成り立たない**学級崩壊**といわれる現象が，小学校や幼児教育の場でも広がっており，学校教育以前の家庭や地域の人々の子どもへの教育力の不足も深刻な問題となってきている．

　性行為，喫煙，飲酒，（p.87，90，93参照）などの経験は低年齢化が著しく，麻薬・覚せい剤・大麻などの違法薬物や危険ドラッグなどの使用経験も増加し（p.94参照），暴力行為のなかには殺人をも含む粗暴なものも含まれる．

　最近では子どもへの**携帯電話・スマートフォン**の普及が著しく，これらを通して未知の人間との交際や薬物の入手が容易できわめて安易に行えるのに，その危険性をほとんどわかっていないという実状があり，年少者が犯罪に巻きこまれることも増えている．

　また携帯電話やスマートフォン，パソコンでのインターネットへのアクセスも，小学生の頃から自在にできる子どもが増え，それをめぐってのトラブルが重大な犯罪にまで発展した事件も起こっている．ICT教育の充実においてメディアリテラシー教育は必須となり，同時に基本的な人間としての生き方，他者への思いやりなどを育てる教育が学校でも家庭でも社会でももっと手厚いものになる必要がある．

c. 学習障害と注意欠如・多動性障害

　知的な発達に大きな遅れはないが，読字や計算などに障害があって学習がうまくいかない状態を**LD**（**学習症，学習障害**），落ち着きがなく集中力や注意力を維持できない障害を**ADHD**（**注意欠如・多動症，注意欠陥・多動性障害**）といい，1990年頃から学校現場でも注目されるようになってきた．

　LD児，ADHD児は小・中学校の普通学級に約6％程度はいるともいわれ，授業についていけない子や問題児とされている．以前は家庭や育児の問題とされていたが，さまざまな研究によりLD，ADHDは共に胎児期や周産期の中枢神経の機能障害が原因ということがわかってきており，単なる問題児として扱うのではなく，家庭や学校での理解ある対応が求められている．

　国でも従来の「特殊教育」から，これらの子ども一人ひとりの教育的ニーズに応じた「**特別支援教育**」への転換を図り，障害のある子どもたちが通常学級で障害のない子どもたちと同様に教育や指導を受けるインクルーシブ教育の導入が行われている．

C　思春期から青年期の健康

　思春期には性的成熟も始まり，異性や性行為への関心が高くなる．現代では思春期が早まり，性についての情報も多いため，中学生くらいから実際に性行為を経験している場合もかなりある．

　日本性教育協会の「第8回青少年の性行動全国調査報告（2017年）」によると，2005〜2017年にかけて大学生，高校生の男女共に性交経験率が低下し，性行動の活発化に歯止めがかかった

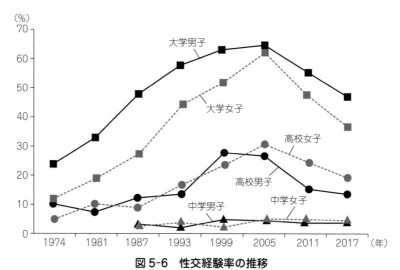

図5-6　性交経験率の推移

（資料：「若者の性」白書―第8回青少年の性行動全国調査報告―）

ことがうかがえる．しかし，中学生の性交経験率は男女共に1987年以降2〜4％を推移していたが，2017年調査では男子で約4％，女子で約5％と上昇傾向が見られ，中学生の性交経験に関する課題はまだ多い（**図5-6**）．また，妊娠や避妊，性行為によってうつる病気（性感染症：STD）についての知識は不正確で，これらの病気や妊娠中絶が増えている．

　この年齢層では病気による死亡は少ないが，事故や自殺による死亡が多く，特に男性の死亡が多いのが特徴である（p.226 別表2-1 参照）．

　一方，女性では外見のよさを求めて必要のないダイエットをしたり，喫煙者が増えているなど，健康には注意を払わない傾向が問題となっている．

1. 性行為によってうつる病気（STD） ●●●●●●●●●●●●●●●●

　皮膚や粘膜の病気が多く，淋病，梅毒などの**性病**のほか，**性感染症**（STD）として近年増加しているものにクラミジア感染症，尿道炎，性器ヘルペス症などがある．また，B型肝炎ウイルスやHIV（ヒト免疫不全ウイルス）も輸血や麻薬の注射のほか，性行為によっても感染する．

a. 梅毒・淋病

　梅毒は皮膚の傷や粘膜から入った病原体（梅毒トレポネーマ）が，心臓や脳を含めて全身を侵し，麻痺，精神異常，死へと進行する恐ろしい病気である．人類は長くこの病気に苦しんだが，1929年にペニシリンが発見されたことにより激減した．

　淋病も戦後に大きく減ったが，ときに増加することもある．男性では尿道炎を起こすため気がつきやすいが，女性では感染しても自覚症状がほとんどないため骨盤内感染症を起こして不妊症

につながることもあり，注意が必要である．

■ b．クラミジア感染症やその他の STD

クラミジア感染症は男性では**非淋菌性尿道炎**を起こすが，女性では自覚症状がほとんどない．男性では副精巣炎や前立腺炎，女性では子宮頸管炎を引き起こし，さらに菌が上行して卵管炎から不妊につながることもある．また，クラミジアに感染している妊婦から，出産のときに子が感染することがあり，結膜炎になったり肺炎を起こしたりして，死亡率も高くなる．

女性の外陰部や腟にかゆみのあるときは，真菌のカンジダ症，原虫のトリコモナス症，ケジラミのこともあり，これらも性行為によって感染する．

若い年齢層では，性が開放的になり，科学的根拠のない情報が氾濫しているが，コンドームなどによる性病を予防する知識が不十分で，その結果として STD が増加している可能性も高い．

1990 年代後半から，20 歳代の若者を中心にクラミジア感染症や淋病が急増している．特に女性でのクラミジア感染症の増加が著しく，これは不特定多数との性行為が広がっていることが背景にあるとも考えられるが，その多くは感染に気づいていないともいわれている．

STD は早期に発見して，男女同時に治療することが必要だが，病気に気づいても病院に行きづらく治療しない場合も多い．しかし適切な治療を受けなければ，男女間で繰り返し感染してしまう可能性があるため，感染した際の対応についても理解しておく必要がある．

■ c．エイズ（AIDS，後天性免疫不全症候群）

① 病原体と症状

ヒト免疫不全ウイルス（HIV）の感染で起こる．このウイルスは免疫を調節する働きのあるリンパ球で増えて，このリンパ球をゆっくりと変性，破壊し，免疫系を働かなくしてしまう．そのため感染して数年すると免疫機能が徐々に低下し，各種の病原体に侵されて，発熱，下痢，リンパ節が腫れるなどの症状が出始めて発病（エイズ）となる．通常の健康状態では発病しないカビや原虫による病気であるカンジダ症やニューモシスチス肺炎（カリニ肺炎），通常ではめったにない悪性の皮膚がんであるカポジ肉腫，脳神経症状などを起こし，これらの病気の進行で死亡しやすい．妊婦が感染していると，胎盤・産道・母乳を介して母子感染することもある．

② 流行

アメリカで 1981 年に発見され，増加傾向にあった当初は，男性同性愛者や静脈に薬物を注射する薬物常用者に多いのが特徴であった．現在では，通常の男女間の性行為による感染も増えているが，サハラ以南のアフリカ以外では同性愛者間の感染が依然として多い．

日本での感染者は，以前は輸入血液製剤による薬害感染が大部分であった（11 章 D 4. 薬害事例 p.191 参照）が，現在では新規感染の 9 割程度は性的接触によるもので，同性間性的接触によるものが最も多い．

2020 年 12 月末に報告されたわが国の感染者は 22,489 人，患者は 9,991 人で，このほかに

血液製剤による感染者・患者が 1,440 人いる．世界のなかでは感染率はきわめて低いが，毎年感染者数が増え続けているのが問題である．

③ **予防と治療**

HIV は感染力の弱いウイルスで，外界ではすぐに死滅する．HIV は感染者の血液，精液，腟液，母乳に存在し，唾液や尿などほかの体液にはほとんどない．母子感染を除けば，感染者の血液や精液・腟液が，受け手の血液に入らなければほとんど感染しないため，感染は輸血，同じ注射針を使った静脈注射，性行為に限られる．したがって，同じ食器や同じ鍋のものを食べてもトイレの共有でも感染しないし，学校や職場で通常の生活を共にして感染することはない．

予防法としては，① 輸血用血液の安全を確保する，② 注射針の共用をしない，③ 不特定な相手との性行為を避け，男女共に自らとパートナーを感染から守るよう心掛けることがあげられる．若い世代でクラミジアなど性感染症が増加しているが，不特定多数との性行為などはSTDだけでなくHIV 感染の危険性が高い行動であるうえに，STD に感染しているとさらに HIV に感染する危険性も高くなる．しっかりとした性教育，エイズ予防教育を継続する必要がある．

HIV に感染すると数週間で血液中に抗体ができるため，この抗体の有無を検査で調べることで感染がわかる．この検査は誰でも匿名で保健所で受けることができる．

現状では完治する治療薬はなく，変異が速いという HIV の性質から有効なワクチンもまだない．しかし，発病までの進行を遅らせる多剤併用療法はかなり有効なことがわかってきており，エイズは致死的な病気から「共に生きる」病気へと変わってきている．

日本では中学校から**エイズ予防教育**が始められている．しかし，社会のなかではエイズ患者への偏見はいまだに根強く，職場や学校での差別が問題化している．このため感染を隠して従来と同じ生活を続けたり，検査や治療を受けずにいる感染者が多数いると推測されている．これは感染者にとって不幸なだけでなく，水面下での流行が拡大することにもなり，差別している側にも危険なことである．こうした点への一般の理解を深めて，早急に差別をなくしていかなければならない．

2. 事故と自殺 ●●●●●●●●●●●●●●●●●●●●●●●●●●●●●●●●●●●●●●

現在，事故と自殺は青年期の死亡原因の上位にあり，特に男性に多い．

幼児期〜15 歳前までの死亡の原因は不慮の事故が多く，1〜19 歳の男性では死亡の約 1/3 を占めている．その大部分は交通事故で，交通事故は 1〜74 歳までのどの年齢でも事故のなかでは上位を占めているが，10 歳代後半〜30 歳代前半では特に多い（p.65 図 4-3 参照）．

自殺は 10〜39 歳の死因の第 1 位である．青年の自殺の動機は 19 歳以下では健康問題や学校の問題が多く，次いで男女問題，家庭問題で，20 歳代では健康問題や経済問題が多い．

1950 年代後半，1985 年前後に自殺のピークがあり，1990 年代末からまた増加している（p.137 図 8-1 参照）．年齢別にみると 1950〜1960 年にかけては青年の自殺が目立って多かっ

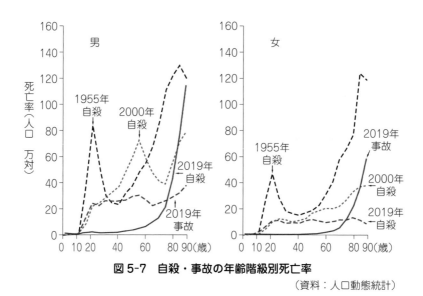

図 5-7 自殺・事故の年齢階級別死亡率

(資料：人口動態統計)

たが，今ではあまり多くない．どの時代も高齢者になると自殺が急激に増えている（図5-7）．

3. 食生活の問題

　思春期から青年期の女性では，やせたい願望が特に強く，無理な食事制限を行って，鉄分が欠乏した貧血が多くみられる．医学的にダイエットが必要な場合でも，摂取エネルギーを考慮し，肉や魚などの動物性たんぱく質は十分に摂る必要がある．

摂食障害（思春期やせ症，神経性食欲不振症）　食事をほとんど摂らずに極端にやせてしまう（拒食），または多食・嘔吐を繰り返す（過食）病気で，おもに青年期の女性に多くみられる．この病気は性的成熟を拒む心理の影響も大きいといわれているが，体重減少が激しいと月経も止まり，なかなか回復しないため，健全な身体イメージや心の教育が重要といえる（p.91 Memo「やせ願望」参照）．

4. 喫　煙

　喫煙者は非喫煙者と比べて，がん，くも膜下出血，心筋梗塞や狭心症，慢性気管支炎などが多く，死亡率も高い．また近年では喫煙者本人だけでなく，副流煙などにより身近で生活を共にする家族や職場の同僚の健康も害することが明らかになり，WHO（世界保健機関）の国際条約をはじめ，日本でも法や行政措置が進められるようになってきている．

Memo やせ願望

　日本での肥満の少なさは世界でも目立ち，これが心疾患などを少なくして平均寿命の長さに貢献しているが，国民全体がやせた体型を志向し，特に 20～29 歳の若年女性で著しい．

　20～29 歳の年齢階級では女性の低体重（やせ）の割合が 20% を超えるが 10 年前の調査よりは減少している．しかし，男性，女性共に，20～29 歳が全年齢階級の中でやせの割合が最も多くなっている．

　2004 年には小学生が体型のことを気にして，それについてネット上に書かれたことを直接のきっかけにして同級生を殺害するという事件も起こった．やせ体型への強い願望はさらに低年齢化している．

　なお，肥満（1 度，BMI≧25）の割合は加齢とともに増える傾向にあるが，世界的な肥満の基準である BMI≧30（日本の肥満（2 度）以上に相当）の割合はそれほど多くない．

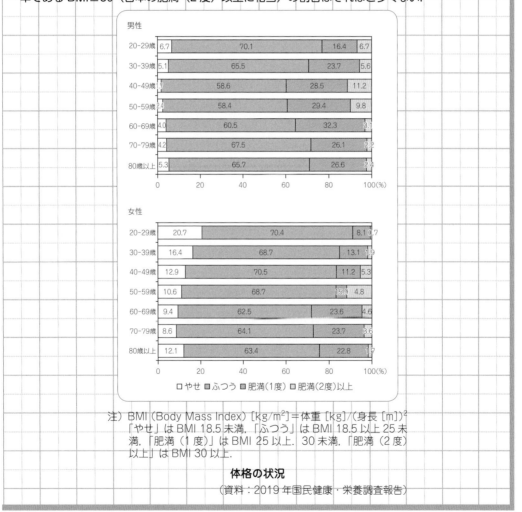

注）BMI（Body Mass Index）[kg/m²]＝体重 [kg]/（身長 [m]）²
「やせ」は BMI 18.5 未満，「ふつう」は BMI 18.5 以上 25 未満，「肥満（1 度）」は BMI 25 以上．30 未満，「肥満（2 度）以上」は BMI 30 以上．

体格の状況
（資料：2019 年国民健康・栄養調査報告）

a. 健康影響

喫煙が原因の死亡者は年間 12 万～13 万人といわれ，交通事故の 20 倍以上ともいわれている．

たばこの煙には 60 種類以上の発がん物質や発がん促進物質（タールなど），ニコチン，一酸化炭素が含まれ，健康に悪い影響を及ぼす．発がん物質は，直接煙を吸入する肺や気管支，口腔や咽頭のがんだけでなく，血液中に吸収されて全身を回りその他の臓器にも大きな影響を及ぼす．

喫煙はがんの原因の約 30 ％を占めるといわれている．たばこを吸った年数と毎日吸う本数が，がんの死亡率と量-反応関係を示すことが知られている．したがって，若年から喫煙を始めることは生涯で吸う本数を増やすだけでなく，若年での発がんの危険性を高めることにつながる．

ニコチンは血圧を上げ，心疾患や脳血管疾患を増やす．また，ニコチンによって血管が収縮することで循環血流量が減り，皮膚の健康を損ない，胃などを傷めて食欲を落とす．

煙に含まれる一酸化炭素を吸入すると血液中の一酸化炭素が増え，血液の酸素運搬量が減る．

妊婦が喫煙すると血管の収縮により胎児への血液循環が悪化するため，低出生体重児が生まれる可能性が高くなる．

b. 受動喫煙

喫煙者の周囲にいて，たばこから上がる煙や喫煙者が吐き出す煙を吸入することを受動喫煙といい，直接喫煙していないにもかかわらず健康に影響が出る．

具体的には血圧や心拍数が上昇したり，気道粘膜が刺激されたりする急性の影響や，喘息や肺がんを引き起こすなどの慢性の影響がある．また，喫煙は乳幼児の気管支炎・肺炎や SIDS（乳幼児突然死症候群）にも影響している．

たばこの害を心配する人にとっては，近くで喫煙をされると強い不快感を覚えるなどの心理面の影響も大きいため，公共の場やレストラン，乗り物内などでの原則禁煙がルール化された．

c. 喫煙の状況

日本の喫煙率は男性が約 26 ％，女性が約 7 ％（国民健康・栄養調査 2019 年）と男女共にこの 10 年間で減少傾向で，中学生・高校生の喫煙率も減少傾向にあるが，喫煙開始年齢の低年齢化が問題となっている．

ほかの先進国の喫煙率は男性が 20～30 ％台，女性が 10～20 ％台で，日本の男性の喫煙率は欧米と比べてやや高く，また日本の若い女性は喫煙をファッションの一種としてとらえ，喫煙が持つ危険性を軽視していることが問題であった（p.112 図 6-8 参照）が，2019 年には 20 歳代の女性の喫煙率は 6.7 ％にまで低下した．

d. 喫煙対策

WHO は 1970 年以来たばこの害への対策やキャンペーンを進めていて，2003 年に「**たばこ規制枠組み条約**」が採択された．この条約の批准国は，消費を減らすため課税を重くする，警告

表示は包装面の半分以上にする，たばこ広告やスポンサー行為を原則禁止するなどの対策をとっている．

日本ではほかの先進国と比べて対策が遅れていたが，「健康日本21」でたばこを重点課題のひとつとして取りあげ，また，2003年に制定された「**健康増進法**」でも第25条に公共交通機関，学校など多数の人が利用する施設での受動喫煙防止に関する規定が含まれている．2020年から全面施行となった「健康増進法の一部を改正する法律」では，さまざまな施設における原則屋内禁煙，20歳未満者の喫煙エリアへの立入禁止，喫煙室がある場合の標識掲示などの措置を講ずることがルール化された．

喫煙対策にはたばこに関する正しい知識の普及が必要である．2005年の「たばこの規制に関する世界保健機関枠組条約」の発効および2007年の「たばこの煙にさらされることからの保護に関するガイドライン」の採択などを受け，たばこ対策の推進が求められている．

未成年者の喫煙防止には，たばこの成人識別自動販売機の導入，年齢を確認して対面販売をする，たばこのCMの禁止や映画やテレビなどで喫煙を美化する取り扱いを控えるなどが行われている．屋外に設置されているたばこの自動販売機は1996年の行政指導により午後11時〜午前5時までの稼働を自主規制していたが，2008年の成人識別自動販売機の設置によりこの規制が解除され，タスポ（taspo）と呼ばれるICカードがあれば夜中でも購入することができるようになった．しかし，現在はこのタスポの貸し借りによるたばこの購入が問題となっている．

また，数年ごとにたばこの値上げが行われ，値上げにより禁煙を試みる人が増加することに期待が寄せられている．

5. アルコール ●●●●●●●●●●●●●●●●●●●●●●●●●●●●●●●●●●●●

個人の体調に合わせた少量から中量程度の飲酒は，血液循環をよくし，体を温めて心身をくつろがせるだけでなく，実際に死亡率を下げると報告されている．具体的にはアルコールはHDLコレステロールを増やし虚血性心疾患に予防的に作用するだけでなく，ストレスを減らすことで，心疾患の発作を防ぐと考えられている．

しかし，過度の飲酒者では死亡率が大幅に増加する．過度に飲酒をすると高血圧になる者が増え，虚血性心疾患のほか，食道がんや**肝がん**をはじめ各種のがんのリスクを高める．また，アルコールを代謝する肝臓を傷め，**肝硬変**を起こすこともある．

欧米に比べて日本ではアルコールによる肝障害の発生は少ないが，日本人はアルコールを分解する酵素の働きが弱い人が多い．また女性の大量飲酒者では男性よりも少ない飲酒年数，量で肝障害を起こすなど民族差や性差がある．この原因として，女性は男性よりも体重が軽いので，男性と同量を飲んでも体重当たりで多量に摂取したことになることや，女性ホルモンのエストロゲンがアルコール代謝を抑えることなどがあげられている．

また，妊娠中の大量飲酒は，生まれた子どもに知能障害や先天奇形などの胎児性アルコール症

侯群を引き起こすこともある（p.53 表 3-3 参照）.

　過度の飲酒を長期間続けることによる**アルコール依存症**（アルコール使用障害）では，神経障害や脳の変性・萎縮を起こす．神経系への作用はアルコールの直接的な影響ばかりでなく，アルコール多飲に伴って起こるビタミン欠乏や栄養障害も関係する．また，女性は男性よりもアルコール依存症を起こしやすい傾向がある.

　急性アルコール中毒では，心機能不全，呼吸中枢の抑制，嘔吐による窒息などを起こして生命に危険を及ぼすこともある．高校の卒業祝いや大学入学の歓迎会などで未成年者が法を犯して飲酒をし，一気飲みなど短時間に大量飲酒で死亡する例が毎年みられている．これ以外にも，泥酔して冬季に外で眠りこんで凍死したり，泥酔状態で歩いたり自転車に乗っていて事故に遭うことも多い．また，近年，飲酒運転による自動車事故が多くみられたことにより，飲酒運転による罰則・罰金が強化されている.

　アルコール消費量は，戦後の経済成長や生活様式の変化に伴って急激に増加したが，1990 年代に入ってからはほぼ横ばい状態である．しかし，飲酒者数は，近年，女性の飲酒者の増加もあって 1995 年頃まで増加を続けてきた．週 3 日以上，1 日日本酒換算で 1 合以上の飲酒習慣者は男性の 34％，女性の 9％程度である（国民健康・栄養調査 2019 年）．アルコール依存症の患者は 1960〜1990 年代にかけ増加していたが，その後やや減少し，現在約 1.3 万人程度である（患者調査 2017 年）.

　しかし，中学生の半数以上，高校生の大多数に飲酒経験があり，特に女子の飲酒経験者の増加が大きい．日本では文化的に未成年者の飲酒に対し厳しくない社会で，正月や祝い事のときに家庭で勧められてはじめて酒を飲んだ子どもも多い.

　アルコール飲料は屋外に設置されている自動販売機では午後 11 時〜午前 5 時までの稼働を規制しており，これに違反すると罰則が設けられている．しかし，コンビニエンスストアなどでは 24 時間を通して自由に買えるうえ，たばこと違って宣伝・広告も規制がないなどの問題点もあげられている.

6. 薬物乱用

　ヒトの中枢に作用する薬物には，中枢神経を抑制するモルヒネや睡眠薬，中枢神経興奮作用のあるコカインや覚醒剤，幻覚作用がある LSD や大麻，マリファナなどがある．これらのなかには合法的に医療機関が使用しているものもあるが，多くは違法薬物として指定され，水面下で売買されているものが大多数であり，その危険性が大きな問題となっている.

　また，風邪薬や睡眠薬などの合法薬物であっても，大量に摂取するなどの誤った方法で使用することにより快楽を得るオーバードーズと呼ばれる過剰摂取や，危険ドラッグと呼ばれるハーブやお香などの吸引による事件や事故が急増し，これらも大きな問題となっている.

・ 薬物依存　違法とされている薬物を使用すると，普通にはない快感が得られたり，嫌なことから逃れられた気がする．しかし繰り返し使用していくと，だんだんと効果が薄れていくため，同じ効果を得るにはより大量に摂取しなくてはならなくなり，必然的に使用量が増えていく．この状態を続けていくと薬物へのやむにやまれぬ欲求を抑えることができなくなり，その結果，健康的な生活が阻害された状態となり，これを薬物依存状態という．

　また，薬物の血中濃度が下がると，疲労感や抑うつ感，睡眠障害，不安や発汗などの自律神経障害により苦痛を覚える離脱症状が起こるため，この苦痛から逃れたい，薬物からの快感を再び得たいと強迫的に思うことを**精神依存**といい，薬物の中断により不安，不眠，振戦，痙攣などの激しい身体症状が現れるものを**身体依存**という．

・ 覚醒剤　日本では大部分がエフェドリンから作られるメタンフェタミンで，S，スピードなどと呼ばれている．

　覚醒剤は中枢神経を興奮させるため，一時的に気分が高揚し，疲労感がなくなる．しかしその一方で，交感神経刺激作用があるため，散瞳，発汗，動悸，血圧上昇が起こり，多量服用で死亡することもある．また，繰り返し使用していくと耐性が生じるため，連用して依存症になる．連用し幻覚・妄想が現れるようになると，意識障害や錯乱などの人格崩壊が起こることもあり，たとえ治療で依存状態がおさまっていても少量の服用や大量飲酒で再発するフラッシュバックという現象を起こすこともある．

　近年の日本では諸外国と同様に中・高校生などの低年齢者の使用が大きな問題となっている．携帯電話での密売，静脈内注射に代わる吸入型の普及など入手や使用方法が簡便化したこともあって，覚醒剤乱用で検挙される中・高校生の人数は増えており，女子にも広がっている．

　これらを防止するためには，薬物に手をつけない教育が絶対的に必要である．現在では中学校や高校での保健教育にも取り入れられているが，健康に害があるという事実のみを伝えるだけの教育では，ファッション感覚で安易に手をつける生徒を止めることは難しい．

　子どもたちが薬物を使用したがる背景には，青少年が自己の生きる目標を見失ってしまう社会のあり方にも大きな原因があり，家庭や学校，地域の持つ教育機能が現在ではきわめて低下していることも関係していると思われる．早くから青少年への麻薬の浸透に悩むアメリカでは，薬物に手を出させない教育として，自己を尊重させる気持ちを身につけることに重点をおき，同時に誘われても上手に断る技術をロール・プレイなどを通して具体的に教育している．

・ 大麻　麻の花や葉から作られ，マリファナ（乾燥大麻），ハッシシ（大麻樹脂）とも呼ばれる．

　吸引により，一時的にリラックス，多幸感が得られるが，慢性的には精神疾患のリスクが高まるとされている．

　麻は山野に自生し，産業に使われたり，安タバコとして吸引されていた所もあり，国によって扱いが異なるが，現在では国連をはじめ多くの国では違法としている．日本でも栽培や所持・譲

渡などは法律で厳しく取り締まられているが，海外では所持量に制限を設けて合法化している国もあり，国連は「協定違反で，きわめて遺憾」との見解を示している.

　近年，インターネットなどを通じ，安易に栽培や所持をしている例が急増し，芸能界，スポーツ界，自衛隊などでの使用も話題になったが，なかでも大学生の闇で浸透しているのが大きな問題である.

　大麻自体の害に加え，ほかの薬物使用への入り口（ゲートウェイ）となるとの意見も多い.

・**危険ドラッグ**　以前は脱法ドラッグや合法ハーブなどの名称で販売されていたが，2014年7月より危険ドラッグの名称で統一された．大麻や覚醒剤などの化学構造を変化させることによって法の規制にはかからないこともあるが，同様の成分またはそれ以上に危険な成分が含まれていることもあり，人体への影響は計り知れない．2014年頃より危険ドラッグに関連した死亡事故が多発していることから，「医薬品，医療機器等の品質，有効性及び安全性の確保等に関する法律（薬機法，医薬品医療機器等法）」や「道路交通法」などによる対応が始められている.

6章

成人期の保健

　成人の死因順位の上位にはがん（悪性新生物），心疾患（心臓疾患），脳血管疾患などがあげられ，また，死亡には至らなくても，成人になると糖尿病，肝硬変，関節リウマチなどの病気を持つ人が増えてくる．

　これらの病気は，食生活・飲酒や喫煙習慣・運動・睡眠・休養の仕方などの長い間の個人の生活の仕方，つまり，ライフスタイルと深い関係があるので，生活習慣病とも呼ばれている．生活習慣病を防ぎ，成人期から老年期にかけて，より健康的な生活を送るためには，望ましいライフスタイルを若いうちから作っていくことが必要である．

　また，近年，10〜39歳の死因の第1位に自殺があげられていることも大きな社会問題となっており，自殺防止のための対策が講じられている．

A　生活習慣病による死亡の動き

　第二次世界大戦後に肺結核などの感染症が急激に減少した後，1951〜1980年までの30年間は，死因の1位は脳血管疾患，2位はがん（悪性新生物），3位は心疾患という時代が長く続いた．このうち脳血管疾患は1960年代後半から減る傾向を示しているが，悪性新生物と心疾患による死亡は増加し続けている．1981年に悪性新生物の死亡は脳血管疾患と入れ代わって死因の第1位となり，1985年には心疾患が脳血管疾患を抜いて第2位となった．その後，死亡診断書の死亡の原因についての改正が行われ，病気の最終期の状態を心不全とする事例が減ったために，一時的に脳血管疾患が2位，心疾患が3位になったが，心疾患は再び増加して2位となり，低下した脳血管疾患は，肺炎と入れ代わって4位になった（p.225 別表1参照）．

　現在，悪性新生物は死因の約30％を占めており，生活習慣病がもととなって起こる病気のなかで最も大きな割合を占めている（図6-1）．

　人口10万人当たりの悪性新生物と心疾患の死亡は急激に増え続けているようだが，これは人口に占める高齢者の割合が多くなっているためで，年齢による人口構成を調整した年齢調整死亡率でみると，男女ともに悪性新生物，心疾患はほとんど変わらないか，わずかに減っている（図6-2）．

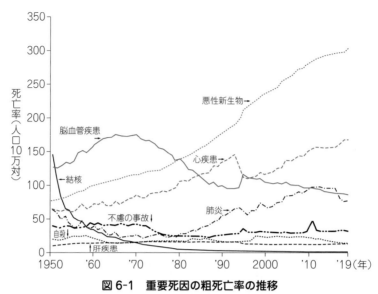

図6-1　重要死因の粗死亡率の推移

（厚生労働統計協会 編：国民衛生の動向 2020/2021，p.61，図6）

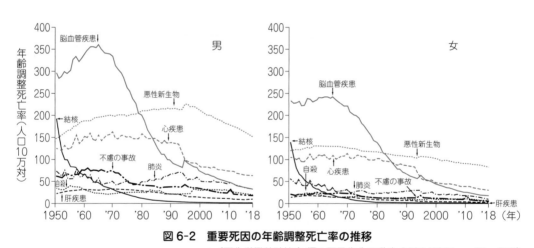

図6-2　重要死因の年齢調整死亡率の推移

（厚生労働統計協会 編：国民衛生の動向 2020/2021，p.61，図7）

B　が　ん

1．日本の特徴

　がん（悪性新生物）による死亡を部位別にみると，年代につれて大きく変化しており，戦後しばらくは，男性は胃がん，女性は胃がんと子宮がんがきわめて多い状態がしばらく続いた．その後，この2つのがんは急速に減少したが，肺がんは男女共に急速に増えて，男性では1993年にはがんの内訳の第1位となった．

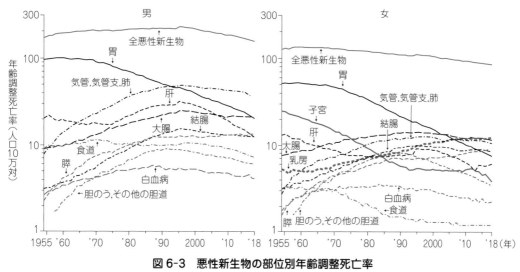

図 6-3　悪性新生物の部位別年齢調整死亡率
（厚生労働統計協会 編：国民衛生の動向 2020/2021，p.63，図9）

　大腸がん，膵がんも男女共に増加し，男性の肝がんも増えていたが，近年はほぼ横ばいか低下傾向にある．しかし，女性の乳がんは年々増え続けている（図6-3）．

　わが国のがん死亡は，人口動態調査によって把握されているのに対し，がん罹患は，全国がん登録で把握される．現在，国民の2人に1人が一生涯のうちにがんと診断される可能性があると言われている．人口のなかで高齢者の割合が多くなっているため，多くの部位のがん死亡数・罹患数は増加傾向にある．このことから，2006年には，がん予防および早期発見の促進，がん医療の均てん化の促進，研究の推進等の施策を実施することを定めた「がん対策基本法」（2016年改正）が成立し，2007，2012年および2017年にそれを推進するためのがん対策推進基本計画が策定された．これにより厚生労働省が全国の医療機関のなかから，がん診療連携拠点病院を指定し，全国どこでも質の高い専門的ながん医療を提供するとともに地域のがん診療の連携協力体制を構築し，がん患者に対する相談支援および情報提供を実施するための体制整備が進んでいる．2013年には「がん登録等の推進に関する法律」が成立し，がん罹患データに基づくがん対策の立案がいっそう可能となった．

2.　がんの発生

a.　発がんのメカニズム（がん遺伝子の働き）

　現在，がんには遺伝子の働きが深く関わっていると考えられており，がんを発生させる方向に働くがん遺伝子と，がんを抑える方向に働くがん抑制遺伝子が100〜200個程度みつけられている．

　体内で不要になった細胞は**アポトーシス**という細胞死の機構が働いて排除されるしくみになっ

ているのだが，がん遺伝子のなかにはアポトーシスを抑える働きを持つものがあり，その一方，抑制遺伝子にはアポトーシスを誘導する働きを持つものがある．これらの遺伝子は通常，その細胞の増殖と分化に重要な役割を持っている．

　がん遺伝子が活性化されると，その細胞をがん化させるが，がん抑制遺伝子は不活化されると細胞をがん化させる．多くのがんで，複数のがん遺伝子と抑制遺伝子に異常があることがわかってきており，こうした変異した遺伝子の組み合わせで，がんの多様性が決まると考えられている．また，遺伝性のがんでは，がん遺伝子や抑制遺伝子のどれかに先天的な異常があって，その異常が遺伝するためだと考えられている．

　発がんに遺伝子が関わっているとしても，実際にがんになるかどうかは，環境要因の作用が鍵になる．遺伝子に異常を引き起こす環境中の要因として，たばこや食品中に含まれる発がん物質，ウイルスなどがある．

▍ b. 人種や家系

　ヒトの体内でがんが発生するしくみには遺伝子の働きが関係しており，一部のがんは，遺伝することが知られている．皮膚にメラニン色素の少ない白人には皮膚がんや悪性黒色腫が多く，インド人やアジア人，黒人ではこれらのがんは少ないなど，人種や民族による生理的な差ががんのなりやすさに影響することがある．

　人種などの遺伝的な差と，生活習慣や環境条件による差とを区別するには，移民がよいヒントを与えてくれる．ハワイやカリフォルニアに移住した日本人の移民についての研究によると，胃がんや肝がんが減り，大腸がんや乳がんが増えても，白人とまったく同じにはならずに中間の様相を示していた．移民をして数代たっても，まったく同じ生活習慣になるとは限らないが，仮に生活習慣にまったく差がないとしても，人種による生物学的な差が影響するがんもあると考えられる．

▊ 3. がんの要因 ･･･････････････････････････････

▍ a. 生活習慣

　がん（悪性新生物）ができるかどうかは，喫煙や食生活などの毎日の生活習慣と大いに関係があり，日本のがんのなかで胃がんや子宮がんが減少し，肺，大腸，乳がんが増えているのは，食物や出産，喫煙など日常のさまざまな習慣が従来の日本型生活様式から，欧米型へ大きく変化したことと深く関係している（図6-4）．

　喫煙は喉頭がんや肺がんを高率に引き起こすことが解明されているが，食道など煙が侵入する部位や，膀胱や膵臓をはじめ全身のがんを増やすこともわかってきた．

　食生活については，塩魚や漬物などの塩分の高いものは胃がんの原因となったり，肉をたくさん食べて食物繊維の少ない食生活では大腸がんになりやすかったりする傾向もみられる．

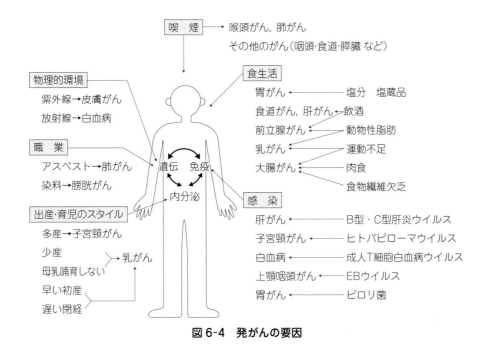

図 6-4　発がんの要因

　脂肪の摂取量は内分泌との関係が深く，脂肪から作られる男性ホルモン，女性ホルモンが多いことが発がんに関係している．脂肪の多い食事をたくさん摂る欧米では，男性の前立腺がん，女性の乳がんが多い．

　子宮がんは出産の回数が多い人ほど発生率が高く，乳がんは逆に出産回数が少なかったり，母乳を与えなかった人に多かったりすることが知られている．

　子宮がんのなかでも子宮頸がんはヒトパピローマウイルス（HPV）によって発生することが解明されており，出産回数が多ければ，出産で子宮が傷ついたときにウイルスに感染する可能性が増える．

　乳がんは女性ホルモンの一つであるエストロゲンの多量分泌が関係しているといわれている．近年の女性は，初経が早かったり，閉経が遅くて女性ホルモンが分泌される期間が長かったりする．また，出産後，母乳で育てている間はエストロゲンは分泌されないため，出産回数が少なかったり，母乳哺育をしなかったりした女性に乳がんが多いのはこのためと考えられている．

▎b. 感　染

　ウイルスによるがんとわかってきたものに，EB ウイルスによる上顎咽頭がん，B 型や C 型肝炎ウイルスによる肝がん，**ヒトパピローマウイルス**による子宮頸がん，九州に多い HTLV-1 ウイルスによる白血病（成人 T 細胞白血病）などがある．また，日本人の胃がんの多くは，**ピロリ菌感染**が原因ということもわかってきた．

表 6-1　日本人のためのがん予防法

喫　煙	たばこは吸わない 他人のたばこの煙をできるだけ避ける
飲　酒	飲むなら，節度のある飲酒をする
食　事	偏らずバランスよくとる ・塩蔵食品，食塩の摂取は最小限にする ・野菜や果物不足にならない ・飲食物を熱い状態でとらない
身体活動	日常生活を活動的に
体　型	適正体重を維持する
感　染	肝炎ウイルス感染検査と適切な措置を 機会があればピロリ菌感染検査を

（資料：国立がん研究センターがん予防・検診研究センター
予防研究グループ．2015）

4. がんの予防

　がんの原因を解明するための疫学研究の蓄積により，一部のがんを除いてがんは予防可能な疾病であることが明らかとなっている．近年では喫煙と感染性因子が日本では最大のがんリスク要因であることが推計され，生活習慣の改善と感染要因の除去が推奨されている．このようにがんを未然に防ぐための予防対策を**1次予防**という．

　しかし，いくら規則正しい生活をしていても，がんになる可能性は否定できないので，定期的にがん検診を受けることが大切である．がんは早期に発見し，早期に治療をすれば治る場合も多い．このようにがんを早期に発見し，重症化したり死亡したりすることをできるだけ防ぐことを**2次予防**という．

a. 発がん要因を避ける

　現時点で科学的に妥当な研究方法で明らかにされている結果をもとに日本人の生活習慣などを考慮したがん予防法が検討されている．これは，成人がんを予防する方法として勧められている行動で，喫煙，飲酒，食事，身体活動，体型，感染の6分野によって構成されている（表6-1）．たばこを吸わない人は他人のたばこの煙をできるだけ避けたり，偏りのないバランスのとれた食事を摂ったりすることが重要である．飲酒をするなら，適度な量（1日当たりアルコール量に換算して約23g程度まで）を守り，飲まない人や飲めない人は無理に飲んではいけない．座位中心の仕事をしている人は，意識して日常生活を活動的に過ごすことが勧められる．成人期の体重を適正な範囲（中高年の場合，BMIは男性なら21〜27，女性なら21〜25）に維持したり，感染経路が明らかなウイルスの感染を予防し，地域の保健所や医療機関で検査を受けることも重要である．また，このがん予防法は，今後，新しい研究成果が積み重なることにより，内容が修正されたり，項目が追加あるいは削除されたりする可能性があることが前提である．

食品添加物や各種の化学物質の発がん性については，各国で検査が行われ，疑いの強いものは使用禁止などの対策がとられている．また，産業上取り扱われる物質で強い発がん性のあることがわかったものについては，法的に使用が禁止されたり代替品を使うことが義務づけられたりしている．さらに，肉や魚のこげが動物実験の結果から発がんを促進することがわかっているが，人間の日常生活において摂取される量であればそれほど心配する必要はない．なお，小児がんは生活習慣がもととなって起こるがんではない．

▌ b. がんのワクチン

　子宮頸がんを引き起こすヒトパピローマウイルスに対するワクチン使用が 2010 年に認可され，2013 年より 11〜17 歳女子への定期接種となった．同年 6 月に，予防接種との因果関係が否定できない持続的な疼痛が特異的にみられたことから，積極的勧奨が差し控えられていた．その後，安全性の評価が進み，2022 年 4 月より再び勧奨が実施されることとなった．子宮頸がんは減少したとはいえ，毎年 3,000 人以上が死亡し，発病も若年化している．ワクチンは 10 年以上有効とされ，今のところ，ワクチンで予防可能な唯一のがんである．

▌ c. がんの早期発見

　がんは早期に発見すれば治療可能なものもあるが，どんながんも発見が遅れれば全身に転移し，完治するのが不可能になる．したがって，がん対策としては，早期に発見し治療を開始することが重要だが，それには各自が自分の健康管理に注意を怠らず，定期的にがん検診を受けることが大切である．

　早期のがんの多くは自覚症状がほとんどないため，市区町村では「健康増進法」に基づき，50 歳以上を対象に胃がん，40 歳以上に肺がん，大腸がん，乳がんの検診，20 歳以上に子宮頸がんの検診を行っている．

▌ 5. がんとの共生 ●●●●●●●●●●●●●●●●●●●●●●●●●●●●●●●●

▌ a. がんの治療法

　がん医療は，手術療法，放射線療法，化学療法（抗がん剤など）が標準的な治療法となっている．がんの種類や進行度などにより，これらを単独で実施したり組み合わせたりすることが推奨されている．手術療法では，入院期間は短縮傾向にあり，早期であれば数日間の入院または通院で治療できる．体の負担を軽減するために内視鏡を用いた手術方法も普及してきている．一方，放射線療法は，通院で行うことができ，体への負担も比較的少ない．化学療法は，がん細胞の増殖を抑えるために行われ，通院で治療できる場合もあるが，副作用として脱毛，吐き気などが現れることがある．なお，子どもにも多い白血病では，抗がん剤による治療が行われることが多い．

b. 緩和ケア

がんそのものの治療と並行して，がんと診断された初期の頃から緩和ケアも行われ，心と体の痛みを和らげる医療が行われている．病気になると，体に痛みが出たり，つらい気持ちになったりすることがあるため，それらを少しでも和らげることで，前向きな気持ちで治療や生活に臨めるようになることが大切である．

また，患者の家族もさまざまなつらさを抱えている．患者本人のみならずその家族に対しても，つらさを和らげるための支援が求められる．

c. がんの教育と普及啓発

改正がん対策基本法第23条では，国民が，がんに関する知識やがん患者に関する理解を深めることができるよう，学校教育や社会教育におけるがん教育を推進するために必要な施策が講じられることとされている．文部科学省では，2014年よりがん教育総合支援事業を開始し，がん教育のあり方について検討を重ねてきた．2018〜2019年に改訂された学習指導要領においては，中学校と高等学校の保健体育科でがんが扱われるようになった．

C 心疾患と脳血管疾患

日本の3大死因のうち，心疾患（心臓疾患）と脳血管疾患は共に血管の病気である．これらの病気は年をとるにつれて増加する動脈硬化や，高血圧などの血液循環系の異常が原因となり引き起こされることが多い．

1. 日本の特徴

ヨーロッパでは心疾患，脳血管疾患が共に多いが，東南アジアや中南米などでは両方とも少なく，地域によって特色ある分布を示している（図6-5）．

脳血管疾患と比べて心疾患が多い国（図の斜めの線の右下側）のなかで，北米では脳血管疾患がかなり少ないのに対し，北欧・東欧では脳血管疾患による死亡がかなり多い．日本は心疾患が先進国のなかではきわめて少なく，脳血管疾患との差があまり大きくない．

こうした地域的な特色は，気候や地理的因子，食生活，生活習慣などの因子が働いていることを示していると考えられる．

日本では1960年代後半〜1990年代にかけ脳血管疾患は減り，心疾患が増加した．日本人のハワイやカリフォルニア移民の調査では，移住後60〜80年経つと脳出血での死亡率は白人なみに低くなった一方で，白人に多い心筋梗塞や狭心症での死亡率は日本人と白人の中間くらいだという．生活が欧米化すると脳出血が減り，心疾患がだんだん増加するということらしい．

日本国内でも地域による特色がみられる．南関東から東海，近畿にかけては脳血管疾患による

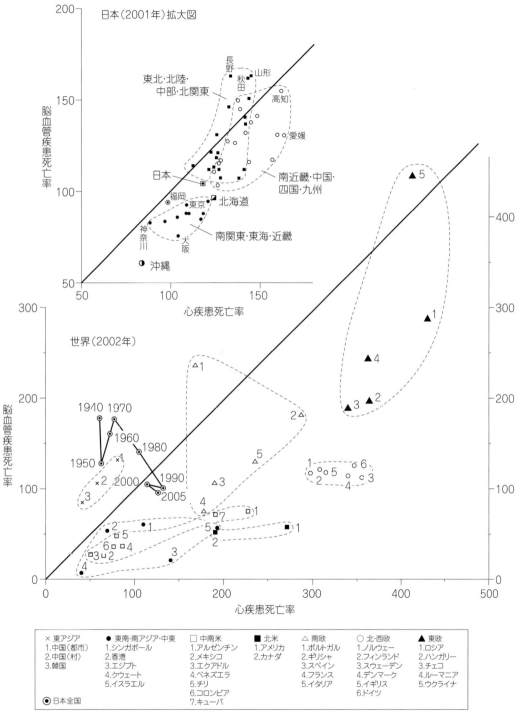

図6-5　世界（1995年）と日本（2005年）の脳血管疾患と心疾患死亡率の地域分布
（資料：世界の統計 1999，国民衛生の動向 2010/2011）

死亡も心疾患による死亡も比較的少なく，特に沖縄は東南アジアなみに，どちらもきわめて少ない．一方，東北地方では脳血管疾患による死亡のほうが多く，沖縄と北海道はそれぞれの近くの九州や東北とはかなり異なった特徴を持っている．

東北地方や日本海側で脳血管疾患による死亡が多いのは，寒いうえに食塩の摂取が多いことが原因といわれている．これは，胃がんによる死亡の分布でも同じことがいえる．

2. 動脈硬化と高血圧 ·····································

a. 動脈硬化

動脈硬化には大きく 2 種類ある．比較的大きな動脈の内側に，血中を流れる細胞や線維などが沈着したり，血管の組織が増殖するなどの変性が起こったりして，血栓のもととなるようなものができるアテローム性硬化と，細い血管にリポ蛋白などの血液中の成分がしみこんで，血管の組織が増殖して厚くなる細動脈硬化症がある．

動脈硬化を起こすと，血管が狭くなるため血液が十分に流れず，栄養や酸素の供給が悪くなったり，血栓がつまりやすくなったり，高血圧が進行したりする．

血液中の**コレステロール**，リポ蛋白（脂質が蛋白質と結合したもの），中性脂肪などが増えた**脂質異常症**がおもな原因で起こるが，高血圧，糖尿病，喫煙は動脈硬化を進め，肥満だと脂質異常症になりやすいので，動脈硬化を起こしやすい．

リポ蛋白には，**LDL**（低比重リポ蛋白）と **HDL**（高比重リポ蛋白）があって，この 2 つがコレステロールの運搬役となる．LDL はコレステロールを血管に沈着させて動脈硬化を促進するため「悪玉コレステロール」と呼ばれ，HDL は逆に血管壁から取り去って動脈硬化を防ぐため「善玉コレステロール」と呼ばれている．脂質異常症には，高 LDL コレステロール血症（140 mg/dL 以上），境界域高 LDL コレステロール血症（120〜139 mg/dL），低 HDL コレステロール血症（40 mg/dL 未満），高トリグリセリド血症（中性脂肪 150 mg/dL 以上）がある．

b. 高血圧

心臓はポンプとして全身に血液を送る働きをしているが，動脈硬化などで血管が狭くなると，血液を押し出すために強い圧力が必要となるので血圧が上昇する．

本態性高血圧には遺伝因子が関与して，高血圧になりやすい素質があると考えられているが，食塩の過剰摂取，肥満も血圧を上げる要因となる場合が多い．

高血圧は通常は収縮期血圧（最高血圧）140 mmHg 以上，拡張期血圧（最低血圧）90 mmHg 以上とされるが，臨床的にはさらに細かい分類がある（p.233 別表 11 参照）．

3. 心臓血管疾患 ●●

　心臓の筋肉（心筋）は胎児期から休むことなく動き全身に血液を送り続けているが，その筋肉に栄養を運んでいるのが**冠動脈**という血管である．この血管が動脈硬化を起こして心筋への栄養補給が一時的に悪くなると**狭心症**を，栄養補給が止まってしまうと**心筋梗塞**を起こす．この2つの病気を**虚血性心疾患**といい，心臓病のなかでも最も重症である．

　この虚血性心疾患の原因となる冠動脈硬化の危険因子は，① 血中のコレステロールや中性脂肪の増加，② 喫煙，③ 高血圧，④ 肥満，⑤ 糖尿病である．

　血中のコレステロールは動物性脂肪の摂取により増加し，植物性脂肪や魚肉の脂肪ではそれほど増えない．北欧や米国ではきわめて多量の動物性脂肪を摂取しているのに対し，日本や南欧諸国では魚肉や植物性脂肪の摂取が多く，これらの国で心臓血管疾患が少ないのは，このような食生活との関連が考えられている．

　わが国の戦後20年間は虚血性心疾患の増加が著しく，心疾患全体の増加もこれが原因だったが，ここ30年間はこの病気による死亡は特に増えてはいない．30年前は高齢者の原因不明の死亡が心不全とされる例が多く，それが心疾患による死亡数を増加させる一因となっていたが，1995年からは病気の最終期の状態を心不全としないことになり，統計数値としては，心不全による死亡も心疾患全体の死亡も，見かけ上大きく減少した．

4. 脳血管疾患 ●●

　脳の血管がつまって血液の流れが止まり，脳の栄養障害が起こる**脳梗塞**が最も多く，次いで脳内の血管が破れて出血し，脳のなかにあふれた血液が脳を圧迫して障害を起こす**脳内出血**がある．以前の日本では脳血管疾患のほとんどは脳内出血であったが，現在では脳梗塞のほうが多い．どちらも死亡をまぬがれても，障害が発生した場所により半身不随や言語障害などを残す．

　このほか，脳を覆っている3層の膜のうち，くも膜の下に出血する**くも膜下出血**は，激しい頭痛から始まり死亡率が高い．脳内での出血ではないので治れば麻痺を残さないのが特徴である．脳内出血とくも膜下出血を合わせて**脳出血**という．

　脳出血は高血圧と大きな関係がある．これは脳の動脈壁が硬化してもろくなっているところに血圧が高くなると，そこから出血が起こると考えられるためで，もともと高血圧なうえに，寒さや精神的なストレスなど，急に血圧が上がるような刺激があると，脳出血が起こりやすくなる．

　脳梗塞は脳内の動脈硬化や，血液のかたまり（血栓）によって脳内の血管がつまると起こる．脂質異常症があると起こりやすいといわれる．

　現在よりたくさんの塩分を摂っていて高血圧の人が多かった戦後すぐは，脳血管疾患が心疾患よりもはるかに多く，そのほとんどは脳出血であった．その後，日本人の食生活が欧米化し，食塩の摂取量が減ると高血圧も減少したが，同時に脂肪の摂取量と関連する動脈硬化が増えてきた．

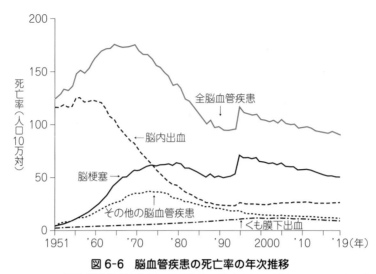

図 6-6　脳血管疾患の死亡率の年次推移
（厚生労働統計協会 編：国民衛生の動向 2020/2021，p.65，図 11）

　脳梗塞は，1980 年頃をピークに横ばいからわずかに減ってきている分，くも膜下出血は脳血管病全体の 1 割程度だが，少しずつ増え続けている．

　1994 年からは国際疾病分類（ICD-10）が使用されるようになり，脳血管疾患の分類内容が少し変わったため，脳梗塞も脳血管病全体も見かけ上増えたが，その後も減少傾向は続いている（図6-6）．

　脳血管疾患に代わって心疾患が増えたばかりでなく，脳血管疾患のなかで脳内出血が減り脳梗塞が増えたことも，日本人の食生活の変化に大きな影響を受けていると考えられる．

5. 血管の病気の予防 ••••••••••••••••••••••••••••••••••

　がんと同じく，血管病になりにくい生活習慣で過ごす 1 次予防が重要であるが，40 歳以上になると，異常の早期発見と早期治療を目指し，循環器の健康診断によって行われる 2 次予防も重要となってくる．

a. 生活習慣の改善

　心疾患も脳血管疾患もその基礎的な原因である高血圧や動脈硬化の予防が大切である．血圧の上昇も動脈の硬化も，年をとるにつれて多少とも進むものだが，食生活をはじめとする日常の生活習慣によっては，その進行をかなり抑えることができる．

　高血圧と食塩の多量摂取との関係はよく知られている．日本の伝統的食生活では世界のなかでも最も多量に食塩を摂っているので，以前より減ったとはいってもいまだに多いのが現状である．若いうちから，食塩の少ない食生活の習慣を作り，薄味の味覚を作っていくことが，高血圧

の予防には効果がある.

動脈硬化には，コレステロールをはじめとする血液中の脂質を少なくすることが予防になる.
動物の脂肪，肉，乳に含まれる動物性脂肪は飽和脂肪酸を多く含み血液中のコレステロールを増
やすが，植物性脂肪や魚に含まれる脂肪は多価不飽和脂肪酸で，動脈硬化を抑える働きがある.
動物性脂肪や肉を減らし，なるべく植物性脂肪や魚を摂る本来の日本食が望ましい.

喫煙や肥満は高血圧や動脈硬化を促進するので，たばこをやめ，肥満をなくすことも大きな予
防となる.適度の運動は，高血圧や動脈硬化の進行を抑えるので，定期的に適度な運動を続けて
いくことが大切である.

脳出血や心臓の発作は，寒さや精神的ストレス，過労などが直接の引き金になることが知られ
ている.年をとって，すでに高血圧や動脈硬化がある場合は，心身ともになるべく平穏を保って，
これらを避ける生活を送ることが大切である.

b. 健康診断

若いうちから自分の身体の状態を知るために定期的に健康診断を受け，血圧や血清コレステ
ロール値の検査を行い，自分の生活を見直し改善していく自己管理が必要である.

40歳以上からは，「健康増進法」に基づいて，誰もが定期的に循環器に関する基本健康診査を
受けられるようになっている.勤めている人は職場健診で，専業主婦や引退して無職の場合は市
区町村で行われているほか，民間団体が行っている人間ドックなどがある.検査項目としては血
圧，検尿（糖，蛋白），心電図，眼底，血清コレステロール値，血糖値，貧血，肝機能，腎機能な
どがある.

D その他の生活習慣病

1. 糖尿病

膵臓から分泌されるインスリンの分泌やその作用が悪いために，糖の利用がうまくいかなくな
る病気で，喉が渇き，多飲，多尿で，尿にも糖分が出るため甘いにおいがする.

厚生労働省の発表によると日本国内での患者数は1970年代の約3万人から2016年には糖尿
病の疑いが強い人を含めて約1,000万人まで増加しており，糖尿病予備群も合わせると約2,000
万人に及ぶといわれている.年齢別にみると，40歳代男性で治療を受けている者の割合が他の年
代よりも低いことが課題である.

若年者ではインスリンの分泌そのものが少ないインスリン依存型の1型糖尿病が多いが，成人
ではインスリンの分泌はあるが，その作用の低いインスリン非依存型の2型糖尿病が多い.生活
習慣病で問題となるのは2型糖尿病で，若年者にも最近これがみられるようになってきた.

2型糖尿病で最も危険なのは，発病がゆるやかで，こうした症状に気づくのが遅れている間に，

全身の血管に障害を起こすことである．糖尿病は心疾患や脳血管疾患の危険を大きくし，失明につながる網膜症，尿毒症につながる腎症，疼痛や感覚麻痺を伴う神経炎などの合併症を起こすこともある．これらの合併症がかなり進行するまで本人は気づかず，進行してからはこうした合併症を治療するのは困難なため，中年を過ぎたら尿糖と血糖の検査を怠らないことが必要である．

　近親者に糖尿病患者がいたり，肥満の人は発症する可能性が高い場合があるため，過食や糖質の摂り過ぎを避け，運動を心がけるなど，健康的な体重を維持するのが予防になる．

　また，糖尿病の女性が妊娠した場合，管理が不十分だと胎児が大きくなり過ぎたり，先天異常の危険も高くなるケースがあることが知られているため，管理入院の措置をとるなど定期的な経過観察が必要となる．

2. 肝疾患

　2020 年は 40～69 歳までの死因が 4～5 位と，壮年期の重要な病気である．

　原因はさまざまであるが，慢性的な肝臓疾患が進行し，肝臓が機能しなくなる肝硬変が多い．肝臓は代謝のおおもととなる器官であるため，肝臓が機能しなくなると栄養の補給ができなくなったり，有害物の解毒ができなくなって死亡することが多い．また，肝硬変から肝臓がんに移行したり，食道静脈瘤を合併することも多く危険である．

　日本では B 型，C 型肝炎ウイルスによるものが多く，アルコールによるものも 1 割強くらいあるが，欧米ではアルコールによるものが多い．

3. 腎不全

　腎炎やネフローゼなどによる腎不全は，死因の 8 位に入っている（2020 年）．

　腎炎は，ウイルス感染やアレルギーが原因であることが多く，血尿，蛋白尿，浮腫，高血圧などを起こす．腎臓は体内の老廃物をろ過して尿を生成する器官なので，腎臓の機能が侵されて老廃物の排泄ができなくなると尿毒症となる．

　腎臓の機能が働かなくなってしまったら，血液を体外に流して人工的にろ過する透析療法を行うか，健康人や死者の腎を移植するしかない．

　ネフローゼは，腎臓の変性が主で，蛋白尿と浮腫が激しい場合をいう．

E　ライフスタイル（生活習慣）と健康

　ライフスタイルとは生活習慣，生活の仕方という意味で用いられる．本章でもがんや血管疾患のなりやすさはライフスタイルに強く影響されることを述べたが，壮年期や老年期の健康は，ライフスタイルにかかっている部分が大きい．

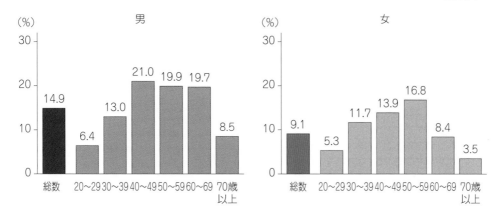

2019年

生活習慣病のリスクを高める飲酒をしている者：1日当たりの純アルコール摂取量が，男性で40g以上，女性で20g以上の者.

図6-7　生活習慣病のリスクを高める量を飲酒している者の割合（20歳以上，性・年齢階級別）

（令和元（2019）年国民健康・栄養調査結果の概要）

1.　健康の面からみたライフスタイルの構成要素 ・・・・・・・・・・・・・

a.　食生活

　生活習慣病と食生活との関係は特に深い.

　そのため，がんや血管疾患の予防としては，偏った食生活にならないように多様な食品で必要な栄養素を摂ることが大切である. 年齢，性別，生活活動強度，健康状況に応じて適切なエネルギーを摂取し，動物性脂肪や肉よりも植物性脂肪，魚介類，食物繊維の多い野菜の摂取を心がけるようにし，食塩は意識的に減らすことがこれらの病気の予防に大きな効果がある.

　現在の日本の栄養摂取量は全体としてはかなりよい状態だが，将来の食習慣に大きな影響を及ぼしそうな問題も出てきている（12章 A 4. 生活習慣病と食生活の問題 p.197 参照）.

b.　飲　酒

　過度の飲酒によりアルコール依存症になれば精神的な障害を起こしたり，消化器のがんや肝硬変などの危険な病気につながり，妊娠中では胎児の発育を阻害し先天異常を起こす（p.53 表3-3 参照）など多くの問題を引き起こす. 逆に，適度な飲酒（1日当たり日本酒2合程度まで）は，循環器疾患の予防になることがわかってきた.

　生活習慣病のリスクを高める飲酒をしている者は男女ともに40歳代が多い（図6-7）. 特に40〜50歳代の男性は，仕事上の付き合いやストレス解消に酒を飲む頻度や量が多くなっているのが問題である.

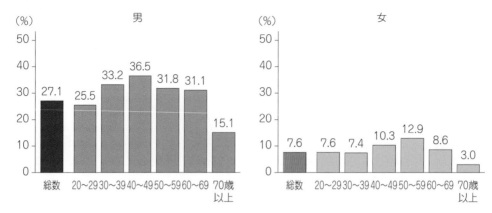

喫煙習慣者（現在習慣的に喫煙している者）：たばこを「毎日吸っている」または「時々吸う日がある」と回答した者.

図 6-8　現在習慣的に喫煙している者の割合（20歳以上，性・年齢階級別）

（令和元（2019）年国民健康・栄養調査結果の概要）

▌ c. 喫　煙

　たばこには強い発がん作用を持つ物質が多く含まれ，がん以外にも身体に大きな影響を及ぼすため，若いうちからたばこを吸わない習慣にするのが望ましい．また，すでに長い間喫煙をしていても，やめればすぐその時からやめなかったよりもがんの危険が減ることが知られているため，何歳からでも禁煙は大切である．最近では，喫煙は依存物質であるニコチンの依存症という考え方が普及し，医療機関で保険適用による禁煙治療が始められている．

　また，自分は喫煙しないが，周囲にいる喫煙者からの受動喫煙の害がわかってきて，職場や公共の場所で全面禁煙が進められ，喫煙場所を隔離するようになってきたが，欧米と比べるとまだまだである．

　年齢別の喫煙習慣者の割合は30〜60歳代で高く，それより高齢や20歳代では低い（図6-8）．

▌ d. 身体活動・運動

　人類のこれまでの歴史では，その日の食料を得るために毎日大変な労力を費やして生活しているのが普通であった．しかし，現代の日本などの先進国の生活は，身体をほとんど使わずに，必要以上のエネルギーを摂取できてしまうため，生理的には異常な状態といえる．人の身体は動かさないと，筋肉も骨も小さくなってしまう．

　入院などでベッドに寝たきりの生活をしばらくすると，全身の筋肉量が減少し，骨も軽くなってしまう．また，無重力の状態でしばらく暮らした宇宙飛行士は，帰還後に骨の重量が減っていることから，地上の重力に対抗して動くことが生理上大切なことがよく知られるようになった．

　運動は心肺の機能を高めるだけでなく，各種の臓器の機能や代謝も高める．生活習慣病との関係では，日常的に運動をする習慣のある人のほうが，各種の死亡率が低い，生存率が高い，各種

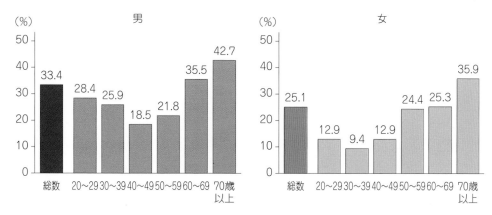

運動習慣のある者：1回30分以上の運動を週2回以上実施し，1年以上継続している者.

図6-9　運動習慣のある者の割合（20歳以上，性・年齢階級別）

（令和元（2019）年国民健康・栄養調査結果の概要）

の検査値が良好であるなど，一般によい効果が知られている.

　運動を定期的に続けると HDL コレステロールが高まるため動脈硬化の予防になり，血圧や血糖値が下がるため高血圧や糖尿病などの予防や改善に有効である.

　1回30分以上の運動を週2回，1年以上続けているという運動習慣者の割合は，仕事や育児などで多忙な30歳代前後では多くはないが，その後年齢が上がるにつれて増え，60歳代や70歳代で運動を習慣的に実施しているのが目立つ（**図6-9**）.

　高齢者の場合は，習慣的な運動も大切ではあるが，外出に積極的であること，家に引きこもらず何らかの地域活動を実践していること，1日の平均歩数を伸ばすことなどを目標にして，日常生活の身体機能が維持できるようにすることが大切で，外に出ることで，他の人々とのコミュニケーションや社会性も維持でき，QOL（生活の質（Quality of Life））を高め，精神面の老化の予防にもなる.

e. 睡眠・休養・余暇

　十分な睡眠と休養をとるゆとりのある生活が心身の健康には望ましい. 時間にゆとりのある生活では，余暇をうまく活用することで生きがいのあるQOLの高い生活を送ることも可能となる. また，若い頃から職業生活以外にも自分を生かせる場を持つことは，老年期の充実した生活の準備にもなる.

　現在，成人の1日の平均睡眠時間は，どの年齢階層でも5時間以上7時間未満が大半を占め，7時間未満の者は50歳代以降では男性より女性に多い（**図6-10**）. ここ1か月間で，睡眠で休養が「まったくとれていない」「あまりとれていない」と回答した者の割合を合わせると，男女と

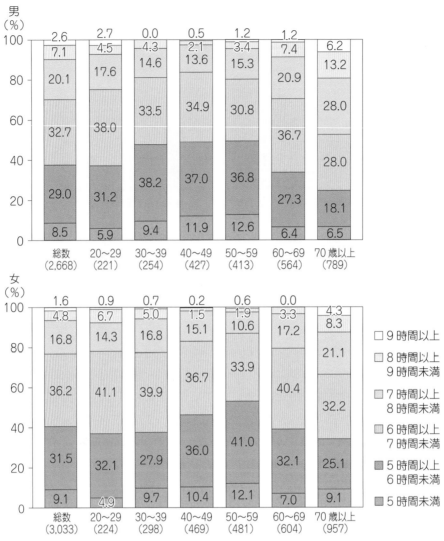

図6-10　1日の平均睡眠時間（20歳以上，性・年齢階級別）

（令和元（2019）年国民健康・栄養調査結果の概要）

もに20％程度であり，40歳代では30％に達する．忙しすぎて過労が重なると，心疾患や脳出血などで突然死をする**過労死**を起こす危険が増える．

┃ f. 歯・口腔

　う蝕や歯周病に代表される歯科疾患は，食生活に支障をきたすだけでなく，さまざまな社会生活などに影響が及ぶことから，全身の健康問題につながるものとされている．また，歯・口腔の健康を保つことは，食事や会話を楽しむ要素であり，豊かな人生を送るための基礎となるものである．

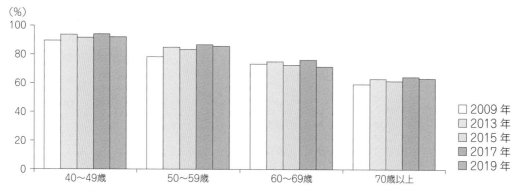

図6-11 「何でもかんで食べることができる」者の割合の年次比較（40歳以上，男女計）

（令和元（2019）年国民健康・栄養調査結果の概要）

　現在，何でもかんで食べることができるという者の割合は，どの年齢においても安定している．40歳代以降は，加齢とともに咀嚼機能は衰える傾向にあるが，定期的に歯科健診を受けることが大切である（図6-11）．わが国では，1989年より80歳で20本以上の歯を保つことを目的とした8020（ハチマル・ニイマル）運動が提唱され，生涯を通じた歯科保健対策の推進が図られている．

▌ g. 家庭や社会生活

　家庭や地域・職場などでの人間関係がうまくいっていれば，そのなかで自分を活かして毎日充実した生活が送れる．こうしたQOLの高い精神的に充実した状態であれば，身体的にもよい状態となって健康に効果がある．

　逆に対外的に自分を生かせる場がない，長期間他人との関わりを持っていない，孤独を感じている人などが多い地域では，病気にかかる率や死亡率が高いと指摘されている．生きがいのない寂しさが健康に悪いだけでなく，健康を害したときに生活を助けてくれる人がいなかったり，健康や医療に関する外部情報を入手できなかったりして，各種のサービスを受けにくいことも関係しているであろう．このように，人々の有する人間関係や社会的ネットワーク，信頼関係の度合いを意味する概念は，社会関係資本（**ソーシャルキャピタル**）といわれ，健康の地域格差に何らかの影響を及ぼしているものと考えられている．

▌ h. 健康管理に関する行動

　職場や地域の健康診断や，がんや生活習慣病の検診を積極的に受けたり，自覚があるときに医者にかかったりするなどの行動をしていれば，常に自分の健康状態を客観的に把握できる．それに伴って日常生活を修正することで健康を高め，がんなどの早期発見にもつながって，病気が悪化して死亡するのを防ぐこともできる．

2. 年齢と生活習慣病 ・・・・・・・・・・・・・・・・・・・・・・・・・・・・・・・・・・・・・・

　長年のライフスタイルが目に見える形で健康に影響を及ぼすのは，成人期や老年期になってからである．

　脳血管疾患や心疾患のリスク・ファクター（リスク要因）となる肥満，高血圧，脂質異常症，高血糖の人の割合は，年齢に応じて増えている．

　肥満者の割合は男性では 30 歳代から，脂質異常症は 40 歳代からピークに達しているが，これ以外の指標や女性では 40 歳代，50 歳代と年齢が進むにつれて増加している．高血圧や高血糖は 70 歳以上でも増加しているが，肥満や脂質異常症は 60 歳代，70 歳代ではそれ以前よりも少なくなっている．

　肥満　肥満は高血圧につながり，糖尿病，心臓病，脳血管疾患の大きなリスク・ファクターとなっている．また子宮がん，腎臓や前立腺のがん，大腸がん，乳がんなどのリスクも増やすことが知られている．

　日本では BMI 25 以上を肥満としていて，2019 年の国民健康・栄養調査では 20 歳以上の男性では 33.0%，女性では 22.3% とほぼ国民の 1/4 が肥満ということになる．37 年前の 1982 年の調査と比べると男性ではどの年齢でも増えているが，女性は 60 歳までは 30 年ほど前よりも少なく，60 歳以上で増えている．

　若い年齢の女性では，肥満よりはむしろ低体重が問題となっている（p.91 Memo「やせ願望」参照）．

　国際的には BMI 25 以上を過体重，BMI 30 以上を肥満としているが，世界人口およそ 70 億人中の 20 億人が過体重か肥満であるという（世界肥満連合 WOF 2016 年）．さらに BMI 30 以上の肥満者は世界人口の 8.2% いるが，先進国ではおよそ 20%，経済発展の著しい地域では 17%，開発（発展）途上国では 4.8%，最も経済発展の遅れた地域では 1.8% という．アメリカをはじめ，中南米諸国では 20〜30%，ヨーロッパはイギリスが 20% を超えているが，多くの国は 10〜20% くらいである．この基準でみると，日本は先進国の中で例外的に肥満のきわめて少ない国で，BMI 30 以上は 3% 程度しかない．

　全世界的にみた肥満者の増加は，経済発展や技術の進歩で体を動かさない生活が広がっていることと，料理に油や脂肪を大量に使うようになったことが大きな原因といえよう．特にファストフードの展開や外食産業の増加，インスタント食品の使用の増加により油や脂肪の多い食品を安価に大量に消費する傾向が世界的に急増していることが大きい．

　日本でも一人暮らしの増加などのように家族形態が変化し，女性の大半が何らかの形で働く社会となったため，ファストフードやファミリーレストランを利用して食事を摂ったり，家庭でインスタント食品を使ったりすることが急増している．しかし，その一方で健康志向も強く有機野菜や無農薬野菜などのこだわりを持ったり，食事の量や内容に気を使ったりしている人も多い．

これが肥満者を減らし，ひいては生活習慣病による死亡を少なくして，世界最長の長寿を維持できている理由のひとつともいえよう．

・メタボリックシンドローム　内臓脂肪が蓄積すると，脂肪細胞から分泌される各種の生理活性物質によって糖代謝異常，脂質代謝異常，高血圧などが同時に起こりやすくなる．こうしたリスク・ファクターは，単独で存在するよりも重複していると心筋梗塞や脳梗塞などの発症率が相乗的に増加することが近年注目されている．

　2005 年から相次いで，国内および国際的な診断基準が設けられた．内臓脂肪面積 100 cm^{2}を超えると危険度が高いとされ，ほぼこれに相当するウエスト周囲径（男性 85 cm 以上，女性 90 cm 以上）で血中脂質，血圧，血糖のうち 2 つ以上が高値に該当する場合を**メタボリックシンドローム（内臓脂肪症候群）**とすることになった．これへの対策として，2008 年に特定健康診査・特定保健指導が始まり，生活習慣病の発症リスクが高く，生活習慣の改善による生活習慣病の予防効果が多く期待できる者に対する支援が始まった．

　国際基準では，女性のウエスト周囲径や高血糖とする基準がもっと厳しく，わが国の基準そのものも今後も検討が必要である．

　現在，メタボリックシンドロームを強く疑われる男性は 30.4％，予備群と合わせると 54.6％，女性では強く疑われる人 11.9％，予備群と合わせ 19.6％となっているが，男女ともに 40 歳以上で特に高い（国民健康・栄養調査 2018 年）．

3. 健康づくりへの政策 ・・・・・・・・・・・・・・・・・・・・・・・・・・

a. ヘルスプロモーション

　世界的には，1977 年，WHO（世界保健機関）が目指した Health for All 戦略（2000 年までにすべての人々に健康を）をもとに，1978 年にプライマリヘルスケアに関するアルマアタ宣言，1986 年にヘルスプロモーションに関するオタワ憲章が採択された．

　現在のわが国の国民健康づくり対策は，オタワ憲章におけるヘルスプロモーションの理念に基づいて行われている．2005 年にその定義を再提唱したバンコク憲章では，ヘルスプロモーションとは，人々が自らの健康とその決定要因をコントロールし改善することができるようにするプロセスであるとされている．従来，人々が健康を獲得するための取り組みは，個人や集団への健康教育が主流とされていた．近年の健康教育では，健康のための情報にアクセスし，理解し，適切な意思決定と行動選択のできるスキルである**ヘルスリテラシー**を高めることに関心が高まっている．一方，多様な立場にある人々が，一律に健康で公正な社会を享受することができるようにするためには，個人ではコントロールの難しい社会環境も変えていく必要がある．ヘルスプロモーションのプロセスには，アドボカシー，投資，能力形成，規制と法制定，パートナーシップがある．ヘルスプロモーションの活動方法には，健康的な公共政策づくり，支援的な環境づくり，

地域活動の強化，個人技術の開発，ヘルスサービスの方向転換がある．近年の健康づくりへの政策は，このようなヘルスプロモーションの理念に基づいて実施されてきたといえる．

b. 国民健康づくり対策

21世紀を迎えた日本では，65歳以上の人口が5人に1人を超えただけでなく，平均寿命も延びて80歳を超えて生きるのが普通になっていて（2章C 5-b. 人口構成の老化 p.31参照），単に長寿というのではなく，一人ひとりが毎日を過ごす生活の質を向上させることが重要になってきている．

国としての国民の健康づくりの施策としては，第二次世界大戦後から栄養改善の施策が行われていたが，積極的な健康増進という面では，1964年の東京オリンピック後に国民の健康・体力増強策が取り上げられたのが最初である．その後1978年から第1次国民健康づくり対策が開始されて，生まれてから死ぬまでの生涯を通じての予防・健診の体制の整備が始められた．

1988年からは第2次国民健康づくり対策（**アクティブ80ヘルスプラン**）が実施されて，生活習慣の改善による疾病予防・健康増進の対策が進められ，運動指導者（健康運動指導士など）の設置，健康増進施設の設置や認定，栄養所要量や運動所要量，食生活の指針，運動指針などが作られたり，その普及が進められたりするようになった．

2000年からは21世紀における国民健康づくり運動である「健康日本21」（第3次国民健康づくり対策）が開始された．これは「壮年死亡の減少」と「**健康寿命**（認知症や寝たきりにならないで生活できる期間）の延伸」を理念として国民の健康に大きな課題となっている9分野（① 食生活・栄養，② 身体活動・運動，③ 休養・こころの健康，④ たばこ，⑤ アルコール，⑥ 歯科，⑦ 糖尿病，⑧ 循環器病，⑨ がん）を選定し，各分野について目標を設定している．国民の一人ひとりが自己の選択によってこうした課題に取り組めるよう支援する環境づくりを，多くの関係者や関係省庁が協働して進めていくことを目指している．

2013年からは，第4次国民健康づくり対策である「健康日本21（第二次）」が開始され，これまでの理念とされていた「健康寿命の延伸」に「健康格差の縮小」が新たに加えられた．

c. 健康格差と健康の社会的決定要因

各国の健康寿命と比較すると（p.20 表2-2a 参照），日本は男女共に世界で最も長く，不健康な状態で過ごす期間も，アフリカの平均寿命や健康寿命がきわめて短い諸国を除けば，平均寿命が長いにもかかわらず，それなりに短い．しかし，急速に高齢者層が増大することを考えると，医療費や介護費が膨大にならないためにも，高齢者が自立して生活できることが重要で，健康寿命をさらに延ばすことが必要である．

健康格差は，地域や社会経済状況の違いといった社会的決定要因による集団の健康状態の差と定義される．個人もしくは集団の健康は，社会構造や社会経済的要因に直接・間接的に影響を受けている．そのような要因は健康の社会的決定要因といわれ，経済，環境，衛生，教育，住宅，

雇用など多くの政策分野が関係する．自治体の間での健康格差の実態を明らかにし，その縮小に向けた取り組みを強化する際に最も重要な指標が健康寿命とされている．各自治体にとって，健康寿命の格差の要因を把握・分析し，それを延ばす戦略を考えることは，健康づくりを推進するうえで重要である．

　介護保険法（7章B 2．介護保険制度 p.127 参照）も，開始5年後の見直しで，健康寿命を延ばすような介護予防にも重点を置くことになった．

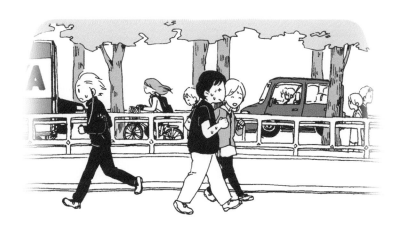

7章

老年期の保健と死の問題

　日本では高齢化が急速に進み，65歳以上の人が人口全体に占める割合は2007年には21％を超え，超高齢社会になった．平均寿命はほぼ世界一で，65歳からでも男性は10年以上，女性は20年以上も生きるのが普通となっている．この老年期を，どのようにすれば健康で意義のあるものにできるかは，個人にとっても社会全体にとっても重要な課題となっている．

A　老年期の健康

　老化に伴って，身長は縮み，体重は減り，ほとんどの臓器の細胞は減るなど全身に退行性の変化が現れ，基礎代謝率や眼の調節機能，聴力など生理機能の低下が現れる．第一線から引退して社会的活動や生活の幅も狭まり，やがて知的，精神的能力も衰えてくることになる．

　こうした老化の過程は生物の宿命ではあるが，その進み方は個人によって大きな幅がある．

　生理的な老化の進行をなるべくゆるやかにして，健康で意義のある生活をいかに長く送れるかは，その人の若いときからの生き方が大きく影響しているが，社会的にそれを支えるシステムも重要である．

1.　老年期の生活

　高齢者の生活をみると，何かの病気を持ち，高齢の夫婦だけや一人暮らしとなり，経済的にも日常の生活上も心細い思いをしている人が多い．高齢者の自殺が多いことからも，生きていくうえで悩みの多い高齢者の姿がみえてくる．

　日常生活を自立して行うためには，食事，排泄，着脱衣，移動などの基本動作が行えることが必要で，ADL（日常生活動作，日常生活活動 activities of daily living）によって日常生活の自立度や障害の程度が把握される．しかし，実際に1人で生活するためには，買い物，金銭管理，乗り物での外出など，ADLを基本にした複雑な動作も必要であり，これをIADL（手段的日常生活動作，手段的日常生活活動 instrumental activities of daily living）という．

　老年期こそ，健康を保って，日常の生活を生きがいのある楽しいものにしていく工夫が最も必要な時期といえよう．

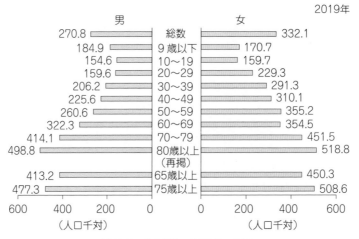

図 7-1　年齢別の有訴者の割合
（厚生労働統計協会 編：国民衛生の動向 2021/2022, p.86, 図 1 より改変）

▌ a. 一人暮らし

　核家族化の進行を高齢者からみると，高齢者夫婦だけか高齢者 1 人だけの世帯は 65 歳以上のいる全所帯数のおよそ 5 割（2005 年）を超え，増える傾向にある．なかでも一人暮らしの高齢者は，65 歳以上人口の 2 割強（22%）となっている．一人暮らしは圧倒的に女性が多く，65 歳以上の一人暮らしの約 8 割は女性で，しかも後期高齢者が多い．

　高齢者の収入は年金にたよっているのがほとんどで，職に就いたり，財産やその他の収入のある人はわずかである．毎年の収入はあまり増えず場合によっては減ることもあり，物価の上昇や，間接税におびやかされる生活を余儀なくされている人が多い．

　病気になって入院したり，寝たきりになれば，その負担もいっそう重くなる．さらに世話をしてくれる人が家庭内にいないか，同じ高齢者しかいないという状態では不安は大きい．

▌ b. 病気と寝たきり

　高齢者には，身体の不調を自覚する人が多く，何らかの自覚症状を持つ人（有訴者）の割合は全人口では 30% 程度であるのに，65 歳以上では半数近くになる（図 7-1）．また，通院している人の割合は半数を超えている．

　寝たきりの高齢者はおよそ 100 万人と推定され，65 歳以上の介護保険被保険者 2,700 万人の 4% 程度らしい（2007 年，要介護 4，5 に認定された人数から推定）．寝たきりとなった原因で最も多いのは脳血管疾患で，次いで骨粗鬆症による骨折である．

　また認知症の高齢者は 2012 年現在およそ 462 万人と推定されるが，その 3/4 は在宅である．2025 年には 700 万人を超えると推定されている（厚生労働省 2012 年）．

　こうした寝たきりや認知症の状態は，本人にとってつらいだけでなく，介護する家族にとっても重い負担になっている．

表 7-1　現在の要介護度別にみた介護が必要となった主な原因

（単位：%）

2019 年

現在の要介護度	第 1 位		第 2 位		第 3 位	
総　　　数	認知症	17.6	脳血管疾患(脳卒中)	16.1	高齢による衰弱	12.8
要支援者	関節疾患	18.9	高齢による衰弱	16.1	骨折・転倒	14.2
要支援 1	関節疾患	20.3	高齢による衰弱	17.9	骨折・転倒	13.5
要支援 2	関節疾患	17.5	骨折・転倒	14.9	高齢による衰弱	14.4
要介護者	認知症	24.3	脳血管疾患(脳卒中)	19.2	骨折・転倒	12.0
要介護 1	認知症	29.8	脳血管疾患(脳卒中)	14.5	高齢による衰弱	13.7
要介護 2	認知症	18.7	脳血管疾患(脳卒中)	17.8	骨折・転倒	13.5
要介護 3	認知症	27.0	脳血管疾患(脳卒中)	24.1	骨折・転倒	12.1
要介護 4	脳血管疾患(脳卒中)	23.6	認知症	20.2	骨折・転倒	15.1
要介護 5	脳血管疾患(脳卒中)	24.7	認知症	24.0	高齢による衰弱	8.9

「現在の要介護度」とは，2019 年 6 月の要介護度をいう.

c. 介護と介護予防

　高齢者の自立や社会性を維持し，**QOL**（生活の質 Quality of Life）を高めるためにも，自宅での介護が望ましく，それを支える在宅サービスが重要だとされ，保険で支え合う「介護保険法」（1997 年）が制定された（p.127 参照）.

　要介護となった主な原因を現在の要介護度別にみると，要支援者では関節疾患や高齢による衰弱，要介護者では認知症や脳血管疾患（脳卒中）が多く，要介護状態にならないためには，これらの予防が大切になる（表 7-1）. このように，加齢とともに運動機能や認知機能などが低下し，複数の慢性疾患の併存などの影響もあり生活機能が障害され，心身に脆弱性が出現した状態のことをフレイルという. 多くの人は，フレイルを経て要介護状態へ進むと考えられており，高齢者においては特にフレイルが発症しやすいことがわかっている.

　介護予防には，あらゆる年齢層での生活習慣病予防と同様に栄養改善と運動習慣も重要であるが，近年，高齢者では，生活習慣病予防の有酸素運動に加えて，無理をしない程度の筋力トレーニングが重要であるといわれるようになってきた.

　高齢者では特に大腿前部の筋量の減少が目立ち，これが脚力を落とし外出ができなくなる要因になっている. 外出できる能力を維持することは ADL を保って自立した生活を過ごしたり，社会性を維持したりすることにつながり，要介護状態となる原因の予防になるだけでなく，日々の生活を楽しみ QOL の高い生活を送るためにも必要である.

　市区町村では介護予防教室，高齢者筋力トレーニング，生きがい活動支援，生活管理指導，「食」の自立支援などの事業を実施している.

d. 高齢者の自殺とその動機

　かつての日本の自殺の特徴は，男性の 50 歳代（8 章 A 2. 自殺 p.137 参照）を除いては男女

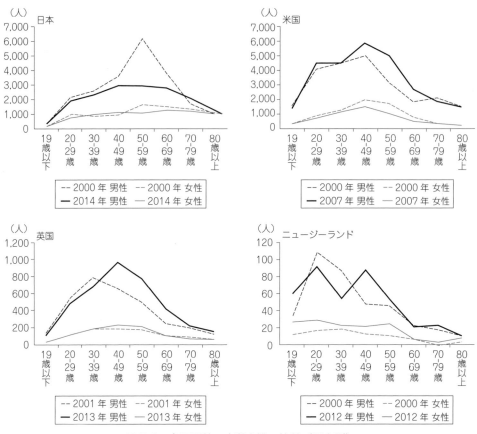

図7-2　主要国等の自殺者数の比較（男女別）

（資料：平成29（2017）年度版自殺対策白書）

ともに高齢者の自殺率が高い傾向にあることであった．外国でも男性に自殺が多い傾向がある（図7-2）．高齢者の自殺の理由としては，大部分が病気を苦にしたものである．

2. 老年期の健康とQOL ••••••••••••••••••••••••••••••••

　老化は避けられないとしても，80歳を過ぎても知的な仕事や管理業務を立派にこなしている人や，いろいろな仕事に現役として働いている人，スポーツを楽しんでいる人も少なくない．こうした人々は，年齢よりもずっと若々しい場合が多い．

　老化を防ぎ，体力と知力を衰えないようにするためには，こうした人々のように，規則的な生活のなかに社会的な役割をもち，心身ともに活動的に過ごすのがよいと考えられる．

　職場は退職しても，身の回り，家の回り，地域には高齢者に適当な社会活動や肉体的作業が必ずあるはずである．また，近辺を歩く習慣を身につけて，四季の移り変わりと地域の発展を楽しむのも，時間に余裕のある老年期ならではのレクリエーションのひとつともいえよう．

生きがいや役割を持って，毎日の生活を楽しみ，QOL を高めることが，健康に老年期を過ごすために重要である．そのためにも高齢者を社会から切り離すのではなく，その一員として居つづけられるような共生の姿を，あらゆる世代が考えていく必要があるだろう．

3. 老年期の病気 ・・・

老化とともに視力や聴力が低下し，他人との意思の疎通がしにくくなり，記憶力も衰えてくる．やがて日常生活を送るために必要な能力（ADL）も落ちてくるのが，通常の老化の過程である．しかし，成人に多い脳血管疾患やがんなどのリスクは高齢者になっても高いし，さらに，老年期に特に多い病気もある．

a. 認知症

認知症の割合は老化とともに増えて，65〜69 歳では約 1％，85 歳以上では約 25％にもなる．

脳血管性認知症　脳血管の障害が原因で起こる認知症の総称．脳梗塞によるものが圧倒的に多い．動脈硬化，高血圧，心臓病，糖尿病の人に起こりやすいので，これらの病気を防ぐことが予防となる．日本は欧米と比べ脳の血管病が多いため，このタイプの認知症が多い．

アルツハイマー型認知症　比較的女性に多く，経過はゆるやかだが時とともに悪化していく．はじめは物忘れがひどく，記憶力が障害される．やがて精神が荒廃し制止がきかなくなり，夜間の徘徊，失禁状態，妄想が現れたりするようになる．最後には食事も困難になって全身衰弱で死亡する．広い範囲で大脳が萎縮し，神経に特有の変性がみられる．病気の原因には諸説があるがまだ未解明で，決定的な予防法も，進行を遅らせる以上の有効な薬もなく，大きな問題となっている．家族性に起こる場合には，原因となる遺伝子もいくつかみつかっている．

日本では以前は脳血管障害によるもののほうが多いとされていたが，近年では変性疾患のアルツハイマー型が半数あるいはそれ以上を占めるといわれている．さらに，レビー小体型認知症やピック病といった疾患も注目されている．

認知症対策　認知症になっても，本人の意思が尊重され，できる限り住み慣れたよい環境で暮らし続けることができる社会の実現を目指して，2012 年に認知症施策推進 5 か年計画（オレンジプラン），2015 年に認知症施策推進総合戦略〜認知症高齢者等にやさしい地域づくりに向けて〜（新オレンジプラン）が策定された．2019 年には認知症施策推進大綱が取りまとめられ，基本的考え方として「共生」と「予防」を車の両輪として施策を進めることを掲げ，① 普及啓発，本人発信支援，② 予防，③ 医療・ケア・介護サービス，介護者への支援，④ 認知症バリアフリーの推進，若年性認知症の人の支援・社会参加支援，⑤ 研究開発，産業促進，国際展開，の

5 つの柱に沿って施策を推進することとした．この 5 つの柱に沿って，認知症サポーター，認知症サポート医，認知症疾患医療センターの整備が進んでいる．

b. 骨粗鬆症と骨折

骨密度が低下して，骨がもろく折れやすくなった状態を**骨粗鬆症**という．脊椎が痛んだり，腰が曲がったりする症状のほか，わずかのショックで大腿骨，背骨，手首の骨折を起こしやすくなる．

高齢者はカルシウムが不足しがちで，骨粗鬆症を起こしやすい．特に閉経後の女性は女性ホルモンの減少が原因で骨密度が低下しやすく，骨粗鬆症は男性の 5〜6 倍となり，老年期の女性の半数以上にみられる．適度な運動とカルシウムやビタミン D を積極的に摂ることが予防となる．

高齢者が骨折をすると長く寝こむことになり，全身が弱って余病を起こし，危険な場合もある．高齢者の家では，転ばないように，階段，風呂場などの構造に気を配る必要がある．近年，運動器の障害により要介護になるリスクの高い状態になることを**ロコモティブシンドローム**（運動器症候群）というようになった．

事故による死亡率は高齢者ほど高い（p.65 図 4-3 参照）．高齢者になると自動車事故に代わって，転倒・転落や窒息が原因の死亡が増える．

B 高齢者医療・保健・介護対策

高齢者は病気を持つ割合が高く，医療費の負担も大きい．病気がなくても日常生活を送る能力は低下し，認知症の割合も高くなる．こうした高齢者の生活には保健・医療面から福祉面にわたる総合的な援助が必要であり，2000 年から「**介護保険制度**」が導入された．

1. 高齢者医療確保法

1973 年に，経済力の弱い高齢者に医療の機会を広げる目的で 70 歳以上の医療費の無料化が図られたが，その結果高齢者医療費が急増し，高齢者の加入の多い保険の財政は破綻に直面した．これを見直し 1983 年から「老人保健法」が施行され，70 歳以上（65 歳以上で一定の障害のある場合も含む）を対象とした「医療」と，40 歳以上を対象とした「保健事業」に分けられた．

しかし，これでもますます進む高齢化に対応できず，医療制度改革（2005 年）が行われ，2008 年に「老人保健法」は廃止され，これまでの医療事業は「高齢者の医療の確保に関する法律（高齢者医療確保法）」，保健事業は「健康増進法」に移行することになった．これにより 75 歳以上の全員（一定の障害のある場合は 65 歳以上）が「**後期高齢者医療制度（長寿医療制度）**」に加入し保険料の負担とともに，医療費も原則 1 割（現役並所得者は 3 割）を負担することとなった．

保健事業は生活習慣病や要介護状態を予防することを目的としたもので，内容としては健康手

帳の交付，健康教育，健康相談，健康診査，医療，機能訓練，訪問指導があり，市区町村が実施している．

健康診査は，基本健康診査として全員に血圧，血清脂質，血糖，肝機能，腎機能検査などが行われ，歯周病検診，骨粗鬆症検診（女性）なども一定の年齢で行われている．また，50歳から胃がん，40歳から肺がん，大腸がん，乳がん，20歳から子宮頸がんの検診が行われている．

2. 介護保険制度 ·····································

高齢化の進行に伴って寝たきりや認知症の高齢者が増加する一方で，核家族が多数を占め，家族による介護機能が大きく変化し，介護問題は国民の大きな不安要因となっている．

これに備えて社会全体で介護を支えるしくみとして介護保険制度が作られた．これは，社会保険方式で，保健・医療・福祉にわたる介護サービスを総合的に利用できるようにしたものである．「**介護保険法**」が施行され，5年ごとに支援内容や金額などが見直されている．

a. 制度のしくみ

介護保険サービスの費用は保険料と税金がそれぞれ同額を負担している．被保険者は40歳以上の個人で保険料を払わなければならない．

サービスを利用できるのは65歳以上の高齢者と，法で定めた初老期の認知症など特定の疾患にかかっている40歳以上の人で，「介護が必要」との認定（**要介護認定**）を受ける必要がある．この認定（要支援1，2，要介護1〜5）によってサービスの範囲と量の上限が決められ，利用者と相談のうえ**ケアマネジャー**が居宅サービス計画（**ケアプラン**）を作成して利用開始となる．居宅介護支援事務所や地域包括医療センター（要支援者が対象）に作成を依頼したり相談したりすることもできる．

サービス利用の際には1割の利用料を負担，利用者の希望による特別なサービスは全額負担，施設での食事代は自己負担などになっている．

介護保険の保険者は市区町村で，保険料の徴収や介護の認定，情報提供などを行う．

b. 在宅介護サービス

在宅で介護を受ける場合は，訪問介護や看護，通所介護，短期入所，特定の施設における生活介護，住宅の改修費の支援，福祉用品の貸与や購入の支援などがある（表7-2）．

c. 施設介護サービス

以下の介護保険施設に入所している要介護者に，施設の提供する基準サービスの9割が支給される．食事や利用者が選んだ特別なサービスは利用者負担となる．

介護保険施設には，常時介護が必要で在宅での生活が困難な要介護者が入所する**介護老人福祉**

表 7-2　在宅介護のおもなサービス

訪問介護	ホームヘルパーによる入浴・排泄・食事の介護や家事などの世話．通院介助など外出支援．入浴車による入浴の介護
訪問看護など	看護師による療養上の世話・診療の補助．理学療法士・作業療法士による訪問リハビリテーション
通所介護 （デイ・サービス）	デイ・サービスセンターなどに通って，入浴・食事・健康状態の確認などの世話，機能訓練（趣味活動，運動・体操）
通所リハビリテーション （デイ・ケア）	介護老人保健施設，病院，診療所などで，主治医が必要と認めたリハビリテーション（日常生活の自立支援を含む）
短期入所 （ショート・ステイ）	老人短期入所施設，特別養護老人ホームでの生活介護と介護老人保健施設，介護療養型医療施設での療養介護 （医学的管理下での医療や生活の世話）
生活介護	認知症の老人グループホーム，有料老人ホームや軽費老人ホーム入所の要介護者への生活介護
その他	福祉用品貸与，購入費の支給，居宅介護用住宅改修費の支給など

施設（特別養護老人ホーム，通称：特養），病状が安定していて入院治療は必要ではないが，リハビリテーションや看護・介護が必要な要介護者が入所する**介護老人保健施設**（通称：老健）がある．また，病状が安定している長期療養患者で常時医学的管理が必要な要介護者が入所する**介護療養型医療施設**が 2024 年 3 月で完全廃止されると同時に，2018 年 4 月から，長期療養のための医療と日常生活上の世話（介護）を一体的に提供する**介護医療院**が介護保険施設として追加された．

d. 介護保険制度の課題

　2000 年に「介護保険法」が施行されてから約 7 年の間で要介護認定を受けた人は急増し，開始時には 65 歳以上人口の約 10％であったが，2019 年には約 18％になった．介護サービス利用者も訪問介護を中心に 7％程度から 16％程度に増加している．

　利用者が増えれば介護給付費用は増大する．2025 年度には，20 歳以上の 3 人に 1 人が高齢者となる時代がくる．将来を見通した持続可能な制度が早急に始められなくてはならない．

　施設サービス利用者は全介護保険サービスの利用者の 1/4 であるが，給付は総額の 1/2 以上になり，施設サービスと在宅サービスの本人負担の公平性も課題である．

　重い介護状態では，約半数が施設を利用している．将来の高齢者の増加を考えると，重度になっても在宅での介護を増やす必要がある．さらに一人暮らしや高齢者のみの世帯は，今後ますます増えると推測されるため，夜間や緊急時にすみやかに対応できなくてはならない．現在の在宅重視の方針は介護者が家族にいると想定したなかでの支援であり，将来の家族形態を十分に考慮した体制づくりが必要である．

　現在の制度では認知症の高齢者への対応が遅れている．要介護認定も身体ケアと比べて著しく軽く判定されることがあったとされる．現在約 462 万人といわれる認知症の高齢者は，10 年後

には 1.5 倍になるといわれており，これへの対応も急がれる．

　制度開始から 5 年後に見直された「改正介護保険法」（2005 年）では，施設利用者の食事や居住費の自己負担などのほか，おもに「介護予防」の観点で見直しが図られ，介護認定全体の見直し，要支援 1，2 の導入とこれらの人への自立支援を促すサービス（筋力強化，身体機能の維持に重要とされる口腔ケア，バランス機能の訓練，栄養など），自立支援へのケアマネジメントを担当する**地域包括支援センター**の設立，「地域密着型サービス」の導入が図られた．2011 年の見直しでは，高齢者が自立した生活を営めるよう，介護以外のサービスも包括的に提供する「地域包括ケアシステム」を目指し，24 時間対応サービスや介護職員等による痰の吸引などが可能になった．2014 年の見直しでは，さらなる地域包括ケアシステムの構築によるサービスの充実を目指し，特別養護老人ホームの新規入所者を要介護 3 以上に限定し，サービスの重点化・効率化が図られるようになった．また，所得水準に応じたきめ細かな保険料設定が行われ，施設入所にかかる費用の補足給付についても，一定の預貯金を保有する者を支給対象から除外するなどの措置が図られるようになった．

C　死といのちの問題

　現代では，一生の最終場面にも医療は深くかかわっている．そこでは延命技術が駆使され，「自然な死」はほとんどありえない状態になっている．一方，現代の日本人は「死一般」についても「自分の死」についても，あまり深く考えていない場合が多い．生涯の終わりをどのように生き，そして死ぬのかを考えていないうちに，医療技術が先行しているのが現状といえる．

　その結果，死に関する多くの問題が表面化してきた．こうした問題の多くは，一人ひとりの生と死への考え方，生き方の問題も含んでいるので，ひとつの結論へ導くことは難しい．

1.　終末期の医療

　生涯の最終段階で，治療をしても治る見込みがなく，死期も近い状態を終末期という．この段階では無理な治療をして患者を苦しませるよりは，いかに充実して最後を生き，死を迎えるかが重要になってくる．この段階の医療を**終末期医療（ターミナル・ケア）**という．

　患者本人が積極的な治療を望んでいる場合でなければ，病気の治療よりは，生きている状態の質を少しでもよくして，患者の QOL（この場合は生命の質・生存の質）を高めることが重要といえる．治療もその範囲にとどめ，痛みを和らげ，患者や家族への心のケアに重点を置く．

　しかし，日本では患者の命の維持を使命とする医師の職業的立場や家族の希望から，延命第一の治療が行われ，モルヒネなどを使ってがん末期のひどい痛みを和らげる**緩和ケア**などの導入は遅れていた．このような反省の延長として近年，緩和ケアは終末期に限らず治療の初期の段階から患者がより良い生活の質を保てるようにするための一医療であると考え方が変わってきてい

る．一方，痛みを除くことと患者と家族を精神的に支える心のケアのみを行う**ホスピス**の開設も増え，尊厳死や安楽死を求める考え方や運動も存在する．

治癒の見込みがない場合，特に死につながるイメージの強いがんについては，患者を苦しめないために病名を隠すというやり方が，かつての日本では一般的であった．しかし，終末期を患者がより良く過ごすためには，自分の病気を知って，来るべき死に対する心や身辺の準備をするほうがよい場合もある．医療における**インフォームド・コンセント**の考え方の浸透とともに，病名を告知することが多くなっている．

告知をする場合は，患者や家族の苦しみや悩みに，医師や看護師が十分に対応する態勢がなければならない．病気や治療の方針についての十分な説明なしに，ただ病名のみを伝えて，かえって苦しめている場合も多い．がん告知に限らず，インフォームド・コンセントの形式のみ伝わって，内容が十分に成熟していないのが問題である．

2. 尊厳死と安楽死 ･････････････････････････････････

定義はいろいろであるが，① 治癒が不可能で確実に死が近い，② 耐えがたい激しい肉体的苦痛がある，③ 患者は延命のためのみの治療を拒否する，またはあまりの苦痛よりは死を希望するといった意思（**リビングウイル**）を示していることが共通の前提となっている．

このときに，人工生命維持装置をつけてまで延命するといった，人間としての思考や判断する力（人としての尊厳）をなくした状態での治療は受けずに死を選ぶのが**尊厳死**，あるいは**消極的安楽死**であり，本人の意思を確かめたうえで，医師に激しい苦痛を除くのを目的とした（そのために死期を早めることもあり得る）治療をしてもらうのが**安楽死（積極的安楽死）**である．

最近の意識調査では，尊厳死を望む考え方が広がって，単なる延命治療は望まず，痛みなどの緩和に重点を置くという希望が大半になってきている．これからの終末期医療は，患者の希望によっては，痛みの緩和に重点を置いて，単なる延命は行わない治療も選べる態勢になっていくべきであろう．

問題は，患者の意思の確認である．リビングウイルをどのような形で明確にしておくのか，患者の意思が末期になって変わっていく場合をどう確認するのか，患者の意思が確認できない場合に肉親が意思表示を代わりにするという方法を安易にとるのは危険がある，などの問題点に対しての十分な考慮が必要である．

日本では積極的に死期を早める安楽死を望む人はまだ少ない．積極的安楽死は殺人や自殺幇助との一線が難しく，法的にこれを最初に認めたのはオランダである．オランダでは安楽死は日常化していて，それを条件付きで公認した「遺体処理法」（1994 年発効）は，世界ではじめて安楽死を容認した法律である．2001 年には「安楽死法」として完全合法化され，① 耐え難い苦痛がある，② 治療の方法がない，③ 治療にかかわっていない別の医者と協議する，などの条件を満たした場合に認められることとなった．

表 7-3　脳死と植物状態

	通　常	植物状態	脳　死
大脳（知的活動）	○	×	×
小脳（運動調節機能）	○	△	×
脳幹（生命維持機能）	○	○	×
自力呼吸	○	○	×
回復可能性	―	○	×

注）この分類では区分しきれない事例もあるが，脳死では脳幹機能が不可逆的に停止する.

アメリカのオレゴン州やベルギー，ルクセンブルクでも合法化された．また，法で処罰されるのを承知で意識的に安楽死を実施していた医師もいる.

森鷗外の『高瀬舟』（1916 年）は，この問題を先駆的に取りあげたものである．鷗外自身，医師として自らの結核が不治の段階に進んでいることを知った以後は，専門医に診察もさせず，家族にも気づかせずに公務や創作を直前まで続けて，自らの死後について明瞭な遺書を残して死んだ．自らの「死」に尊厳を持って生きたといえるのではないだろうか.

3. 脳死と臓器移植 ••••••••••••••••••••••••••••••

a. 脳　死

従来から，心臓が止まったとき（心臓死）を「個人の死」として，① 心臓が停止する，② 呼吸が停止する，③ 瞳孔が開く，の 3 つがそろったときに死と判定されている.

自然な状態では，中枢である脳が機能を失えば，やがては自力で呼吸できなくなり心臓も止まって死んでしまう．ところが，医学が進歩した結果，脳が働いていなくとも，人工呼吸器で呼吸させ，心臓を動かしておくことができるようになった．この状態を**脳死**という．脳死状態では深い昏睡状態から覚めることはない.

脳の障害の程度によっては，人工呼吸器なしで自発呼吸をするが，食事や排泄が自力では不可能で，目は開けて物の動きを追っても対象の認識ができず，意識が障害されている状態が続くのを**植物状態**という（表7-3）.

脳血管疾患や交通事故などで，脳死や植物状態になっている患者は大勢いる．脳死や植物状態になっても，人工生命維持装置をつければ，何年も生存する場合があって，その患者の生きる意

味が問われるようになってきた.

　その後, 脳死状態については, これを死と判定する国も出てくるようになった. しかし, 脳死状態の人は意識が戻ることはないとはいえ, 生命維持装置をつけている限り, 心臓も動き, 体温も温かく, 一般の人には「死者」とは受け入れがたい. 死は生物学的な死のみではなく, 人格を持つ存在の死, 家族のなかの死, 社会的死という側面があり, 日本では脳死をその人の「死」とするか否かについての国民的合意は全くできていない. 脳死状態での臓器移植も, 当初は脳死を死と明記することを避けて進められた.

┃　b. 臓器移植と脳死

　脳死を人の死と認めるか否かは, その人の生存の質の問題だけでなく, むしろ臓器移植との関連で大きな論議を呼んでいる.

　心臓・肝臓・肺・腎臓などの臓器では, その機能が悪化して他の方法では治療できない場合に他人の臓器を移植する治療が行われることがある. 普通はヒトの身体は自分のものでない組織を免疫機構で識別し, それを排除しようと働くので, 他人の臓器を体内に取り付けるのは不可能に近い. しかし, 近年では免疫抑制の技術が進歩して, 心臓や肝臓の移植では5年生存率が約70％と, かなり長期にわたって移植した臓器が働いて症状が改善される人が増えてきた.

　臓器を移植するのに, 腎臓のように2つある場合や, 肝臓のように部分的切除が可能な場合は, 生きている人が1つあるいは一部を提供することができるが, 多くは死亡した人から提供されることとなる. この場合, 死亡から移植までの時間がかかれば, 臓器も傷んで移植の結果はあまりよくない. そこで, 脳死の人の臓器が注目されるようになった.

　脳死状態で生命維持装置がつけられていれば, 血液で栄養と酸素が供給されているので, 肝臓や腎臓などの臓器は生きているのと同じ状態を保っている. 脳死が人の死と判定されれば, その人からの臓器の提供が受けやすくなる. 欧米では, 移植治療が進んでいて, 脳死を人の死とは法で明記していなくとも, 脳死の人からの臓器の提供を認めている場合が多い. 臓器移植の議論が脳死の議論とからんでくるのは, このためである.

　日本でも1997年に「臓器移植法」が施行され, 15歳以上に限って脳死者からの臓器移植の実施が認められることになった.

　法では, ① 脳死は人の死とは明記しない, ② 心臓・肝臓・肺・腎臓・膵臓・眼球などを脳死体から移植できる, ③ 生前の本人の提供意思が確認できる場合に限る, ④ 意思確認はドナーカードによる, などを骨子としていた.

　小児については, 本人の意思表示が不明確であるとして臓器の提供が認められていなかった. そのために移植を必要とする小児患者は, 海外で移植を受けるほかなかった.

　これに対し2009年に「改正臓器移植法」が成立し, 2010年から施行された. この法律では脳死は人の死と規定し, 本人の意思が不明でも家族の同意があれば, どんな年齢でも臓器の提供が可能となった.

海外で心臓や肝臓の移植が年間数千例実施されているのと比べると，日本での実施は大きく遅れている．1997年の法施行から1年以上が過ぎた1999年2月に，はじめて脳死状態になった人から肝・腎・角膜の移植が行われたが，2009年までで100例にも達していなかった．2010年の「改正臓器移植法」施行以降，遺族による承諾のみの提供が増えて，現在までに提供件数は700例を超えたが，今なお海外での移植を受ける患者も多い．

しかし，臓器移植を国民が受け容れられる前の性急な推進も問題である．脳死移植にあたっては，脳死の拡大解釈がなされたり，患者の救命への努力が鈍ったりしてはならない．患者の家族の意思の尊重や，インフォームド・コンセントが，形式だけでなくきちんと行われることが重要になる．さらに，脳死を人の死とすることにも，いまだ国民的同意があるとはいえない点も問題である．

4. 日本人の死生観と死の教育 ·······························

臓器移植を推進する立場から，脳死を人の死と認めようという動きが盛んになり大きな論議を呼ぶなかで，死についての論議，命についての論議が日本でもはじめて大きな広がりを持ちつつある．

脳死を人の死と認めるかどうかは，死や命をどう考えるか（死生観）と深く関係している．死生観には，日本人に長く根づいた共通したものもあるし，各個人の持つ宗教にも深くかかわってくる．

しかし，こうしたものを正面から考える習慣を作ることや，考える土台を作ることは，今までの日本の教育の場では全く行われず，医学教育でも一般の学校健康教育でも，ほとんど扱われてこなかった．人は誰しも自分自身の死後（1人称の死）を経験することはない．さらに，核家族が増え，病院での死亡が増えたために，子どもばかりか社会全体が，死に至る過程や死そのものを身近に体験する機会が減少し，死のほとんどが実感の少ないもの（3人称の死）になっている．身近な人が老いて死ぬ過程を体験すること（2人称の死）も，命や死を実感を持って考えていくためには重要なことだろう．在宅介護に限界があり，施設介護に頼むことがあるにしても，死および死を迎える過程が日常にあることは大切だと思われる．

死を考えるということは，命を考えることと表裏一体である．終末期の患者，障害者に限らず，私たちの日常はケアし，ケアされる場面であふれている．制度としてのケア（医療，看護，介護）は，公衆衛生における重要な課題であり，専門職も求められるが，さまざまなケアを行う専門家ばかりでなく，ふだんの日常生活のなかでは，私たちもケアにかかわることが少なくない．女性に押しつけられることが多かった高齢者介護にしても，男女を問わず大事な問題という認識が求められる．

心の問題，生き方の問題，生き方としての死の問題などについて，もっと国民全体が若いうちから考えを深めるのが望ましい．

8章

心の健康と心身障害

現代の日本では，人間関係をうまく築けない子どもが多く，また成人も経済社会の大きな変動に対応できずにストレスが増え，本人が気づかない心の病が広がっている．自殺も近年増えている．国としても心の健康対策を重要課題とするようになった．

一方，精神や身体に障害のある人々への社会の対応には古くから多くの問題があり，現在でも，障害のある人々は障害自体の困難さに加え，社会的な差別を受けている場合も少なくない．

世界には数億人の障害者がいる．国連では 1981 年を「国際障害者年」，1983〜1992 年を「国連・障害者の十年」として，障害のある人の社会への「完全参加と平等」を目標とする運動を進めてきた．

精神障害や身体障害では，治療や予防，リハビリテーションだけでなく，障害者が自立して健常者とともに生きていけるように，社会の側が変わっていくこと，すなわち，ノーマライゼーションが大切である．

A　心の健康

現代の社会では，家庭や地域での人と人との関係が薄くなり，そのなかで育ってきた子どもや若者が人間関係をうまく作れない例が増えている．一方，会社などにおける雇用の形態や管理の仕方も旧来の日本型雇用制度が崩れていく転換期にあって，働く人に心の病が広がっている．うつ病が近年増加してきているだけでなく，自殺も増えていたり，若い女性の摂食障害も増えていて，心の健康の重要性が増している．

1.　心の病気

心の病気もほかの病気と同様に，個人のストレスへの感受性（先天的な素質や，学習・訓練などで獲得された対応力）と，その人が置かれている環境の状況との相互作用によって起こるもので，誰にでも起こり得るものである．生涯を通じれば，5 人に 1 人に心の病気があると診断されるとの報告もある（厚生労働白書 2004 年）．心の病気は，本人が苦しんでいても，周囲からはわかりにくいという特徴があるため，周囲の理解が重要である．

▶ うつ病　気分の沈滞や気力の減退などの精神症状に加え，食欲低下，不眠，疲労感などの身体

症状を伴う．身体症状が強く内科の病気かと思う場合もある．自殺者の 30〜70％ がうつ病にかかっているとの報告もあり（厚生労働白書 2004 年），自殺につながることも多い病気でありながら，本人も周囲も気づかないことも多い．

うつ病の発病には，職場における仕事や人間関係などのストレス，高齢者では健康状態や孤独感などのストレスの影響が大きく，早期にこうした問題点を改善して，ストレスとなるのを避けたり，休養を取るのが予防となる．周囲からの「頑張れ」という励ましは逆効果になることが多い．

早期に抗うつ薬などによる治療を受ければ，多くは回復する．

● 統合失調症　神経伝達物質の障害のために神経が過敏な状態になって幻覚や妄想を伴うのが特徴で，長期にわたって意欲が減退したり，疲れやすくなるなどの症状を示すもので，若いとき（青年期）に発病する．経過の長いことが多いので，精神病院の入院患者の大部分を占めている．

近年，治療法も進み，早くに専門医による治療を受ければ，社会生活もできるようになる例が多くなっている．しかし，回復しても長い時間の労働が困難だったり，複雑な人間関係への対応が難しい場合もあり，本人が対応可能な環境を周囲が作っていく必要がある．

● 神経症　心理的原因で，精神症状や身体症状を示している状態で，精神病とは別とされ，かつては神経症と総称され，不安神経症，強迫神経症などと分類されていた．現在では，有効な薬剤の作用からその生物学的基盤も次第に明らかになり，心の病というより脳機能障害という観点からも捉えられるようになった．強迫性障害，パニック障害などの名称が使われている．外来患者では最も多い．

代表的症状としては，特に恐れる必要のないものや状況に恐怖感を持つ社会恐怖，繰り返し無意味な観念や行動が心に浮かんで頭から離れない強迫性障害，閉鎖的空間などで突然，動悸，過呼吸，めまいなどとともに強い不安感におそわれるパニック障害などがある．

● 摂食障害（神経性食欲不振症）　神経性食欲不振症（拒食症）と過食症とに分けられるが，両者が交互に現れることも多い．思春期の女性に多い拒食症は思春期やせ症ともいわれ，患者数が増えている（5 章 C 3．食生活の問題 p.90 参照）．

発病の背景には，家庭，学校，職場におけるストレス，親への反抗と同時に注目や関心を引きたいなどの感情が隠れているといわれる．体型への誤ったイメージが強固だが，こうしたストレスなどで摂食中枢が障害されているのであって，単なるダイエットのやりすぎと捉えるのではなく，専門医による薬物療法やカウンセリングなどによる精神面，行動面の治療をゆっくり続ける必要がある．

直接の病気の要因ではないが，誤った体型イメージに影響するものとして，社会全体の極端なやせ志向をもっとノーマルなものにしていく必要がある．

2. 自　殺

　自殺者は社会的背景もあって，年代により変動してきたが，男性はいつも女性よりも多く，社会状況の影響も大きく受けてきた（図8-1）．

　1998 年に特に男性で急増し，現在も高い水準が続いている．これを年齢別の自殺率でみると，50〜59 歳代で最も多く，次いで高齢者となっている（p.90 図5-7 参照）．男性の自殺者数と完全失業率や負債総額との間に相関があるという研究もあり，リストラなどの厳しい経済・生活問題が強く影響していると考えられる．

　自殺の動機としては，全体では，健康問題が理由の 2/3，経済・生活問題は 1/4 の割合となっているが（2012 年），健康問題は 60 歳以上の高齢者で特に多く，また女性はどの年齢でも健康問題が多い．一方，40〜59 歳の男性では経済・生活問題が 50％を超えている．

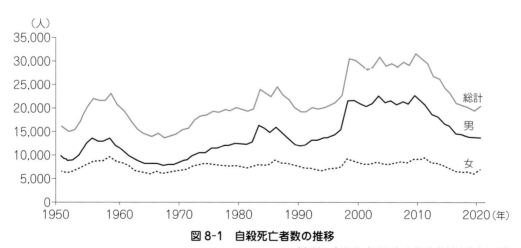

図 8-1　自殺死亡者数の推移

（資料：令和 2（2020）年版自殺対策白書ほか）

3. 心の健康対策 ・・・・・・・・・・・・・・・・・・・・・・・・・・・・・・・・

　現在のうつ病や自殺の急増の背景には，近年の厳しい社会・経済状況があると考えられる．こうしたなかでは，多くの人々がストレスを蓄積しやすく，さらに高齢者では一人暮らしや高齢者のみの世帯が半数を占めて，生活不安や孤独な状況が背景にあるといえよう．

　うつ病を起こしやすい，まじめで責任感が強いという素質は日本人の多くが持っていて，現在の社会状況では，心の病や自殺は誰にでも起こり得る病気である．また今後高齢化が進むと，ますます増えていく可能性が予測されることから，国もすべての人々を対象とする支援体制・環境作りが重要であるとして，「こころのバリアフリー宣言～精神疾患を正しく理解し，新しい一歩を踏み出すための指針～」（2004 年）を出し，今後の取り組みの方向性を示した．さらに，2006年には「自殺対策基本法」が成立し，翌年には「自殺総合対策大綱」が策定され 2012 年に見直しが行われるなど，政府が推進すべき自殺対策の指針が示されている．

　地域において重要なのは主として高齢者を中心とした家庭にいる人々の心の健康対策と，うつ病への対応であり，これには各自治体，保健所，福祉事務所，地域医療機関などの連携が必要であり，取り組みが急がれる．

　近年増大している子どもの心の問題や犯罪・非行あるいは子どもへの虐待などを防ぐには，自治体，保健所，精神保健福祉センター，学校，児童相談所などによる専門的かつ連携のとれた対応が重要であろう．

　仕事や職業生活で強い不安，悩み，ストレスを感じている労働者の割合は，1982 年には 50％強であったのが，2002 年には 60％を超えているという調査がある（厚生労働省「労働者健康状況調査」）．職場生活の厳しさが，働く人々の心の健康をおびやかしている現れといえよう．

　厚生労働省は「事業場における労働者の心の健康づくりのための指針」（2000 年）を出し，各事業場は，労働者が自ら行うストレスへの気づきと対処によるセルフケアへの支援をはじめ，職場環境の改善や相談による対応，産業医などによる専門的ケア，事業場外の医療・保健機関との連携などを計画的に行うこととした．2014 年には，「労働安全衛生法」が改正され，常時 50 人以上の労働者を使用する事業所に対し，労働者のメンタル不調の未然防止等を目的としたストレスチェックを実施することが義務化された．

　また，犯罪や災害の被害・被災者について，PTSD（心的外傷後ストレス症候群）の予防などを考慮した「災害時地域精神保健医療活動ガイドライン」が 2003 年に作成され，さらに 2011年 3 月の東日本大震災での教訓を踏まえ，災害派遣精神医療チーム（DPAT）の位置づけや災害時の情報支援システムの整備が図られるようになった．

B 精神保健

1. 精神保健の歴史 ●●●●●●●●●●●●●●●●●●●●●●●●●●●

　精神障害者は，長く悪魔や魔女とみなされたり，犯罪者と同列に扱われたりして，近代になってからも監獄などに拘束されていた．フランス革命の時代に，精神科医のピネルが精神病者を拘束から解放し，人道的な治療を試み，やがて精神病院が作られるようになったが，その実態はあまり変わらなかった．精神病院の治療や設備を充実して，人道的扱いを訴える運動が国際的に広まったのは 20 世紀になってからである．第二次世界大戦後は WHO や UNESCO（ユネスコ，国連教育科学文化機関）を中心に，各国で開放的な治療の試みや，障害者への差別の撤廃などの運動が進められているが，まだまだ差別は根深い．

　日本では戦後の 1950 年に「精神衛生法」が制定され，それまでおもに自宅に拘束（私宅監置）され，ほとんど治療もされないでいた精神障害者への治療・保護が始まった．精神障害者は医療機関で入院を中心とした治療を受けることとなり，私宅監置も禁止された．

　その後，精神障害者の人権の重視が訴えられ，精神医学の進歩からも通院医療や退院後のケアを重視する必要が指摘され，1965 年に「精神衛生法」の改正が行われた．これによって，地域での精神保健活動の重視も図られて，保健所の業務に精神衛生に関する事項が加えられ，都道府県に精神衛生センター（のちに精神保健福祉センターに改称）が設置された．

　さらに精神障害者の人権への配慮，社会復帰の促進，国民の精神保健を趣旨とした改正（「精神保健法」1988 年）が行われ，さらに，社会参加を目的のなかに明示し，通院医療や退院後の充実を図った「精神保健及び精神障害者福祉に関する法律（精神保健福祉法）」（1995 年）に改正された．

　精神障害者の社会復帰を推進する制度も設けられた．1997 年に成立した「精神保健福祉士法」をはじめ，「障害者自立支援法」（2005 年）が「地域社会における共生の実現に向けて新たな障害保健福祉施策を講ずるための関係法律の整備に関する法律」（2012 年）の成立により「障害者の日常生活及び社会生活を総合的に支援するための法律（障害者総合支援法）」とされるなど，市町村や都道府県による一元的なサービス提供が規定された．また，「障害者雇用促進法」（2013 年）では，精神障害者も法定雇用の対象となった．

2. 精神障害への対応 ●●●●●●●●●●●●●●●●●●●●●●●●●

a. 入院医療と地域医療

　欧米では，第二次世界大戦前から，精神障害者を病院に隔離するのではなく，地域で生活しながら治療する運動が盛んで，現在ではこうした地域での医療が主になっている．

　日本では入院中心の治療が行われてきたが，地域精神保健対策も進められて，入院患者は年々

減少し，25 万人程度である（厚生労働省 2017 年）．通院医療の医療費の公費負担は，「障害者総合支援法」の自立支援医療制度として行われている．

b. 入院の方法

5 つの入院のかたちがあるが，本人の同意に基づいて入院する**任意入院**以外はすべて，本人の意思にかかわらない入院である．

入院の過半数は任意入院で，次いで保護義務者（配偶者や扶養義務者）の同意による**医療保護入院**が多い．割合は少ないが，精神障害のために自傷他害のおそれがあるという場合には，精神保健医の診断に基づいて知事が入院させる**措置入院**がある．

精神障害では，入院治療が必要な場合でも，病気のために本人にその判断ができなかったり，社会の根強い偏見があるために，入院を拒む場合も多い．本人の意思に反した入院は精神障害者の人権侵害にもなりかねない．

医療保護入院や措置入院にあたっては，慎重な手続きが行われ，各都道府県の精神医療審査会による審査もある．任意入院や医療保護入院であっても，医師から本人や保護義務者へ十分な説明をしたうえで，同意が得られていることが重要である．

入院患者については，手紙，電話，面会を制限できないことになっている．患者の隔離や身体的拘束は精神保健指定医の判断が必要とされている．

c. 地域精神保健

精神保健福祉センター　都道府県単位に置かれている．精神科医をはじめ各種の専門家が配置され，保健所や関係機関の職員への技術面での指導や教育研修，調査研究，精神保健相談（保健所では対応の困難な場合）などを行っている．

保健所　地域での第一線の機関となっている．地域の精神保健の実態把握，精神保健福祉に関する相談（面接相談，診断，医学的指導，ケースワーク），訪問指導，患者家族会などへの助言・援助・指導，教育・広報活動，医療・保護関係の事務などを行っている．また，社会復帰の相談・指導も行っている．

d. ノーマライゼーション

精神障害者が通院で治療を受けながらも，地域社会で自立して生活できるような社会を作っていくノーマライゼーションのために「精神保健福祉法」（1995 年，2013 年改正）が制定された．

「精神保健法」（1988 年）が制定された当初は，「入院ではなく社会復帰へ」を重視し社会復帰のための施設がはじめて法定化された．精神障害者生活訓練施設（援護寮：独立して生活をするのが困難な場合），精神障害者福祉ホーム（自活はできるが住宅が確保できない場合），通所および入所授産施設（訓練的作業を行い自活を支援する）が開始された．

1993 年の「精神保健法」の改正では，さらに「社会復帰施設から地域社会へ」という流れを作る趣旨で，グループホームが社会福祉事業として位置づけられた．これは，地域の住宅で数人で共同生活をする精神障害者に対し，近くに住んだり同居したりして，食事，服薬，日常生活を援助する専任の世話人を配置するものである．

このほか，都道府県が委託して，一般の企業で社会適応訓練が行われたり，税制上の優遇措置が講じられるなど，地域社会での自立に向けての対策が実施されている．

しかし一般の住民が，日常生活や職場で，精神障害者への偏見なしに共に生活する社会を作ろうという意識は，日本ではきわめて遅れているといえる．これが，就職その他のさまざまな差別を生み出している．ノーマライゼーションを実現していくためには，障害があっても共に暮らしていける社会こそより望ましい社会であることを，一般の住民に教育し，その意識を変えていくことが是非とも必要であろう．

C 身体障害

1. 身体障害の実態 •

障害には，「障害」のほかに「障碍」「障がい」の表記が用いられる場合がある（p.3 Memo「障害と障碍と障がい」参照）．「障碍」は，もともと仏教語で「ものごとの発生，持続にあたってさまたげになること」を意味する．今日では，その常用漢字表記の「障害」が定着した．しかし，障害者自身は，「差し障り」や「害悪」をもたらす存在ではなく，社会の多くの障害物や障壁こそが「障がい者」をつくりだしているという考え方から，「障がい」と表記するケースも増えている．

在宅の身体障害者（18 歳以上）はおよそ 422 万人（厚生労働省「生活のしづらさなどに関する調査」 2016 年）で，高齢化の進行に伴い急激に増加している．

障害の内訳は，在宅障害者では，肢体不自由が 44％，内部障害 24％，視覚障害 8％，聴覚障害 8％となっている．内部障害とは，心臓，呼吸器，腎臓，膀胱，直腸などの内臓の機能障害のことである．

原因が病気によるもの（脳血管病，心臓病，骨や関節の病気，がんの後遺症など）が 2 割，事故によるもの（労働災害，交通事故など）が 1 割，加齢によるものが 0.5 割で，あとは原因がわかっていない．原因がわかっていないものには，神経が障害を受ける難病があり，筋萎縮性側索硬化症（ALS）もそのひとつである．

最近は高齢者の人口が増えたため，身体障害者が増え，60 歳以上がその 75％以上を占める．

また，1998 年には HIV 感染者も体重減少や発熱などの症状があれば障害認定され，福祉サービスの対象となることとなった．

　従来，身体障害者への対策としては，障害によって損われた身体の機能や，作業する能力や社会生活の能力を回復させ，社会に復帰することを目指すリハビリテーションが重要と考えられてきた．

　しかし，障害者の機能や能力回復のための努力だけでなく，社会の側が障害者も共に生きていける社会へと変わらなければ，障害者が地域や社会で自立して生活していくのは不可能である．国連では障害者の一般社会への「完全参加と平等」を求める運動が進められ，欧米諸国では，障害者も共に地域で生活できるような社会をノーマル（正常）な社会と考え，そうした社会を目指していくノーマライゼーション（正常化）の動きが広く進められてきた．

▌ a. リハビリテーション

・ 医学的リハビリテーション　病気や傷害の治療に併行して行われる機能回復訓練をいう．理学療法は移動や日常生活の自立向上や維持を目指して，**理学療法士**（PT）が運動療法やマッサージ，温熱療法などとともに歩行訓練や筋力強化を行う．作業療法は，残っている機能を引き出して日常生活の動作を訓練し自立へ導くもので，**作業療法士**（OT）が行う．

・ 職業リハビリテーション　障害の内容によって，最も適した作業や職業を指導し，実際の就職指導が行われる．心身障害児の場合，特別支援学校で職業教育が行われているが，成人では身体障害者職業訓練校や更生援護施設がある．

　狭義の職業リハビリテーションと別に，教育的リハビリテーションと分類することもある．

・ 社会的リハビリテーション　自立した生活への復帰を助けるために，授産施設や身体障害者福祉工場がある．社会生活に復帰するには，障害者本人の訓練だけではうまくいかない多くの問題がある．

▌ b. 社会生活への復帰とノーマライゼーション

　障害者が地域で自立して生活していくためには，働く場の確保，住宅や交通機関，公共施設の改善や整備が整えられなければならない．福祉の立場から障害者の社会復帰を進めるものであった「身体障害者福祉法」（1949 年）に代わって，「心身障害者対策基本法」（1970 年）では，こうした方向が示されている．さらに 1993 年には「障害者基本法」と改められ，障害者の自立とあらゆる分野への参加を促進する方向がいっそう明確に打ち出され，雇用促進や教育環境・公共施設の整備の計画を示さなければならなくなり，2004 年の同法改正で調査研究なども推進されるようになった．

　日常の生活については，在宅介護の支援，障害基礎年金の支給，グループホームなど低家賃の

障害者住宅や整備資金の貸与などがある.

　働く場の確保については,「障害者雇用促進法」においてすべての企業にはほぼ2％以上の身体障害者の雇用を義務付け,達成していない企業名を公表するなど少しずつ進められているが,知的障害者や重度の障害者では困難も多い.雇用されても長続きしないことも多く,各企業での設備のバリアフリー化,生活や健康の指導や相談できる人の配置などが進められている.

　医師や薬剤師をはじめ,「欠格事項」として視覚・聴覚障害で受験できなかった多くの資格で門戸を開放したり,点字受験や受験時の介助者が導入されるなどの環境の整備も始められた.

　障害者が自立して移動できるよう「交通バリアフリー法」（2000年）による駅などへのエレベーター,エスカレーター,スロープなどの整備の義務づけ,「ハートビル法」（1994年）によるデパートなどの出入り口,階段,トイレなどのバリアフリー化が進められている.2006年にはこれらが一本化され,「高齢者,障害者等の移動等の円滑化の促進に関する法律（バリアフリー法）」が施行された.

　財産の管理や福祉サービスの利用契約や支払い,その他各種商法からの被害を防止する「成年後見制度」も行われるようになった.障害者の結婚には多くの困難があるが,こうした支援制度を利用しつつ結婚する人も増えてきた.

　ノーマライゼーションの方向が進められるには,精神障害の場合と同様に,政策だけでなく住民自身の意識も重要である.日本では,子どものときから障害のある人とともに暮らす習慣ができていないので,障害者とともに暮らすという意識が一般の人々にきわめて薄いのが問題である.また,その気持ちはあってもどうしたらよいのかわからない人が多い.これは,小さいときから障害のある子を分離して教育してきたためでもある.バリアフリーの社会を目指す教育のあり方や,一般住民への教育も非常に重要である.

D 心身障害

1. 心身障害の実態

　子どもの心身障害は,妊娠中や分娩時に原因のあるものが多く,障害もいくつか重複している例が多くみられる.知的障害児は,脳性まひ,てんかん,肢体不自由などを併せ持っていることが多い.

　妊娠中に母親が風しんに感染して生まれた児の眼や耳に障害が出た例や,母親が飲んだ薬で四肢奇形を起こしたサリドマイド児などがよく知られている（p.53 表3-3 参照）.難産のときに,産道で圧迫されて脳性まひを起こす場合がある.小児の自閉症は先天性の脳機能障害とされ,遺伝的因子の関与があると考えられている.

　このほか,出生後の感染症や外傷が原因の心身障害もある.

　18歳未満の心身障害児は,知的障害児が約22.5万人（うち在宅21.4万人）,身体障害児が約

7.2万人（うち在宅6.8万人）いる（厚生労働省調査 2016年）．18歳以上も含めた知的障害児・者は，およそ109.4万人（うち在宅96.2万人）とされている（生活のしづらさなどに関する調査 2016年）．

2. 心身障害児の療育とリハビリテーション

　心身障害児は出生のときから障害のある場合が多いので，普通の子どもを育てるのと同じように，成人してから独立した社会生活を送ることができるよう，一人の人間としての教育を，治療と並行して行うこと（療育）が必要とされる．

a. 予防と早期発見

　妊娠中や分娩時に起因するものは，適切な処置によって予防も可能である．また，出生直後の早期発見で発病を阻止できる場合（フェニルケトン尿症など）も知られている（3章E 4．先天性代謝異常症の早期発見と2次予防 p.58参照）．

　どのような障害でも，なるべく早期に発見し，早期に治療や訓練を開始すると，その効果は大きい．乳幼児期や1歳6か月児，3歳児の健康診査が保健所や医療機関で無料で行われているが，これはそれぞれの時期の心身発達の状態を調べ，障害を早期に発見し，指導するためである．

b. 心身障害児の対策

　18歳未満の心身障害児の対策には児童相談所がおもな窓口になっている．心身障害児のうち家庭で療育できない場合に入所して保護・療育する施設や，家庭で療育しながら早期訓練をするために通園できる施設がある．

　心身障害児の療育指導には保健所があたるほか，長期にわたる治療や訓練が必要な場合に入所する施設（肢体不自由児施設，盲ろうあ児施設，重症心身障害児施設）や，早期訓練のための通園施設などがある．短期間で機能回復が期待できる場合には，治療費の免除も行われている（自立支援医療〔育成医療〕）．

　心身障害児のための施設は，病院であると同時に日常生活や教育を行う場であり，職員も医師，看護師，リハビリテーションや保育・教育の専門家などがいるが，障害児全体の数からみると，まだまだ不十分である．

　心身障害児が将来できるだけ自立した生活を送れるようにするには，家庭や地域での普通の暮らしを経験しながら育つのが大切である．そのためには在宅の障害児や家族への日常生活の援助や指導と合わせ，通園による療育訓練の拡充，既設の公共施設（学校，児童館，図書館など）への障害児の受け入れなどにより，教育と生活の場を広げていく努力が必要である．

　行政も重点を在宅福祉に置き，この方向の施策を進めているが，精神障害や身体障害で述べたのと同様に一般住民の側にも大きな問題がある．特に心身障害児の教育では，障害児と一般児を

一緒に教育する統合教育への強い要望が障害児やその保護者から出る場合があっても，一般児の保護者や教員からは教育の効率を理由にこれを嫌う場合が少なくない．日本では教育の効率を上げることを重要視するあまり，障害者とともに生活し学ぶ場が少なく，これが，成人後に障害者とともに生活する準備のできていない国民を作り出しているともいえる．

● 発達障害　近年では，自閉症，広汎性発達障害（アスペルガー症など），ADHD（注意欠如・多動症，注意欠陥・多動性障害），LD（学習症，学習障害）などの発達障害に対する地域での支援への要望も強く，発達障害者支援センターの整備も進められつつある．

　2005年に施行された「発達障害者支援法」は，発達障害の定義と理解の促進，地域での乳幼児期から成人までの一貫した支援の確立などを目的としている．2010年に改正された「障害者自立支援法」（2012年に「障害者総合支援法」に改称）により，サービスをより受けやすくする観点から，発達障害が障害の範囲に含まれることが法律上明示された．

● 障害者総合支援法　これまで，障害の種類（身体，精神，知的障害など）によって異なる法律（身体障害者福祉法，知的障害者福祉法，児童福祉法）で，在宅（ホームヘルプサービス，デイ・サービスなど）や通所・入所の施設サービスを利用するとしていた制度を一本化して，障害者の自立を支援する「障害者自立支援法」が制定，2005年に施行されたが，多くの問題も指摘された．その結果，2012年に「障害者の日常生活及び社会生活を総合的に支援するための法律（障害者総合支援法）」と改称され，基本理念の新設や障害者の範囲の見直しなどが行われた．

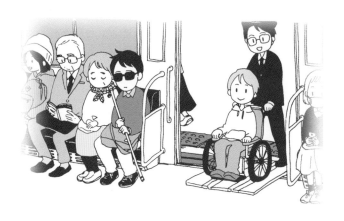

9章

環境の衛生

　人を取り巻く「環境」は，人の生活や生産活動と入り組んで互いにさまざまな影響を及ぼし合っている．環境とは人を取り囲むすべての条件であり，大別すると自然環境としての気候・光線・水・音・振動・粉塵・土壌などの物理・化学的環境と，生育する動植物や病原微生物への曝露を含む生物学的環境があり，そのほか，技術・教育・文化・宗教・慣習などの社会的環境，栄養・医療・住居・衛生設備などの衛生環境，生活水準や所得などの経済環境があげられる．本章では，人の健康に影響を及ぼすいろいろな自然環境と衛生環境について学ぶ．

A　空　気

　空気は，人が呼吸し生きるために必要不可欠であるほか，音や熱，匂いを伝える媒体となったり，有害物質を拡散・希釈する働きがある．また，空気の温度や湿度の高低，風の状態は体温調節にかかわり，人の健康に影響を及ぼしている．

1. 空気の成分と健康

　乾燥空気中には，窒素がおよそ78％，酸素が約21％，二酸化炭素が0.03〜0.04％含まれ，そのほか微量のアルゴン，ネオン，ヘリウム，水素などが含まれる．ここでは空気中のおもな正常成分と異常成分が人の健康にどう影響するかについて概説する．

a. 酸素（O_2）

　O_2は植物の炭酸同化作用によって作られ，ヒトをはじめ多様な生物の呼吸に欠くことができない．空気中のO_2濃度が18％未満になると，脈拍や呼吸数の増加，集中力の低下，頭痛や吐き気などの**酸素欠乏**の症状がみられる．O_2濃度が10％以下になると，脳に障害が起こって意識不明となり，8％以下では昏睡状態におちいり，やがて呼吸が止まる．

　酸素欠乏は，下水道や倉庫などの閉所の作業現場で起こるほか，3,000 m以上の登山により発生する高山病も一種の酸素欠乏症といえる．

b. 二酸化炭素（CO_2）

　呼吸や発酵，腐敗などの生物の活動により生じるほか，火山活動や石炭・石油などの燃焼に

よっても発生する．ヒトの呼気中には4％程度含まれ，CO_2の人への直接的な毒性は低い．換気の悪い部屋に大勢の人が集まると，CO_2が増加しO_2が減っていく．

c．窒素（N_2）

化学的には活性の低い気体であり，人体には利用されず，中毒も起こさない．ただし，圧力の変化を伴う特殊な環境では注意が必要で，深い海に潜って高圧の状態になると血液中に多量のN_2が溶け込み，麻酔作用が現れることがある（窒素酔い）．また，急激に浮上すると，脂肪組織に溶けていたN_2が血管内で気泡化し，関節の激しい痛みや胸の圧迫感などを伴う減圧症（または潜水病，潜函病，ケーソン病ともいう）が発生する（p.209 表13-1 参照）．

d．一酸化炭素（CO）

日常生活で最も問題になる有害な大気の成分である．無色・無臭の気体で空気より軽い．O_2の足りない空気中で物が燃えると，不完全燃焼を起こして発生する．炭火や練炭，石炭ガス，自動車の排気ガス，たばこの煙などに高濃度に含まれ，火災や爆発の際に発生する．これらには日常生活の中で出合う可能性も高い．自家発電機やガス瞬間湯沸かし器による死亡事故も問題となっている．

・CO中毒 COは，赤血球中のO_2を運ぶヘモグロビン（Hb）との親和性が強く，O_2に比べ約300倍も結合しやすい．そのためCOを吸うと，HbはCOと結合してO_2とは結合しにくくなって，血液のO_2運搬能力が落ち，生体の組織はO_2欠乏となる．特にO_2欠乏に弱いのは脳であり，中枢神経の障害を中心とした症状が起こる．

症状は，吸い込んだCOの濃度とその時間によるが，運動能力の低下や息切れに始まり，頭痛や吐き気，手足の麻痺などから昏睡が起こる．0.5％を1時間も吸えばそのまま死亡する．重い中毒の場合は，異常感覚や知能低下などの神経系への後遺症が長期間残ることもある．

e．その他の成分

そのほか空気中に含まれる異常成分として硫黄酸化物（SOx），窒素酸化物（NOx），オゾン（O_3），浮遊粒子状物質などのほか，病原微生物や花粉などがある．これらの有害成分については10章A 1．大気汚染と健康障害（p.163）などで述べる．

2．体温調節と空気

ヒトは恒温動物なので，体内で作り出される熱と体外に逃がす熱量のバランスを調節し，体温を一定に保っている．寒冷下では，皮膚の血管の収縮やふるえ，内分泌や代謝の亢進が起こり，また，暑熱に対しては，皮膚血管の拡張，発汗量の増加などにより，熱の収支の調整を行っている．

a. 気温，気湿，気流

人体からの熱の放散のしやすさは，身体の周囲の空気の温度（気温）と湿度（気湿），空気の動き方（気流）によって影響を受ける．

・気温　体温のほうが気温より高いと，身体の表面が接している空気に熱が**伝導**するほか，体表面で暖められた空気の**対流**や周囲の物体への**輻射**によって熱が放散される．気温が体温より高ければ，汗腺が開いて汗が分泌され（**発汗**），蒸発熱を奪うことにより熱の放散を増やしている．

・気湿　湿度が100%だと水分の蒸発は起こらず，湿度が低くなるにつれ蒸発は盛んになっていく．気温が高いときは，体熱放散は発汗による割合が大きく，このとき湿度が高いと，発汗による熱の放散の能率が悪くなり，蒸し暑く感じられる．気温が低いときにさらに湿度も低いと，体表面からの水分蒸発が早く，より寒く感じられる．湿度の低い冬季は，気道粘膜の水分も乾きやすくなり，気道の細胞の抵抗力が減り，ウイルスや細菌への感染に弱くなる．

・気流　体の表面上の空気は，温度も湿度も高くなっているが，風（気流）があると，この空気層が吹き払われ，新しく冷たくて乾いた空気が体表に触れて，体表面からの熱の放散が再び盛んになる．気流があったほうが夏は涼しく，冬はいっそう寒く感じられる．

気温・気湿・気流のほか，輻射熱の計4つの要素によって，暑さ寒さの感じ方が違ってくる．たとえば夏は，同じ温度でも湿度が高ければ，それだけ暑く感じる．人の感覚としての暑さ寒さの程度を，1つの指標で表す工夫がされている（Memo「温熱に関する指標」参照）．

b. 異常な温度による障害

異常な温度による健康障害として，炎天下での激しい運動や重労働などで起こる**熱中症**，寒冷作業で発生する凍傷などが知られている．外気が低温になると血流が減少し，その状態が長時間続くと皮膚の組織が壊死して凍傷となる．また，全身が長時間冷やされて熱の体内産生が間に合わないと，体温低下が進み眠気におそわれ，やがて凍死に至る．

熱中症では，激しい発汗と大量飲水に伴う血中塩分の欠乏によって生じる熱痙攣や，頻脈・めまいを感じる程度（軽度，Ⅰ度）のものから，循環機能の失調によって頭痛・吐き気・虚脱状態に至る熱疲労（中等度，Ⅱ度）があり，さらに体温を調節する中枢が働かなくなると，体温上昇，発汗停止，意識障害，全身痙攣を起こして熱射病となり，死に至ることもある（重度，Ⅲ度）．急速に冷却・放熱を試みることが重要で，Ⅱ度以上の場合は医療機関で治療すべきである．

夏季の大都市では，高層の建築物が風をさえぎり，交通や冷房などの排熱によってヒートアイランド現象が引き起こされている．大都市部の気温がその周辺地域に比べて異常な高温を示す現象を緩和するため，不用な人工排熱を減らすとともに，緑地の増加と水辺の整備を進め，保水性や断熱性のある舗装道路にするといった対策が取られている．

c. 気候と健康

気候は動植物の繁殖や活動に関係するほか，人間のさまざまな機能や病気の発症にも影響を与える．長期にわたって寒冷または暑熱の環境で生活していると，調節機能が発達し，身体が環境に適応する順化がもたらされる．たとえば，暑い環境への順化では，汗腺が発達し，発汗量や発汗速度が増す一方，汗のナトリウム（Na）濃度は減少して，発汗による塩分の喪失を防ぐ．

病気の流行は季節に影響されるものも多く，たとえば風邪やインフルエンザは冬に流行しやすく，花粉によるアレルギー（花粉症）は春先に多い．死亡の季節性については，下水道がなく衛生状態の悪かった時代では，赤痢やチフスなどの消化器系伝染病の頻発によって夏季に死亡者数が多かったが，現在では心臓病や脳出血などの発生が増える冬季でも死亡者が多くなっている．

B 放射線・音

1. 太陽光

太陽から放出された光エネルギーは，植物の光合成に必要であり，人間の生活にも乾燥，殺菌，発電など直接的・間接的に利用されている．太陽光線は，波長の長いほうから赤外線，可視光線，紫外線に大きく分けられ，可視光線より波長が短くなっても長くなっても人間の目では見ることができない（図9-1）．

←短波長　　　　長波長→

X線	紫外線			可視光線	赤外線			マイクロ波
	UV-C	UV-B	UV-A	紫 藍 青 緑 黄 橙 赤	近赤外線	中赤外線	遠赤外線	

200nm 280nm 315nm 380nm　780nm　2.5 μm　4 μm　1mm

図 9-1　太陽光線の波長の区分

・赤外線（IR）　高い温度の物体ほど強く放射される電磁波であり，暖房器具やリモコン，赤外線カメラ・通信，熱映像装置などに広く利用されている．皮膚の内部まで透過し，筋肉や脂肪組織と反応して熱作用を発揮するため，強い赤外線では皮膚にやけどを起こす．高温炉やガラス吹き作業では，眼の水晶体まで赤外線が透過・吸収され，白内障を引き起こすこともあるため，熱源を遮断することが大切である．

・紫外線（UV）　紫外線の透過性は赤外線より弱いものの，皮膚の真皮層や眼の角膜に作用する．太陽光に含まれる紫外線のうち，地表に届くのはおもに長波長（UV-A）と中波長（UV-B）である．紫外線は殺菌・消毒やビタミン D の合成など有益な作用を持つ反面，皮膚の色素沈着・紅斑（日焼け）や老化，眼の充血，結膜炎，角膜炎などを引き起こす．長期間さらされると**皮膚がん**を生じることもある．紫外線による眼の障害は電気熔接工や雪・氷上作業者にみられることが多く，保護メガネの着用により予防することができる．

2. 電離放射線

電離放射線は単に「放射線」と呼ばれることが多く，X 線，γ（ガンマ）線などの電磁波と，細かい粒子の流れであるα（アルファ）線，β（ベータ）線，中性子線などの粒子線に分けられる．透過力はα線が小さく，γ線や中性子線では大きい．宇宙や地球の地殻から飛来する自然の放射線と，X 線のように人工的に発生させるものがあり，電離作用のない紫外線や赤外線などの非電離放射線とは区別される．放射性物質が放射線を出す能力はベクレル（Bq）という単位を用いて表すのに対し，放射線のエネルギーが物質や人体の組織に吸収された量はグレイ（Gy）という単位を用いて表す．また，生体の放射線被曝による生物学的影響の大きさ（線量当量）を表す単位としては Sv（シーベルト）が用いられる．核分裂による人工放射線核種では，半減期は短いものの甲状腺に取り込まれやすいヨウ素 131，半減期が長くγ線を出すストロンチウム 90 やセシウム 137，α線を出すプルトニウム 239 などが特に問題になる．

表9-1 放射線障害の分類

放射線影響	身体的影響	早期障害	皮膚の紅斑，皮膚潰瘍，脱毛，白血球減少，不妊など	確定的影響（非確率的影響）
		晩発障害	視力障害（白内障），胎児の障害（形態異常，発育遅延）	
			白血病，悪性リンパ腫，がん，加齢現象	確率的影響
	遺伝的影響		染色体異常（突然変異）など	

a. 放射線障害

　放射線による障害は，放射線の種類や被曝量，被曝部位，急性か慢性かなどの被曝の条件によって特徴が異なる（表9-1）．一定の線量（閾値）以上の被曝で発生する障害（確定的影響，非確率的影響）に，皮膚の紅斑，脱毛，白血球減少，不妊，白内障などがある．閾値がはっきりせず低線量でも起こる障害に，染色体異常，発がん（白血病，皮膚がん，甲状腺がん）などがあり，これらは照射線量の増加に伴って発生の頻度が高くなる（確率的影響）．

　分裂中の細胞（骨髄，皮膚，リンパ組織，生殖腺，小腸上皮など）は，放射線への感受性が特に高い．成人に比べ胎児や小児のほうが感受性は高く，妊娠中の母親が被曝すると胎児に形態異常，知能・発育障害の危険がある．また，体外からの放射線への被曝（外部被曝）では透過性の高いγ線などが問題になるが，食品・水・空気によって体内に取り込まれた放射性物質が体内にとどまると，透過性の低いα線などが局所的に強く作用する（内部被曝）．

b. 放射線の防護

　放射線の外部被曝の影響から身を守るには，放射線防護の3原則，すなわち放射線の発生源を遮断し，線源から離れ，被曝時間をできる限り短くすることを常に心得て実行することが大切である．放射線照射を伴う医療的検査や治療では，被曝量は可能な限り低く保ち，状況に応じた許容限度を超えないことが求められる．

　内部被曝の防止には，とりわけ感受性の高い乳幼児では，放射能で汚染された食品，水，空気を避ける必要がある．原子力発電所事故などの緊急時には，ヨウ素剤を適切に服用すると，甲状腺に取り込まれる外部からの放射性ヨウ素量を減らすことができる．

3. 音

　人を不快にする音や健康を損なうような音を騒音という．音の感受性や健康への影響は個人差が大きく，音の強さだけでなく年齢や心理的要素にもかかわるため，人によって騒音と感じる場合とそうでない場合がある．たとえば，音楽や映画を楽しんでいるときは，大きな音であっても不快とは感じない．物理的な音の振動数（周波数）はヘルツ（Hz）で表し，周波数の多い音は高く聞こえる．また，騒音の大きさを表す際は，音圧レベルを補正した単位であるデシベル（dB（A），慣習的にホンも使われる）を用いる．

- **騒音性難聴** 騒音にさらされた後に起こる一過性の聴力の低下は，聴覚の疲労現象といえる．一方，長い時間騒音に曝露される職場では，聴力が十分に回復しないうちに騒音に再びさらされることを繰り返すので，内耳の音を感じる部位である有毛細胞が変性し，永久的な聴力低下が引き起こされる．これを**騒音性難聴**という．はじめは日常の会話音域（500〜2,000 Hz）よりはるかに高音域（4,000 Hz〜）の音が聞こえにくくなるため，発見が遅れるおそれがある．騒音が発生する職場では，定期的に高音域を中心とした聴力検査を行い，予防することが大切である．

- **全身障害** 騒音は聴力の低下をきたすほか，精神的・全身的な不快感を引き起こし，注意力がそがれ，作業能率を低下させる．過度な騒音では，血圧の上昇，発汗の増加，胃液分泌の減少などの身体的反応を引き起こし，頭重感，頭痛，疲労感，食欲不振，睡眠障害などの全身的な影響が現れることがある．

- **低周波空気振動** 物理的な音の強さとヒトの聴覚で促える音の強さの程度は周波数によって異なるが，耳には音として聞こえない程度の低周波の空気振動（0.1〜20 Hz）が，不快感や咽喉頭部・胸部の圧迫感，睡眠妨害をもたらすことがある．航空機や高速道路，列車のトンネル，風力発電所付近から発生するほか，冷凍庫やエアコンのコンプレッサーなども発生源となる．

C 住居環境

1. 採光と照明

採光の3条件として，明るさ（一般的には100〜1,000ルクス）・光の色・光の方向があげられる．一般住宅の窓の大きさは，採光のために床面積の1/7以上必要で，そのほかの建築物でも窓の開けられる部分は1/10以上とされている（建築基準法）．

照明には，① 十分な照度，② 光源がまぶしくないこと，③ ちらつきのないこと，④ 強い影のないこと，⑤ 著しいむら・不均等のないこと，⑥ 安全で取り扱いやすいこと，⑦ 経済的であること，などの条件が必要とされる．

2. 換 気

高濃度のCO_2が発生するのは，物が燃えたり人が大勢いるときであり，酸素欠乏や一酸化炭素中毒も同時に起こる場合が多い．そこで検知管で簡便に測定できるCO_2濃度が，室内空気の汚染を測る指標として使われており，0.1％を許容の上限（**恕限度**）とされている．なお，学校環境衛生の基準（文部科学省）では，教室内のCO_2濃度は0.15％を超えないこととされており，また，労働環境ではCO_2許容濃度を0.5％としている．

成人 1 人当たりに必要な換気量は 1 時間ごとにおよそ 30 m^2程度であり，大学生が容積 180 m^3の教室に 20 人在室した場合，教室内の全員に必要な換気量は 30 m^2×20 人＝600 m^3/時であることから，1 時間に必要な換気の回数は 600÷180 m^3≒3.33 回以上となる．

3. 空気調整

　最近の建物は部屋の気密性が高く，自然に換気されることがほとんどない．空気調整装置のフィルターに不備があったり，同じ空気を循環させて使用する場合では，微生物や有害ガスの除去が不十分となり，1 か所で起こった汚染を建物全体に広げてしまう事例も出ている（レジオネラ菌による肺炎など）．換気が不十分な空間に多くの人が密集すると，飛沫やエアロゾルを介して新型コロナウイルス感染症などの集団感染が引き起こされることがあり，注意しなければならない．

　冷房では湿度を下げ気流を加えて感覚温度を下げるのがよく，外気温との差が大き過ぎると，腹痛，下痢，腰痛，神経痛，倦怠，食欲低下などを症状とする冷房病が引き起こされる．外気との温度差は 6℃以内にするのが望ましい．

　暖房温度は 18〜22℃前後が適当であり，暖房により空気が乾燥すると，呼吸器の粘膜も乾き，風邪をひきやすくなる．湿度が 10％増すごとに感覚温度は 1℃高く感じるので，部屋を暖めるときは湿度の調節も合わせて行う．

4. 室内の化学物質

　建築材料の化学処理や室内の塗料などに用いられるホルムアルデヒドなどの揮発性有機化合物が原因となり，喉や眼の粘膜の過敏症，疲労・無気力感，頭痛，吐き気，めまいなどを訴える**シックハウス症候群**が近年問題となっている．

　化学物質過敏症の人は症状が特に強くなりやすい．換気や建材（接着剤，壁紙，塗料など）の改善により揮発性有機化合物濃度が低くなっても，室内のダニ・カビ・埃・粉じんのほか，疲労やストレス，不適切な温湿度などさまざまな複合要因が存在するため，有効な対策が取れないことも多い．厚生労働省では，ホルムアルデヒドやトルエンなどの 13 物質について室内濃度指針値を公表している．

D　水

　水も空気とともに人が生きていくうえでなくてはならないものである．都市ができる以前は，河川や井戸水などの自然の水を飲料水として利用してきたが，人口が増加し都市に集中すると，自然の自浄作用による循環水量をはるかに超えてしまったため，上下水道が必要となった．上下水道の歴史は，古く紀元前にまでさかのぼり，古代インダス文明や古代ローマ時代のみごとな水道遺跡が今に残されている．

1.　上　水

a.　水の必要量

　成人では体内の約 60％が水分であり，生命を維持していくためには 1 日 1 人当たり 2～3 L の水が必要となる．そのほか料理や洗濯水などの生活用水，産業・工業用水，公共施設用水まで含めると最低必要量の 10～20 倍を使用していることになる．日本の平均給水量は 1 人 1 日当たり約 250 L であり，大都市ほど使用量が多くなっている．

b.　水　源

　上水道の水源は，地下水と河川や湖沼のような地表水とがある．河川や湖沼の汚染が著しいと，浄水の操作が難しく，除去しきれない汚染物質や富栄養化（10 章 A　2-b. 水質汚濁　p.165）に伴う異臭味などが問題となってくる．浮遊物や病原微生物の混入が比較的少なかった地下水についても，現代では工場廃水や廃棄物による土壌・水源の汚染が進み，安全とはいいきれない．できるだけ汚染を受けることの少ない地点に水源を求める必要があり，住民の水道水を守るために市町村で水源保護条例を作っているところも多い．

表 9-2 水質基準

区分		水質基準項目
健康に関する項目 生涯にわたって連続的に水道水を摂取しても，人の健康に影響が生じない値をもとに，安全性を十分に考慮して設定された基準値	病原微生物	一般細菌，大腸菌
	金属類	カドミウム及びその化合物，水銀及びその化合物，セレン及びその化合物，鉛及びその化合物，ヒ素及びその化合物，六価クロム及びその化合物
	無機類	シアン化物イオン及び塩化シアン，硝酸態窒素及び亜硝酸態窒素，フッ素及びその化合物，ホウ素及びその化合物
	有機物	四塩化炭素，1,4-ジオキサン，ジクロロメタン，シス-1,2-ジクロロエチレン及びトランス-1,2-ジクロロエチレン，テトラクロロエチレン，ベンゼン
	消毒副生成物	塩素酸，クロロ酢酸，クロロホルム，ジクロロ酢酸，ジブロモクロロメタン，臭素酸，総トリハロメタン，トリクロロ酢酸，ブロモジクロロメタン，ブロモホルム，ホルムアルデヒド
性状に関する項目 生活用水として利用するうえで，濁り，味，臭いなどの支障がないこと，また腐食性など施設管理上の問題点を考慮して設定された基準値	金属類	亜鉛及びその化合物，アルミニウム及びその化合物，鉄及びその化合物，銅及びその化合物，ナトリウム及びその化合物，マンガン及びその化合物
	無機物	塩化物イオン，カルシウム，マグネシウム等（硬度）
	有機物	陰イオン界面活性剤，ジェオスミン，2-メチルイソボルネオール，非イオン界面活性剤，フェノール類
	基礎的性状	蒸発残留物，有機物（全有機炭素〔TOC〕の量），pH 値，味，臭気，色度，濁度

おもな基準値
・一般細菌は「100 個/mL 以下」，大腸菌は「検出されないこと」
・pH 値は「5.8 以上 8.6 以下であること」
・味・臭気ともに「異常でないこと」，色度は「5 度以下」，濁度は「2 度以下」
・硬度は「水中の Ca 及び Mg イオンの量を対応する $CaCO_3$ の量に換算したもので 300 mg/L 以下」

（厚生労働省：水質基準の見直しにおける検討概要）

c. 上水の条件

　清潔で安全な水を，安定して十分な量で供給でき，安価であることが上水に必要な条件である．人体に有害な化学物質の混入を防ぎ，消毒の徹底により経口感染症の流行が起こらないようにするだけでなく，無臭で無色透明のおいしい飲み水が求められる．現在わが国では，上水道の普及率（給水人口/総人口×100）は 98％まで達している（2019 年）．

　WHO（世界保健機関）で飲料水の水質ガイドラインが設けられているが，わが国でも「水道法」によって上水として公共に供給する水に一定の基準が定められている．水質基準は新しい事例や科学的知見に照らして改正が行われており，現在，51 項目について基準値等が設定されている（表 9-2）．2003 年に新たに監視が強化されたのが，原水を塩素で消毒することにより生成するトリハロメタン類を主とした消毒副生成物や，クリプトスポリジウムに代表される耐塩素性病原生物による汚染である．

　表 9-2 にあげた水質基準以外にも，水質管理上注意すべき項目を水質管理目標設定項目，また，毒性評価が定まらない物質や水道水中での検出実態が明らかでない項目を要検討項目と位置

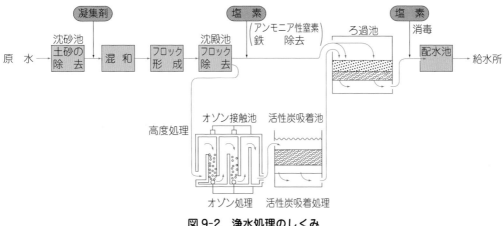

図9-2 浄水処理のしくみ

づけ，必要な情報や新たな知見の収集に努めている．

d. 浄水法

河川や湖沼，地下水を水源とした原水は，浄水場で浮遊物が**沈殿**した水を**ろ過**した後，**消毒**して水道水として供給される（図9-2）．ろ過の方法はおもに次の3つがある．

① **緩速ろ過法**：ろ過の砂層表面に形成されたゼラチン状の**生物ろ過膜**（好気性生物層）によって有機物や微生物を取り除く．ろ過能力に優れ自然界の浄水能力を活用したものだが，処理量に限界があり，広大な敷地が必要で清掃の手間もかかるため，最近はあまり使われない．

② **急速ろ過法**：原水に凝集剤を加え，水中の不純物が吸着した浮遊物を比較的目の粗いろ過層で加圧して取り除く．処理量は大きく，濁度の高い原水にも有効であるが，細菌の除去能力は緩速法に比べると劣る．

③ **膜ろ過法**：急速ろ過法で使われる消毒剤の塩素処理では死滅できない原虫などを，セラミックや化学繊維を原料とした膜でろ過する．単一の処理法のみでは完全に除去できない物質をろ過するための方法として開発が進められている．

e. 消 毒

塩素による消毒は水道法施行規則により実施されており，末端給水栓（蛇口）での**遊離型残留塩素量が0.1 ppm以上**（結合型では0.4 ppm以上），また，病原微生物汚染のおそれがある水では0.2 ppm以上（結合型1.5 ppm以上）と定められている．

塩素は安価で殺菌力が強いが，多すぎると水の味を損なう．また，投入した塩素が水中の有機物と反応し，発がん性が疑われるトリハロメタン類が生成されることが問題となっている．

1996年には埼玉県内で，塩素消毒に抵抗性のある原虫（クリプトスポリジウム）の混入事故による集団下痢症が発生している．

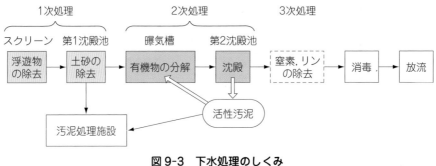

図9-3　下水処理のしくみ

2. 下　水 ···

　下水処理は汚水を除去して生活環境を改善し，さらに雨水による市街地の浸水を防止するために必要であり，トイレの水洗化や公共用水域の水質保全なども下水処理の目的に含まれる．生活排水や産業廃水とは別に，雨水を分けて直接川に放流する方法も普及している．

┃ a. 下水処理の方法

　使用済みの水を自然水域に戻すために，取水時に近い水質まで処理する必要がある．下水の終末処理場では，[沈殿] → [有機物の分解（2次処理）] → [高度処理（3次処理）] の3段階で処理を行い，塩素で消毒した後，海や河川に放流されたり中水道として利用されている（図9-3）．沈殿物の汚泥は焼却後埋め立てるか，肥料・建材などに再利用される．2次処理には次にあげる好気的方法と嫌気的方法がある．

・好気性処理　都市部の終末処理場では，分解効率が高く，多量に処理することができる**活性汚泥法**が主流となっている．これは，下水を曝気槽に入れて大量の空気を送り込み，好気性微生物を多く含む海綿状の凝集性沈殿物（活性汚泥）を作って，有機物を栄養源として増殖させながら二酸化炭素と水に分解していく方法である．

　また，砕石層のろ床に下水を散布して，表面に繁殖した好気性菌により有機物を分解する方法があり，これを散水ろ床法という．広い敷地を要し，処理により発生するガスの臭気やハエの発生が問題となり，現在ではほとんど採用されていない．

　都市部の下水は，2次処理が終わっても富栄養化の原因となる窒素やリン化合物が完全に取り除けないため，高度処理としてオゾン酸化や活性炭吸着，イオン交換などの導入が進められている．

・嫌気性処理　下水を空気が触れない消化槽に溜め，温度を上げ嫌気性菌を増殖しやすくし，固形有機物を分解させる方法．有機物の多いし尿や汚泥の浄化槽などに使用されるが，処理に時間

がかかり，メタンや硫化水素ガスによる悪臭が発生する.

b. 下水の水質検査

下水の汚染の指標として，透明度や水素イオン濃度（pH）を調べるほか，BOD，COD，DO などの検査指標が用いられている.

・BOD（生物化学的酸素要求量）　水中の有機物質が好気性微生物の働きによって最終酸化物まで分解されるのに必要な酸素の量を示し，汚染が進むほど BOD 値は高くなる．通常，試料水を 20℃で 5 日間暗所に静置したときに消費された酸素量を測定する.

・COD（化学的酸素要求量）　水中の還元性物質が過マンガン酸カリウムなどの酸化剤によって最終酸化物まで分解されるのに必要な酸素の量であり，COD 値が大きいほど汚染の程度が高い．微生物が生きられないために BOD が測定できない工場廃水や海水についても，短時間（通常は 100℃で 30 分間反応させる）で測定することができる.

・DO（溶存酸素量）　水中に溶けている酸素の量を示し，汚染度が高くなると DO 値は小さくなる．DO が少ないと，魚など水中の生物は生存できなくなる．同じ水でも水温が上がるほど，また気圧が下がるほど DO 値は減少する.

c. し尿処理

汲み取り式で集められたし尿のほとんどは，し尿処理施設に運ばれ処理されているが，衛生上は水洗化が望ましい．下水道が敷設されていない地域で便所を水洗化するため，し尿浄化槽が普及した．しかし浄化槽の処理能力は低く，各戸で適切に維持・管理されない場合も多いため，放流された河川の水質が悪化した．し尿のみを処理する単独処理浄化槽では，水質汚濁防止の効果が低く維持管理も難しいため，近年は生活排水も合わせて処理する合併処理浄化槽が用いられるようになり，性能も向上している.

昔から日本ではし尿を肥料として利用してきたが，残りをそのまま河川や海に捨ててきたいきさつがあり，いまだに下水道の普及状況は良好であるとはいいがたい．イギリス，ドイツ，シンガポールなどでの下水道普及率（下水処理人口/総人口×100）が 95％を超えているのに対し，日本ではいまだ 80％程度であり，特に人口 5 万人未満の市町村ではわずか 50％程度にとどまっている.

E 廃棄物処理

日本の社会経済活動の発展に伴い，ごみの発生量は膨大なものとなり，最終処分場が不足する

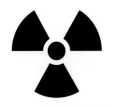

図 9-4　放射能標識
（放射性廃棄物の目印）

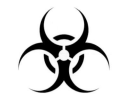

図 9-5　バイオハザードマーク
（感染性廃棄物の目印）

ようになった．またごみの質が変化し，処理が困難なものが多くなり，ごみ処理場周辺の環境が汚染され，処理施設の設置や維持管理をめぐる紛争がいくつかの地域で起こっている．

　廃棄物の処理は，「廃棄物の処理及び清掃に関する法律（廃清法，旧廃棄物処理法）」に基づいて行われており，特に処理困難な物は産業廃棄物に指定し，厳重に管理・処分することが原則になっている．

1. 廃棄物の種類 ・・・・・・・・・・・・・・・・・・・・・・・・・・・・・・・・

・一般廃棄物　1 日に出る一般のごみの量は，国民 1 人当たりに換算すると約 900 g である．一般廃棄物は，市町村が責任をもって処理しているが，できるだけ資源化・再利用を進め，残りのごみを破砕や焼却により減量した後，最終処分場で埋め立てている．各市町村では，「容器包装リサイクル法」や「特定家庭用機器再商品化法（家電リサイクル法）」に基づき，粗大ごみの交換・売買による再利用，鉄・アルミ・ガラス・新聞紙・牛乳パックなどの回収と再生利用（リユース）が進められている．細分化したごみを資源化し，生ごみは肥料化（コンポスト化）するほか，ごみ焼却熱を回収した発電や埋立地の有効利用などの努力が各自治体で行われている．

・産業廃棄物　産業廃棄物には，事業活動に伴って排出される廃棄物のうち，汚泥，廃油，廃プラスチック類などの計 20 種類が指定されている．これらは，排出事業者がその処理の責任を負わなければならず，自己処理できない場合は産業廃棄物処理事業者に処理を委託する．処理の方法や処理施設の基準などが詳細に定められているが，守られていない実態もみられ，社会問題となっている．

・特別管理廃棄物　一般廃棄物と産業廃棄物のうち，爆発性，毒性，感染性など，人の健康や生活環境に被害を与えるおそれのある廃棄物を「特別管理廃棄物」と定め，分別，保管，収集，運搬，処分について，より厳しい規制がなされている（図 9-4, 5）．血液が付着したガーゼや注射針など，人に感染を起こす可能性がある廃棄物は，分別収集して密閉保管したうえで，ごみとして廃棄する前に滅菌・消毒処理をして感染力を失わせなければならない．

2. ごみ処理問題への対策

　ごみの排出量が増え続け埋立て処分場が不足しているため，ごみの収集段階で市民に分別やリサイクルを強く求めているが，あまり突きつめるとリサイクルで減るエネルギーよりも回収にかかるエネルギーが上回るという逆転現象が起こってしまう．近年では焼却炉の性能を上げて，以前は不燃ごみとして埋立てていた物も一緒に焼却し，ごみを減量化する自治体も増えている．

　ごみは焼却されると体積が減り，害虫や感染性生物を死滅させるという利点がある．ところが，ごみ焼却炉の煙にダイオキシン（10章C 5-a.内分泌かく乱化学物質 p.173 参照）などの有害成分が排出されることが大きな問題となったため，燃焼温度を上げ時間を長くすることで不完全燃焼を防ぎ，ろ過式集塵機や排ガス洗浄装置を設置して，有害物質を取り除く工夫を重ねている．「廃棄物処理法」が改正され，家庭用焼却炉を含めすべての規模の焼却炉に構造的な新しい基準が決められた．

　産業廃棄物の不法投棄や有害廃棄物の国際越境移動の問題に対しては，規制や罰則を強化して，未然の防止と早期発見に力を入れており，不法投棄件数は年々減少傾向にある．

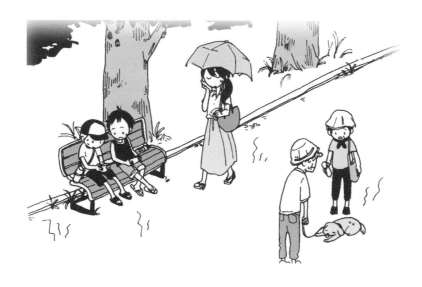

10 章

環境汚染と公害

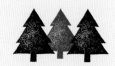

環境汚染は，人口の増加と産業活動に伴って進行し続けてきた．特に第二次世界大戦が終わると，人間の生活活動がもたらす環境の破壊と汚染はある一定の地域にとどまらず，地球的な規模で広がりきわめて深刻な状態となっている．

日本では，1960 年代の経済の高度成長期には，国をあげて生産の拡大を追求し環境中に排出される汚染物質を軽視したため，数多くの公害問題を引き起こした．開発（発展）途上国ではいまだ深刻な公害に悩む国も多く，公害対策面で貴重な経験や技術を持つ日本が，国際的な協力のもとで積極的な役割を果たすことが期待されている．

本章では，環境汚染・公害の及ぼす健康への悪影響にはどのようなものがあるか，また，人の健康の保護または生活環境の保全のためにどのような取り組みが国際的になされているかについて学ぶ．

A 有害環境と健康障害

空気や河川・海などに含まれる有害物質は，呼吸器や消化器，あるいは皮膚から吸収されて生体内に取り込まれ，健康に悪影響を及ぼす．また，騒音や振動，放射能などの物理的に有害な環境にさらされても健康障害が起こる．この項では，昔から公害として知られている典型的な有害環境とそれらの健康への影響についてまとめる．

1. 大気汚染と健康障害

a. 石炭・石油による大気汚染

石炭の燃焼により排出される黒い煤煙がかつては問題とされたが，その後燃料が石炭から石油に変わると，工場や火力発電所から多量に排出された亜硫酸ガス（SO_2）などの硫黄酸化物（SOx）が，慢性気管支炎や喘息を多発させる原因となった．冬の夕方や早朝には大気の上昇と拡散が起こりにくく（放射冷却による逆転層のため）そのような健康障害が多発したが，排煙脱硫装置の開発で亜硫酸ガスによる健康被害は日本では激減した．現在は，全国のほとんどすべての測定局（一般環境大気測定局）で環境基準を達成している．

b. 自動車排ガスによる大気汚染

自動車の排ガスや工場から排出される窒素酸化物（NOx）や炭化水素類（VOC〔揮発性有機化

合物〕は，太陽光により光化学反応を起こし，オゾン，パーオキシアセチルナイトレート（PAN）などの**オキシダント**を生成する．オキシダントは酸化力の強いものの総称で，眼や鼻の粘膜を刺激し，高濃度になると気道にも障害を引き起こす．窒素酸化物や炭化水素類，**光化学オキシダント**を含めて自動車排ガスによる**光化学スモッグ**を酸化型大気汚染といい，太陽光線が強く風のない夏季の日中に好発する．環境基準の達成率は，依然として全国平均で数％という，きわめて低い水準となっている．

　自動車の排ガスにはほかに一酸化炭素も多く含まれ，体内に取り込まれると血液中のヘモグロビンの酸素運搬能を阻害し，息切れ，頭痛，めまい，悪心などの症状が現れる．またディーゼルエンジン車から排出されるディーゼル排気粒子（DEP）は，ヒトに対する発がん性や気管支喘息・花粉症などのアレルギー性疾患とのかかわりが指摘されている．

　日本では，これらの自動車から排出される一酸化炭素，炭化水素，窒素酸化物などの有害物質を監視するため，一般環境大気測定局（一般局）のほかに全国の幹線道路沿いに自動車排出ガス測定局（自排局）を設置し，常時測定を続けて排出ガス対策の強化を進めている．いずれの大気中汚染物質についても年平均値は近年，一般局・自排局ともに緩やかな低下傾向となっている．

c. 粉じんによる大気汚染

　浮遊粒子状物質（SPM）と降下煤塵があり，SPMは粒径が10 μm以下の浮遊粉じんを指す．SPMは工場のボイラーや自動車排ガスなどから発生し，大気中に長時間滞留した後，肺や気管などに沈着して慢性気管支炎，喘息，肺がんなどの原因となる．土壌や火山など自然界から発生する場合は，硫黄酸化物や窒素酸化物などの共存ガスが大気中で粒子状物質に変化する場合もある．SPMのなかでも特に粒径の小さい微小粒子状物質の**PM2.5**（粒径が2.5 μm以下）は，さらに肺の奥まで入り込みやすく，呼吸器系や循環器系の疾患と関連することが報告されている．そのため，日本ではSPMのほかにPM2.5濃度の環境基準が設定され，全国1,000か所以上で常時監視が行われている．環境基準達成状況はここ数年で改善傾向がみられるが，大陸（中国）からの越境大気汚染による影響もあり，環境基準達成率の低い地域もまだ残っている．

2. 水質・土壌の汚染と健康障害 ・・・・・・・・・・・・・・・・・・・

a. 食物連鎖と生物濃縮

　工場から排出された有害物質や散布された農薬は，雨とともに土壌にしみこんで牧草や作物に取り込まれ，これらを食べた家畜の体内にたまるため，牛乳や食肉のなかから検出されることがある．また海水や河川中では，有害物質をためこんだプランクトンが小魚に食べられ，さらに小魚が大型の魚に食べられ，これらのうちの食用魚は最終的にはヒトに消費されてしまう．

　こうした食うものと食われるものが鎖状につながっている状態を**食物連鎖**というが，食物連鎖の上位にいる生物ほど食物とする生物を多量に捕食することから，自分の餌とする生物よりも汚

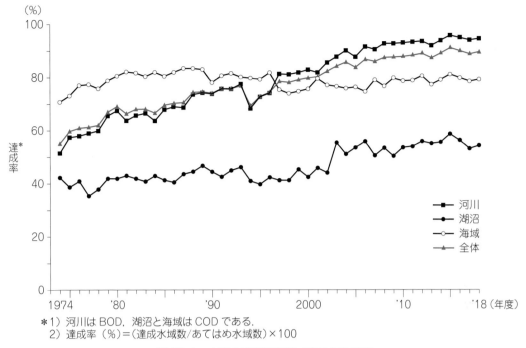

（%）

*1）河川は BOD，湖沼と海域は COD である．
2）達成率（%）＝（達成水域数/あてはめ水域数）×100

図 10-1　水質の環境基準達成率の年次推移
（厚生労働統計協会 編：国民衛生の動向 2020/2021，p.353，図 1）

染物質がたくさんたまることになる．このような高濃度の蓄積が起こることを**生物濃縮**という．

b.　水質汚濁

　病原微生物を含むし尿の流入は，ヒトに水系感染症の流行を引き起こすことがあり，また，産業廃水や農薬中の難分解性の毒性物質（重金属，PCB，DDT，BHC，ダイオキシンなど）は，農作物や魚介類を介した食物連鎖により生物濃縮され，人体に重大な健康障害を引き起こす．生態系では，難分解性で脂溶性のある毒性物質が生物濃縮を起こしやすい．

　また，洗剤や肥料，有機物に多く含まれる窒素やリンは，湖沼や内海など閉鎖水域の**富栄養化**の原因となり，赤潮やアオコを発生させ，漁業に被害を与える．有機物の多い廃水では，水中の酸素が減り，嫌気性微生物が増えてメタンガスが発生し，悪臭の原因ともなる．

　わが国では，カドミウムなどのヒトの健康に有害な物質については，ほぼ環境基準が達成されているが，BOD，COD（9 章 D 2-b. 下水の水質検査 p.159 参照）などの生活環境の保全に関する項目については，望ましい状況に十分には到達しておらず，特に湖や沼は改善の余地がかなり残されている（図 10-1）．

c.　土壌汚染

　もともと土壌は，土の中の細菌の酸化分解作用によって自然に浄化されるが，自浄能力の限界

を超えた量の廃棄物が混入したり，鉱・工業廃水中の汚濁物質や大気汚染物質が土地に蓄積することで，土壌汚染が進んでいく．農作物への被害や地下水の汚染を防止するために，カドミウム，ヒ素といった残留毒性が強い重金属類や人工的に合成された PCB，ダイオキシンなどの有機塩素化合物類は，土壌中の環境基準値が定められている．そのほか作物や土壌中への残留性が高い除草剤・農薬類についても，使用禁止を含む厳しい規制が行われているが，一度汚染された土壌の環境を再び回復させることは非常に難しく，長期間・広範囲にわたり人体や生態系に害を及ぼすおそれがある．

3. その他の有害環境による障害 ・・・・・・・・・・・・・・・・・・・・・・・・・・

a. 騒 音

騒音は，聴覚のみならず精神的・全身的な不快感を引き起こし，注意力をそぎ作業能率を低下させる．過度な騒音では聴力の損失をきたすほか，血圧の上昇，発汗の増加，胃液分泌の減少などの身体反応を引き起こし，頭重感，頭痛，疲労感，食欲不振，睡眠障害などの全身的な影響が現れる．物理的な音の強さと人の聴覚でとらえる音の強さの程度は周波数によって異なり，また個人差が大きく，同じ音でも気分や状態によって騒音と感じることがある．

b. 振 動

振動は通常，騒音に伴って生じることが多く，建設工事や交通機関による地盤の振動により，全身的な障害が現れる．不快感や睡眠障害などの不定愁訴，吐き気，めまいなどの平衡障害，消化器・循環器障害，女性では月経障害が認められることがある．地盤振動とは別に，耳には音として聞こえない程度の低周波の空気振動（0.1〜20 Hz）が，不快感や咽喉頭部・胸部に圧迫感を与え，時には睡眠障害をもたらすことも問題となっている．

c. 悪 臭

悪臭の原因となる物質は多いが，アンモニアやメチルメルカプタンなど特に人に不快感や嫌悪感を与える物質については，「悪臭防止法」により規制基準と規制地域が指定されている．ヒトの嗅覚は大気中の悪臭原因物質の量が数 ppb（10 億分の 1）でも感知することができ（p.167 Memo「微量のものを測る単位」参照），複数の原因物質が混在すると，個々の物質として存在する場合より強いにおいとして感じられることがある．気になる，不快である，という程度の愁訴にとどまらず，頭痛や吐き気といった具体的な症状を訴える場合もある．

d. 地盤沈下

地盤沈下は，地下水の過剰汲み上げや，天然ガス・鉱石の大量採掘によって起こり，一度沈下した地盤の回復はほとんど望めない．ほかの公害とは異なり，地盤沈下が直接健康に害を及ぼす

> ## Memo 微量のものを測る単位
>
> 　百分率の%と同様に, 微量のものの濃度や割合を示す単位には ppm, ppb, ppt などがある.
> 1 ppm は 100 万分の 1, 1 ppb は 10 億分の 1, 1ppt は 1 兆分の 1 を意味する単位として使われる. たとえば, 水溶液中の濃度では, 「1 kg＝1 L」と近似し, 1 mg/L＝1 ppm (または 1 μg/mL) として, 有害物質や不純物物質濃度の単位に用いられる.

ことはないが, 建造物や港湾施設, 農地に被害をもたらしたり, 大雨や高潮時の浸水による災害を助長したりする. 地盤沈下対策としては, 地下水利用の規制や代替水源の確保が重要である.

e. 放射能汚染

　放射性物質による汚染は, 原子力発電所の事故や核実験, 実験室や工場から出る放射性廃棄物などが原因となって引き起こされる. これまでの深刻な事例では, 旧ソ連チェルノブイリ原子力発電所や東北地方太平洋沖地震時の福島第一原子力発電所での大規模な爆発汚染事故などがある (p.177 Memo「大地震と津波, 日本における放射能汚染事故」参照). 放射性物質が適切に管理されている場合でも, 半減期の長い核種では長期にわたる蓄積・保管が必要であり, 急速に増加している放射性廃棄物の処理問題が各地で持ち上がっている. 世界各国で原子力事故の防止を強化徹底させるとともに, 核実験の禁止, 大気や雨水中の放射能物質の監視, 放射性廃棄物の排出規制の強化など, 放射能汚染防止のための対策が進められている. 将来の世代のためにも核エネルギーを廃絶する道を探る努力が必要である.

B　公害・環境汚染の変遷

1. 公害の始まりと変化

a. 農業による生態系の破壊

　人類が農耕を始めるようになると, 森林が伐採され, 人の食べる特定の植物だけが植えられ収穫されるようになり, 地球の生態系のバランスが崩れることになった. さらに肥料や農薬が使われるようになると, 自然水域の汚染とともに, 牧草を通じての家畜の汚染, 残留農薬類による食物の汚染がもたらされた. DDT (ジクロロジフェニルトリクロロエタン) や BHC (ベンゼンヘキサクロリド) など有機塩素系の強力な殺虫剤は, 残留性が高く, 生物濃縮が繰り返されることにより, ヒトをはじめ多くの生物に深刻な影響を及ぼしてきた. 現在ではこれらの残留効果の強い農薬は, 日本を含め各国で使用が禁止されている. そのほか毒性の強い有機リン系の農薬 (パラチオンなど) や除草剤 (ダイオキシン含有物など) も製造や使用が禁じられている.

b. 鉱・工業による環境汚染

　鉱山の開発によって，捨てられた大量の鉱さいが河川を汚し，下流の田畑や漁業が被害を受けた．日本では，江戸時代の別子銅山鉱毒事件（愛媛県），明治時代の足尾銅山鉱毒事件（栃木県）が大規模な鉱毒事件として有名である．

　さらに戦後の工業復興期には，重化学工業が各地で盛んとなり，労働災害や職業病が頻発したうえ，工場の廃棄汚染物による地域住民の公害健康被害が多発した．20世紀後半に入ると主要なエネルギー源が石油となり，さらに世界的に発展した石油化学工業により，合成繊維，合成ゴム，プラスチックをはじめとした新物質が次々と作り出された．これらは環境中に捨てられるといつまでも分解されずに残り，河川・海や土壌を汚し，廃棄物処理問題を引き起こした．また，燃やされた煙とともに大量の二酸化炭素や硫黄酸化物が排出され，地球的規模の温室効果や大気汚染をもたらすことになった．

　現在では，世界各国の鉱・工業の活動によって起こる環境問題は，かつてないほどの大きな規模にまで広がり，これをどう緩和していくかが，増え続ける世界人口を抑えるとともに，人類の将来を左右する重要な課題となっている．

2. 典型7公害と環境基本法 ･･････････････････････････

　事業活動などにより広範囲に発生する人の健康または生活環境にかかわる被害のことを公害といい，日本では大気汚染，水質汚濁，土壌汚染，騒音，振動，地盤沈下，悪臭を典型7公害と呼んでいる．

　公害問題に対処するため日本では，「公害対策基本法」に基づく環境基準が1967年に定められ，人の健康と生活環境を守る方針が打ち出された．その後環境政策の対象が広がり，規制的なやり方を見直す必要が生じたことから，1993年に「公害対策基本法」と「自然環境保全法」が統廃合され，「環境基本法」が新しく制定された．

　「環境基本法」では，公害や自然環境破壊の事後処理に追われがちであったこれまでの環境保全行政を改め，環境汚染の未然の防止と良好な自然環境の保全を図ることを目指している．日本では環境省（2000年以前は環境庁）が中心となって，地球環境時代に即応した環境保全対策が取り行われており，国（環境省）-都道府県（環境局，環境衛生部など）-保健所・市町村という体系が形作られている．

3. 公害の特徴とおもな公害事件 ･･････････････････････

a. 公害の特徴

　公害は，加害者や被害者が不特定多数であり，因果関係を明らかにするのは難しいことが多い．公害の被害は人だけでなく動植物にも影響が及ぶことがあり，その被害は継続的で，地域的な広

がりがみられる．公害による健康障害は慢性型をとることが多く，効果的な治療法が少ないため，予防が第一である．公害にさらされると，人の生体自体が適応していく現象がみられるが，逆にすでに疾患を抱える人には影響が強く現れやすい．

b. 日本のおもな公害事件

四日市喘息 三重県四日市市内の石油コンビナートが排出する，二酸化硫黄を多く含んだ煙が原因で，1962 年頃から地域住民，特に小学生以下の幼児と 40 歳以上の中高年者に気管支喘息や慢性気管支炎が多発した．

イタイイタイ病 第二次世界大戦中より富山県内の鉱山から排水された**カドミウム**が米に蓄積され，これを長期にわたり摂取した神通川流域の住民に腎障害，骨軟化症が発生した．妊娠や授乳，内分泌の変調，カルシウムを主とした栄養不足が慢性カドミウム中毒症の誘因となったため，特に多産婦が犠牲となった．

熊本および新潟水俣病 工場廃水に由来する有機水銀（メチル水銀）が生物濃縮された魚を，長期間多量に食べた地域住民に言語障害，運動失調，視野狭窄などの中枢神経系の症状が現れ，多くの死者が出た．有機水銀が胎盤を通して母親から胎児に移行したことにより，生まれた子どもに知能・発育障害，運動機能障害が現れる**胎児性水俣病**も発生した．

大阪国際空港事件 大阪空港周辺の住民が，1969 年，空港の設置管理者である国を相手取り，騒音公害に対する損害賠償と航空機発着の差し止めを求めて提訴した．国の被害対策が不十分であったため損害賠償請求が認められ，午後 9 時以降の航空機の発着が行政指導により禁止された．

その他の事例 水俣病とイタイイタイ病のほかに，原因となる汚染物質に対して特異的な健康被害が認められたものに，**慢性ヒ素中毒症**がある．これは，宮崎県土呂久と島根県笹ケ谷地区の鉱山から排出された亜ヒ酸が原因となって，地域住民に黒皮症，皮膚がん，慢性気管支炎などを伴う慢性ヒ素中毒症が発見されたもので，それぞれ 1973 年，1974 年に「公害に係る健康被害の救済法」（現「公害健康被害補償法」）の適用を受けた．

そのほかにも，流通食品の安全性が問われた事件として，森永ヒ素ミルク中毒事件，カネミ油症事件（p.201 Memo「カネミ油症事件」参照），また，薬害として顕在化した事例では，スモン病，サリドマイド症，血液製剤による HIV 感染など（11 章 D 3．薬害 p.191 参照）が知られている．

c. 公害健康被害補償法

公害の影響による健康被害者の迅速かつ公正な保護を図ることを目的として，旧救済法に代

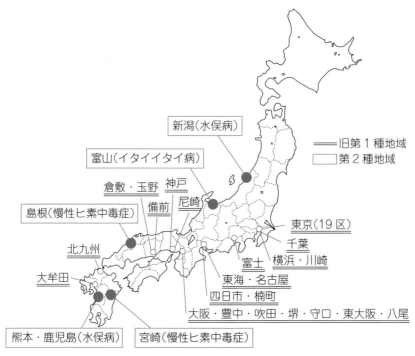

図 10-2　公害健康被害補償法の指定地域と指定疾病

わって「公害健康被害補償法」（1974 年）が施行された．大気汚染が著しく，気管支喘息，慢性気管支炎，肺気腫のような不特定多数の疾病が多発している地域を第 1 種地域として，また，水俣病，イタイイタイ病，慢性ヒ素中毒症のような環境汚染物質による因果関係が明らかな特異的疾患が多発している地域を第 2 種地域として指定された（**図 10-2**）．1988 年より第 1 種地域の指定は解除されたが，被認定者の補償給付は継続している．

▊ d.　海外の公害事件

　1900 年代半ばより，世界各国で大気汚染事件が頻発した．歴史に残る公害事件として，ベルギーのミューズ渓谷事件，ロンドンスモッグ，ロサンゼルススモッグなどがあげられる．

　近年では，南アジアや中国での急速な工業化に伴う大気汚染と土壌や河川の重金属類による汚染，南米アマゾン川流域の金採掘に伴う水銀汚染などが深刻な問題となっている．また，水不足に悩むガンジス河下流のデルタ地帯やバングラデシュ人民共和国では，地中のヒ素を含む深い層から井戸水をくみあげるようになったため，地域住民に多くのヒ素中毒患者が出ている．

C 地球規模の環境問題

1. 開発と資源問題 ・・・・・・・・・・・・・・・・・・・・・・・・・

a. 森林資源

　森林地帯では，茂った枝葉で強風や強雨をやわらげ土壌の流失を防ぎ，下草や落ち葉にたまった雨は土にしみ込んで貯蔵され，水循環に大きな役割を果たしている．20世紀後半になって，開発途上国地域では農園や牧場に転用するために森林が焼き払われたり，住宅や家具，紙の原料として木材が大量に伐採されたりと，次々に熱帯林が失われた．

　こうした森林資源の急速な消失により，雨期には山崩れが起こり，保水力が落ちるため下流では洪水となる一方，上流では土地が乾燥して**砂漠化**が進行している．砂漠化はアジア・アフリカのステップ地帯（半乾燥気候下の草原地域）で特に問題となっており，「砂漠化対処条約」（1996年発効）に基づき，干ばつの影響を緩和するための支援が各国で行われている．

b. 水および水産資源

　開発が急速に進んでいる開発途上国では，拡大する工業と農業に大量の水が必要で，水資源の絶対的不足の問題に直面している．灌漑用水の不足は流域の穀物の減産を招き，世界の食糧危機にもつながりかねない．

　また，世界の魚の消費量は増えているのに，漁獲量は頭打ちとなっており，水産資源の枯渇も深刻な問題となっている．特にアジアは最大の消費地であり，乱獲が進んで，海洋資源の欠乏が表立っており，魚介類の輸入総量が多い日本の責任も大きい．

　厳しい環境条件にある国や経済的に弱い国では，すでに資源問題が国内や他国との紛争を引き起こす事態に発展しており，環境問題を政治経済的な問題と切り離して考えることは難しくなっている．

2. 地球温暖化 ・・・・・・・・・・・・・・・・・・・・・・・・・・

　人間の生産活動に伴い，大気中の二酸化炭素，メタンなどの量が年々増加しているため，熱の放散が妨げられ，地球の平均気温が高くなっていく現象がみられる（図10-3）．地球から放射される赤外線を吸収して地表を暖める働きのあるこれらのガスのことを**温室効果ガス**という．

　温暖化により極地（おもに南極）の氷が溶けて海水面が上昇し，海抜の低い地域が広範囲に水没することが心配されている．また，水資源や植物の生態系を狂わせることによる食糧生産への影響や，マラリアなど動物が媒介する感染症の分布域拡大による人への健康被害などが危ぶまれている．

　石炭・石油の消費，自動車の排気ガスの増加と森林伐採が大気中の二酸化炭素を増加させるお

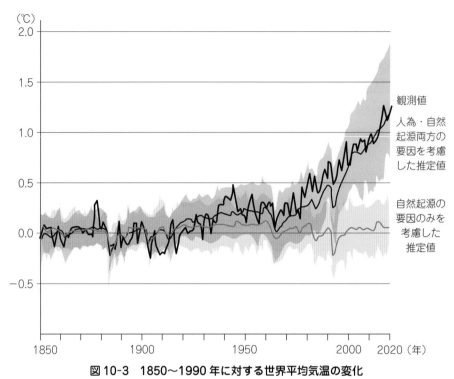

図 10-3　1850〜1990 年に対する世界平均気温の変化
（経済産業省資料 2021（気候変動に関する政府間パネル（IPCC）第 6 次評価報告書　第 1 作業部会報告書）

もな原因となっており，1997 年には地球温暖化防止京都会議（COP3）が開催され，温室効果ガス排出量についての削減目標などを定めた「**京都議定書**」が採択され，2005 年に発効した．しかし，二酸化炭素の排出規制は直接産業活動にひびくため，主要国の足並みの乱れと利害の対立が表面化し，実効性に大きな課題が生じた．「京都議定書」の後を継ぎ，2015 年に新たな温室効果ガス削減に関する国際的な枠組みとして，「**パリ協定**」が採択された（発効 2016 年）．各国が協定に基づき温暖化ガスの排出削減目標を掲げ，省エネルギーや供給効率のための技術改善，太陽光・風力をはじめとした再生可能エネルギーの利用などの緩和策とともに，地球温暖化影響に対する適応策についてもさまざまな取り組みを押し進めている．

3. 酸性雨

　汚染物質の亜硫酸ガスや窒素酸化物が大気中を長時間漂ううちに酸化が進み，硫酸や硝酸となり雨とともに降ってくるのが**酸性雨**である．この雨により眼や喉に痛みが生じたり，湖や河川水が酸性になり魚類が減少したり，森林が大規模に枯れるなど生態系への被害が報告されている．世界的な遺跡や酸に溶けやすい大理石などでできた建造物への損害も心配されている．汚染された大気が風で運ばれることにより，発生源から数千キロメートルも離れた他国にも被害をもたら

し，国境を越えた国際的な問題になっている．

めざましい経済発展を遂げている東アジア地域では近年，酸性雨の原因となる大気汚染物質の排出量の増加が深刻で，日本でも酸性雨が継続的に観察されており，国際的連携（東アジア酸性雨モニタリングネットワーク）のもとで酸性雨対策を強化している．

4. オゾン層破壊 ・・・・・・・・・・・・・・・・・・・・・・・・・・・・・・・・・・

成層圏のオゾン層は，太陽光線のうち有害な紫外線（UV-C〔短波長紫外線〕，p.151 図9-1 参照）を吸収して，地上の生物を保護している．半導体や発泡スチロールの製造工程，冷蔵庫やエアコンの冷却剤やスプレーに用いられていた**フロンガス**（クロロフルオロカーボン類）は，放出されて地球の成層圏に達すると，分解して出される塩素が触媒の働きをして**オゾン層**を破壊する．破壊が進むと地表に到達する紫外線が増加し，皮膚がん・白内障の発生や免疫機能の低下，プランクトンの減少など人の健康や生態系に悪影響が及ぶことが心配される．極地の上空ではオゾン濃度が広範囲にわたって急激に低下している空域が存在することが明らかにされ，**オゾンホール**といわれるようになった．

国際的なフロンガス排出規制は1980年代に始まり（ウィーン条約1985年，モントリオール議定書1987年），現在，オゾン破壊作用の強い特定フロンの生産は廃止された．これらの全世界的な規制措置が効果を発揮したとみられ，破壊が進んでいたオゾン層は今では回復の傾向にある．将来的にはオゾンホールは縮小し，やがて消失するだろうと予想されている．

5. その他の地球環境問題 ・・・・・・・・・・・・・・・・・・・・・・・・・・・・

a. 内分泌かく乱化学物質（環境ホルモン）

体内に取り込まれると，内分泌系の機能に変化を与え，ホルモン様作用やホルモン阻害作用を

Memo　ダイオキシン類

200種以上の種類があり，生態系で生物濃縮され，毒性の強いものは微量でもがんや胎児に形態異常を生じさせるような性質を持っている．ベトナム戦争の時にジャングルを枯らすために大量に撒かれた枯葉剤に含まれ，死産や重い先天性の形態異常を持った子どもの出産が多数みられた．

日本でも，廃棄物処理場の焼却灰や母親の母乳中から検出され社会問題となったため，「ダイオキシン類対策特別措置法」が2000年より施行された．この法律に基づき，大気・水質・水底の底質・土壌に対する環境基準値および1日当たりの耐容摂取量（TDI）が規定され，対策が進められている．

示す物質のことを指し，**環境ホルモン**とも呼ばれている．ダイオキシン類やPCBのほか，ポリカーボネート樹脂の原料などであるビスフェノールA，プラスチック可塑剤として広く用いられているフタル酸エステル類など，多くの物質について生物の生殖機能や代謝・分泌に重大な影響を及ぼすことが疑われている．国内外で調査や実験が続けられているが，内分泌かく乱作用を実証して，実験動物からヒトへの影響を推測するのは難しく，混在する化学物質の影響やリスク評価に関する科学的知見の蓄積が求められている．

▌b．海洋汚染

　海洋は地球の全表面積の3/4を占め，河川や湖沼より大きな浄化力を持つが，重金属類や難分解性化学物質の検出や，油濁海域の拡大が問題となっている．さまざまな国から生活排水や産業廃水が海域へ流出しているだけでなく，大気汚染物質が雨とともに降るため，海洋水質を改善することが難しい．国際条約により，陸上で出た廃棄物の船から海への投棄や，船からの油・有害液体物質の排出が規制されており，船舶の構造・整備・船底塗料についても厳しく取り締まられている．こうした規制にもかかわらず，プラスチックごみなどの投棄によって沿岸漁場が汚染されたり，大型タンカーの座礁や海底油田の事故が突発的に発生し，海域の魚や海鳥，海の哺乳類の生態に大きな被害をもたらしている．

　また，原子力発電所や使用済み核燃料の再処理施設から出される放射性廃液は，許容濃度以下であれば海に捨てられている．放射能物質は拡散希釈される一方で魚介類に生物濃縮されるため，海洋生物を含めた海洋環境の長期的な放射能管理も重視されている．

▌c．野生生物種の減少

　開発途上国での熱帯林破壊と産業開発に伴い，野生生物種の減少の問題も深刻になっている．熱帯林では1種類の植物が絶滅すると，生態系のバランスが崩れ，数十種の動物がやがて絶滅するといわれている．人間の活動によって，本来，自然に分布していなかった地域に動植物を移動させ，それらの外来種（侵入生物）に淘汰される在来種も多くなっている．

　絶滅のおそれのある野生動植物の採取・捕獲を抑制し保護するための条約（ワシントン条約，1973年）や生物多様性の保全を目的とした条約（生物の多様性に関する条約，1993年）などにより国際的な対策が進められているが，いまだ数千種以上の動植物が絶滅の危機にさらされている．

D　環境保全と対策

1．日本における環境基準と対策 ・・・・・・・・・・・・・・・・・・・・・

　日本では現在，人の健康や生活環境を守るために，法令により**表10-1**にあげた項目について

環境基準が定められている．

a. 大気汚染に対する対策

大気汚染に対する社会的関心の高まりを背景に，1970年頃にまず5物質（二酸化硫黄，一酸化炭素，浮遊粒子状物質，二酸化窒素，光化学オキシダント）について環境基準（p.229 別表4参照）が設定され，さらに21世紀に入ってから，動物実験により発がん性が確認されているベンゼンなどの4物質（ベンゼン，トリクロロエチレン，テトラクロロエチレン，ジクロロメタン）が追加された．また2009年に，国民の関心が高まってきたPM2.5について新たに環境基準が設定された．その他の有害大気汚染物質に対しては，環境目標値として「健康リスクの低減を図るための指針となる数値」（指針値）が公表され，監視されている．

b. 水質汚濁に対する対策

水質汚濁に係る環境基準（p.230 別表6参照）は2本立てで，人の健康を害するおそれのある有害物質についてはすべての水系に適用される基準が設けられており，ほかに河川・湖沼・海域それぞれの利用のされ方に応じ，pH，BOD，CODなどの項目について生活環境の保全に関する

表10-1 人の健康や生活環境を守るための環境基準

公害の種類	環境基準の名称	概要（設定物質等）
大気汚染	大気汚染に係る環境基準	大気汚染に係る環境基準 ・二酸化硫黄（SO_2），一酸化炭素（CO），浮遊粒子状物質（SPM），微小粒子状物質（PM2.5），窒素酸化物（NOx），光化学オキシダント
		有害大気汚染物質に係る環境基準 ・ベンゼン，トリクロロエチレン，テトラクロロエチレン，ジクロロメタン
水質汚濁	水質汚濁に係る環境基準 （公共用水域，地下水）	人の健康の保護に関する環境基準 ・カドミウム，PCB，全シアン，鉛など 　全27項目（公共用水域），28項目（地下水）
		生活環境の保全に関する環境基準 ・河川，湖沼，海域のそれぞれについて，pH，生物化学的酸素要求量（BOD）または化学的酸素要求量（COD），浮遊物質量（SS），溶存酸素量（DO），大腸菌群数，全窒素，全燐，全亜鉛，n-ヘキサン抽出物質（海域のみ）
騒　音	騒音に係る環境基準	道路に面する地域以外 道路に面する地域 航空機 新幹線鉄道
大気・水質・土壌汚染	ダイオキシン類による大気の汚染，水質の汚濁及び土壌の汚染に係る環境基準 （ダイオキシン類対策特別措置法）	大気：0.6 pg-TEQ/m^3以下（年間平均値） 水質：1 pg-TEQ/L以下（年間平均値） 水底の底質：150 pg-TEQ/g以下 土壌：1,000 pg-TEQ/g以下

（厚生労働統計協会 編：図説国民衛生の動向 2020/2021，p.116，図）

基準が決められている．特に人の健康を著しく損なうおそれのある全シアン，アルキル水銀，PCB については「検出されないこと」と定められており，全部で 28 の項目について達成目標値が掲げられている．

　この環境基準に対応する形で，「水質汚濁防止法」により全国一律の排水基準が決められており，工場などから排出される水を規制している．各都道府県ではさらに厳しい上乗せ排水基準を条例で設定し，公共用水域の水質保全を図っている．

┃ c. その他の環境基準

　土壌から地下水などへの溶出や農作物への蓄積の観点から，土壌汚染に係る基準が設定されている（p.230 別表 7 参照）．また発がん性などのおそれのあるダイオキシン類については，「ダイオキシン類対策特別措置法」（1999 年）により，大気・水質・土壌の環境基準が示された（p.175 表 10-1）．

　一般騒音については，道路に面している・いないにより，地域の類型別に昼間と夜間それぞれの騒音レベルの基準値が定められている．これらとは別に，航空機騒音と新幹線騒音については，住宅地域とそれ以外の生活区域に分けて基準値が設定されている（p.231 別表 8 参照）．

┃ d. 環境基本計画

　現在の大量生産，大量消費，大量廃棄型の社会からの転換を実現していくために，環境保全に関する総合的・長期的な計画として政府は「環境基本計画」を定めている．すでに第 5 次までの計画が掲げられており，持続可能な開発目標（SDGs，2 章 B3. 持続可能な開発目標（SDGs）と保健医療分野における国際協力 p.16 参照）の考え方も活用しながら，具体的な重点戦略を設定して循環共生型社会の実現化に取り組んでいる．

● 環境アセスメント　　いったん自然環境の破壊が引き起こされると，修復のためには多大な労力と費用が必要とされるため，道路，ダム，鉄道，飛行場，埋め立て，廃棄物処理場の建設などの大規模な事業については，環境要因について十分に調査・評価し，早めに防止対策を取ることが重要である．事業の計画や実施にあたり，環境に及ぼす影響を事前に予測・評価することを**環境アセスメント**（環境影響評価）といい，実施と公表，意見の反映が適切に行えるよう取り決められている．これらの手続き事項について統一ルールを定めた「環境影響評価法」が 1997 年に法制化された．

┃ 2. 地球環境の保全 ●●●●●●●●●●●●●●●●●●●●●●●●

┃ a. 国際的な枠組み

● 国連人間環境会議　　1972 年にスウェーデンのストックホルムで，環境問題についての世界で

初めての大規模な国際会議が開催された．この会議で「人間環境宣言」が採択され，これを実行するために UNEP（国連環境計画）が環境問題を取り扱う専門機関として設立された．

・地球サミット　1992 年に地球環境保全のための国際的な枠組みづくりを目指して，「環境と開発に関する国連会議」（UNCED，地球サミット）がブラジルで開催された．このサミットでの合意を受け，地球温暖化や生物多様性の保護対策への取り組みなどさまざまな地球環境保全に関する活動が国際的なレベルで進められている．

・ヨハネスブルク・サミット（地球サミット2002）　地球サミットで取り決められた地球環境保全のための行動計画（アジェンダ21）のより効果的な実行のため，10 年後にあたる 2002 年に南アフリカで「持続可能な開発に関するヨハネスブルク宣言」と「実施計画」が採択された．しかしながら，各国の利害関係の対立から具体的な数値目標が明確にされなかった点について批判も噴出した．

・国連持続可能な開発会議（リオ+20）　地球サミットから 20 周年を迎えた 2012 年に，ブラジルのリオデジャネイロで開催され，持続可能な都市づくりや防災への取り組みをまとめた「我々の求める未来」が成果文書として採択された．経済成長と環境保全を両立させる「グリーン経済」への移行が，重要課題の 1 つとして取りあげられた．

・持続可能な開発目標（SDGs）　2015 年の国連サミットにおいて，より良い世界を目指して「環境」「社会」「経済」の 3 分野の調和を図るために掲げられた 17 の大きなゴールのうち，以下の 4 つが環境保全に該当する目標となっている．「安全な水とトイレを世界中に」（目標 6），「気

Memo　大地震と津波，日本における放射能汚染事故

　海岸地域で発生する大地震は，海底陥没や隆起，海中への土砂崩れが水面に波動を生じさせ，遠隔地の海岸線にまで高波が到達して大きな災害を引き起こす．津波の到達時間まで時間があるので避難しやすいが，情報の伝達体制が整っていない地域では，被害が甚大となる．

　昔からチリ沖やスマトラ沖では，巨大地震が繰り返し発生し，津波による犠牲者は数万～数十万人にものぼっていたが，近年ではその教訓を活かし，地震の直後から各国で迅速に津波警報が発令されている．

　日本も大地震をたびたび経験している国であるが，2011 年 3 月 11 日に発生した東北地方太平洋沖地震では，津波により福島第一原子力発電所内の原子炉燃料の冷却に必要な装置の電源がすべて失われた．そのため，原子炉内で燃料が溶け落ち，さらに水素爆発により原子炉建屋が大きく破損して，環境中に大量の放射性物質が放出された．周辺住民の避難は長期化し，放射能汚染の被害が水道水や広範囲の地面，酪農，水産物にも及んだ．

候変動に具体的な対策を」(目標 13),「海の豊かさを守ろう」(目標 14),「陸の豊かさも守ろう」(目標 15)(p.231 別表 9 参照).

b. 有害化学物質対策

PCB やダイオキシン,有機塩素系農薬の DDT などの **POPs**(残留性有機汚染物質)は,生体での蓄積性,長距離移動性などが高いことから,「残留性有機汚染物質に関するストックホルム条約(POPs 条約)」が 2001 年に採択された.人の健康や生態系への悪影響があり,早急な対応が必要と思われる POPs に対して,製造・使用の禁止・制限,排出の削減,廃棄物の適正基準や在庫・貯蔵物の適正管理を各国に義務づけている.

2006 年に国連でまとめられた「国際的な化学物質管理のための戦略的アプローチ(SAICM)」が目標達成年限である 2020 年を迎え,国際化学物質管理会議のもとで,「化学物質の製造と使用による人の健康・環境への悪影響を最小化にする目標」に対する進捗の確認や新たな化学物質管理の枠組みとなる「ポスト SAICM」の策定が現在進められている.

c. 災害対策

気候変動や温暖化の進行に伴って,大規模なハリケーンや台風,水害が世界各地で大きな被害を与えている.日本をはじめ環太平洋造山帯やアルプス・ヒマラヤ造山帯周辺の国々では,地震や火山噴火がよく起こり,津波の被害も頻発している.また,航空機や船舶の事故,原子力事故,テロなどの人為的事故も一国にとどまらない多国間での共通の問題となっており,被害を最小限に食い止めるため,普段からの防災の備えや国際的な協力の強化が求められている.

津波や台風・ハリケーンなどへの自然災害だけではなく,人為的災害や感染症への対応を含めた防災システムが世界の各地域で整備されつつある.

被災地での災害直後の対応については,救護班の派遣やライフライン(電気・ガス・水道など)の確保などの国際的な支援態勢が整いつつあるのに対して,復旧・復興の段階になると,いまだ国際機関や各国間の足並みがそろわない.1994,2005,2015 年とおよそ 10 年ごとに開かれている国連防災世界会議では,国際的な防災戦略や減災対策の指針を策定している.各地での被災の教訓を活かして,復興過程において災害に強い地域づくりを行うため,国際連携プロジェクトによる活動や人材の育成が進められている.

11章

感染症：微生物による病気

　私たちの健康に及ぼす環境からの影響のうち，微生物がもたらす病気はずっと人類を悩ませてきた．細菌やウイルスなどの病原体が体内に入ってそこで増えると病気を引き起こすことがある，これを感染症という．感染症のなかには，患者の呼気や便の中に病原体が出るものがある．この病原体を空気とともに吸い込んだり，混入，付着していたものを食べたり，あるいはそれ以外の経路でヒトからヒトに次々とうつったりする病気を特に伝染病としていた．

　伝染病のなかには，コレラ，ペスト，痘そう（天然痘），腸チフス，発しんチフスといった大流行を起こし，致命率も高い病気がある．WHO（世界保健機関）の積極的活動で，1977年に根絶された痘そうをはじめ，これらの病気の多くは開発（発展）途上国を含めても以前ほど大きな脅威ではなくなった．

　しかし，世界の隅々まで開発が進み，人や物の移動が短時間で世界的規模で行われるようになった現在では，また新たな課題が発生している．新型コロナウイルス感染症（COVID-19）のような新興感染症がパンデミックを起こし世界中の人々の暮らしを激変させることがあり，感染症の時代は終わっていない．

A　感染症の流行の条件と予防

1. 感染症が成立する条件

　感染症が成立するには，① 感染源（**病原体**）が存在すること，② **感染経路**があること，③ 感受性のあるヒトが存在することの3つの条件が必要である．病原体が侵入する生物を宿主という．

　病原体は，ヒトの呼吸器，消化器をはじめとする動物の体内や体表面のほか，河川の水，海の水，土の中など広く自然界に分布している（図11-1）．病原体の自然界での存在場所を病原巣，ヒトが直接接触するものを**感染源**といい，この両者は同一とは限らない．

　これらの病原体はいろいろな経路でヒトの身体に侵入する（図11-2）．病原体が侵入する入口の種類によって，経気道感染，経口感染，経皮感染，経胎盤感染などと分類することがある．また，感染経路の種類によって，食物感染，水系感染，空気感染，飛沫感染，媒介者感染，血液感染などという名称が用いられることもある．

　ヒトに病原体が侵入しても，その個体がその病原体に抵抗する免疫を持っていれば増殖は抑えられ感染症は発症しない．こうした抵抗がない状態を「感受性がある」という．感受性のある個

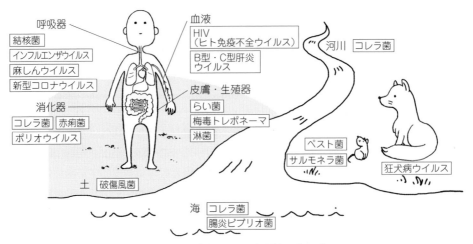

図11-1　自然界での病原体の住み家

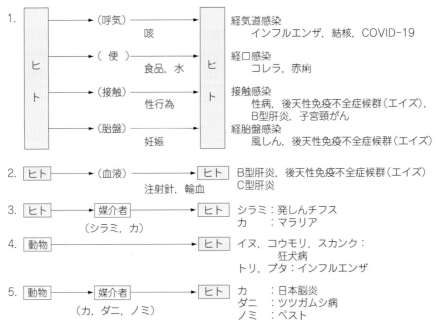

図11-2　おもな感染経路と疾患

体で病気が起こる（感染症を発症することを罹患（りかん）するという）が，感染が起きても発症しない場合もある（不顕性感染）．本人には症状がなくても，感染して病原体を排出し，感染源となることもある（無症状病原体保有者，キャリア）．

　複数の宿主の間で伝染するようになると流行（エピデミック epidemic）といい，公衆衛生的にはこれの制圧が重要になる．インフルエンザや新型コロナウイルスのように世界規模の流行（パ

　ヒトに病気を起こす病原体には，肉眼でも見えることがある寄生虫のような多細胞生物から，もっと小さな単細胞の原虫のほか，細菌やウイルスがある．このなかで，多くを占めるのが細菌とウイルスである．いずれも肉眼では見えないが，生物としてのしくみが大きく異なるので，有効な薬剤にも違いがある．たとえば，細菌は適切な環境があれば単独で増殖できるが，ウイルスは増加するためには生きた細胞が必要である．抗菌薬（抗生物質）は細菌には有効であるが，ウイルスには効かない．

ンデミック pandemic）を起こす感染症は特に重要であるが，地域が限定された地方性の流行（エンデミック endemic）を起こすものもある．

2. 感染症の予防

　病原体がその病気に免疫のないヒト（感受性者）に侵入するのを防ぐことが，予防の原理である．そのためには，① 病原体をなくす，② 感染経路を途中で遮断する，③ 感受性のあるヒトをなくす，の 3 つのいずれかが完全にできればよい．

　しかし実際には 3 つを並行して行うのが普通である．

　① 病原体への対策：病原体の根絶，消毒，環境の整備

　② 感染経路を断つ：検疫，患者の隔離，上下水道の整備，食品などの衛生，手洗い，環境の整備

　③ 感受性者をなくす：予防接種（ワクチン）

・病原体根絶の条件　痘そうの病原体である天然痘ウイルスは空気感染をするが，すでに地球上の生態系から根絶された．その主要な武器は，有効なワクチンの開発にあった．感受性者対策を徹底することで，病原体（天然痘ウイルス）が生存・増殖する場所がなくなり，死滅してしまったのである．つまり，一般に感染経路対策が困難な経気道感染症でも，有効なワクチンがあれば根絶が可能な場合がある．しかし，これはヒトでの免疫の壁を作るだけなので，もし自然界に別の病原巣があれば根絶はできない．したがって，動物由来感染症（人獣共通感染症）のようなものでは，仮にヒトに免疫の壁を作れたとしても，病原体を地球上から根絶することはできない．COVID-19 を起こす SARS-CoV-2 もその 1 つと考えられる．このようにヒトの細胞だけで増殖でき，有効なワクチンがある病原体だけが根絶可能ということになる．今後そうした可能性がある疾患としては，ポリオ，麻しんがあるが，そのほか多くの感染症では，根絶という目標の達成はほぼ困難であり，私たちはこうした微生物とどのように共生していくのかを考えていかなくてはならない．

表 11-1　感染症法

感染症類型	おもな対象疾患	おもな対応
1 類感染症 （7 疾患）	危険性がきわめて高いもの：エボラ出血熱，ペスト，痘そう，マールブルグ病，ラッサ熱など	原則入院 消毒，届出
2 類感染症 （7 疾患）	危険性が高いもの．ポリオ，ジフテリア，SARS[1]，MERS[2]，結核，鳥インフルエンザ（H5N1，H7N9）	状況に応じ入院 消毒，届出
3 類感染症 （5 疾患）	特定の職業への就業によって集団発生を起こしうる感染症：腸管出血性大腸菌感染症，コレラ，細菌性赤痢，腸チフス，パラチフス	特定職業の就業制限 消毒，届出
4 類感染症 （44 疾患）	動物，飲食物などを介して感染：E 型肝炎，A 型肝炎，マラリア，黄熱，狂犬病，日本脳炎，鳥インフルエンザ[3]，ジカウイルス感染症など	媒介動物の輸入規制 消毒，媒介物の廃棄
5 類感染症 （49 疾患）	発生動向の情報公開により，発生・まん延を防止すべき感染症：インフルエンザ[4]，ウイルス性肝炎（A，E を除く），後天性免疫不全症候群，クラミジア感染症，麻しん，新型コロナウイルス感染症（2023 年）など	発生動向の収集把握と情報の提供
新型インフルエンザ等感染症 （4 疾患）	新型インフルエンザ（新たにヒトからヒトへ伝染する能力を有することになったインフルエンザ），再興型インフルエンザ，新型コロナウイルス感染症，再興型コロナウイルス感染症	届出，健康状態報告や外出自粛の要請
指定感染症	既知の感染症の中で，1 から 3 類及び新型インフルエンザ等感染症に分類されないが同等の措置が必要となった感染症（延長含め最長 2 年）	1〜3 類に準じた対応
新感染症	ヒトからヒトへ伝染するもので，既知のものと異なり，危険性が高いもの	緊急に 1 類に準ずる対応

1）重症急性呼吸器症候群　2）中東呼吸器症候群　3）鳥インフルエンザ（H5N1，H7N9 を除く）　4）鳥および新型を除く

（2021 年 3 月施行）

3. 感染症予防に関する法律 ・・・・・・・・・・・・・・・・・・・・・・・・・・・・・・

　感染症（伝染病）予防を目的として，「伝染病予防法」（1897 年）が 1 世紀にわたって長く施行されてきた．集団を流行から守るために，人権を制限してでも患者の隔離などをおもな予防の方法としていた．20 世紀末になって大きく進歩した予防や医療の現状に合わせ，人権へも配慮した「感染症の予防及び感染症の患者に対する医療に関する法律（感染症法）」が 1999 年に施行された．合わせて従来の「伝染病予防法」，「性病予防法」，「後天性免疫不全症候群の予防に関する法律（エイズ予防法）」の 3 つが「感染症法」に統合される形で廃止された．2007 年からは結核も「感染症法」のなかに位置づけられ，「結核予防法」は廃止された．

　感染症を感染力や症状の重さによって分類し，それぞれに対応が決められている．また，既知の感染症で対応の必要が生じたものを 1 年限定で指定感染症とし，新しい感染症で危険性がきわめて高いものを新感染症とした（表 11-1）．COVID-19 は指定感染症（2020 年）とされた後，新型インフルエンザ等感染症に変更され（2021 年），現在は 5 類（2023 年）である．

それぞれの種別の感染症への対応に際し，患者の人権に配慮することや，どの感染症についても5年ごとに法の対象とすべきかを見直すこととされている．

また，「検疫法」と「国際保健規則」に基づき，脅威となる感染症の国際的伝播を水際でくいとめる検疫も実施されている（1類感染症ほか）．

予防接種（ワクチン接種）は「予防接種法」に基づいて行われ，定期接種と任意接種がある（4章 A 8-a. 予防接種 p.68 参照）．

B おもな感染症

1. 口からうつる感染（経口感染）

コレラ，赤痢，腸チフスなどは，上水や下水の整備によって患者の発生が大きく減少し，治療法の進歩や病原体の変化もあって致命率も著しく低下した．コレラは東南アジアなどへの旅行者が現地で感染し，帰国後発病したり，輸入食品に菌がついていたのが原因だったりする例で，国内での常在感染はみられない．一方，感染性食中毒の原因の1つであるノロウイルスは冬に多く発生し，感染力が強いため，経口感染症（感染性胃腸炎）としての対応も必要である．

2. 空気を介する感染（経気道感染）

くしゃみなどで飛び散った飛沫による至近距離での感染（飛沫感染），飛沫の水分が蒸発して浮遊距離が大きくなった粒子による感染（飛沫核感染，空気感染）などがある．SARS-CoV-2では飛沫感染以外にも，空気感染に近いエアロゾル感染（マイクロ飛沫感染）の関与も疑われている．空気はヒトにとっては，そのなかに全身を沈めて呼吸し，生活しているものである．たとえば公共交通機関の車内だけでも，消毒や浄化の強化が望まれるが，空気全体を整備する技術は今のところほとんどない．そのため空気中に飛び散った病原体を吸い込んだことによる感染症をなくすのは，宿主の感受性をなくす以外の方法では大変難しい．風邪やインフルエンザ，高齢者の肺炎など，まだ患者の発生が減っていないものも多い．

結核は第二次世界大戦後には50万人もの患者がいたが，集団検診と予防接種（BCG）を組織的に行い，治療法を改善することで流行を防ぎ，死亡率を下げた．現在の新患者は年に1.5万人程度だが，結核登録者は約3.5万人近くいて，感染源となりうる活動性全結核患者の数も1万人近くいる．罹患率は11〜12程度（人口10万人当たり）で，欧米の10以下と比べまだ高く，国内でも都市によっては数倍高い場所もある．DOTS（直接監視下短期化学療法）によって患者が適切な服薬ができるような取り組みも必要になる．さらに最近は治療薬のない多剤耐性結核菌も問題になっている．

麻しん（はしか）は感染力が強く，小児がかかる感染症だった．肺炎や脳炎を起こして重症化

しやすく危険な病気だが，予防接種が有効で，先進国では大きく減少している．しかし，日本は近年でも接種率が低かった年齢層での流行が起きており，2007 年春には，関東を中心に高校や大学で大流行した．患者が発生すると学校などへの影響が大きく，ワクチン接種で免疫の壁を作ることが重要である．

　　SARS-CoV-2 が起こす新型コロナウイルス感染症（COVID-19）は，日本でも 2020 年に患者が発生し，全世界にも急速に拡大してパンデミックとなった（Memo「COVID-19 のパンデミック」p.188 参照）．

3. 接触による感染（接触感染）

　　レプトスピラ症のように農作業中に健康な皮膚から病原体が侵入する（経皮感染）場合のほか，接触によって皮膚の小さな傷や粘膜から侵入することもある．血液は本来病原体が存在しない無菌的環境であるため，媒介者（次項参照）を介したり，傷口経由で病原体が血液内に侵入することは，少量でも重大な影響をもたらしうる．

　　ヒトとヒトの接触による感染症は，性病としてよく知られた梅毒や淋病のほかに，尿道炎や B 型肝炎，後天性免疫不全症候群（エイズ）などもあり，これらを性感染症（STD）という．子宮頸がんは 16 型ヒトパピローマウイルス（HPV-16）の性的感染が原因である（5 章 C 1. 性行為によってうつる病気 p.87 参照）．

　　近年若者を中心に，クラミジア感染症（特に女性）や淋病が増加している．予防としては，性のモラルの向上や性病の知識の普及，異常がある場合の早期診断とパートナーと一緒に治療を行うことなどが必要である．

　　エイズや B 型および C 型肝炎は，麻薬注射のまわし打ちや輸血の際にウイルスに汚染された注

射針や血液から，また血液製剤からも感染する．梅毒，B 型肝炎，エイズでは母子感染（通常の感染様式を水平感染というのに対して，母子感染を垂直感染という）も重要である．

　このほか，トラコーマや結膜炎も手指を介した，眼の結膜への接触によって感染する．

4. 媒介者による感染 ・・・・・・・・・・・・・・・・・・・・・・・・・・・・・

　媒介者（ベクター）がかかわる感染症で，媒介者にはカ，シラミ，ノミなどの節足動物が多い．

　シラミで媒介される発しんチフスは，昔のヨーロッパの監獄や戦時中の軍隊のように，風呂に入れない人々が密集して生活する場所で大流行し，多くの命を奪ってきた．第二次世界大戦直後の日本でも多数の患者や死者を出したが，DDT（有機塩素系の殺虫剤）でシラミを駆除し，ワクチンも使用されて，その後国内ではまったく発生をみていない．

　イエカで媒介される日本脳炎も，毎年大流行を繰り返していたが，ワクチン接種と農薬散布によるカの減少もあって東日本からはほとんど消え，九州に少数の発生をみるだけになった．しかしその後も中国やインドでは流行が起こっている．日本脳炎では不顕性感染が多い．

　ハマダラカで媒介されるマラリアは，日本では発生しなくなったが，東南アジアやアフリカへの旅行者が帰国してから発病する例がある．ネッタイシマカが媒介するデング熱も帰国発症例があったが，2014 年，ヒトスジシマカが媒介したと思われる国内感染患者が報告された．

　秋田から新潟にかけて毎年夏に多数の患者が出て致命率も高かったツツガムシ病は，戦後になって減少した．しかし，1980 年代に入ってから致命率の低い新型ツツガムシ病が全国に広まり，患者数は 700〜900 人と一時多くなった．現在も 500 人程度発生している．

表 11-2　おもな動物由来感染症

動物由来感染症	ペット動物・家畜	野生動物
狂犬病	イヌ　ネコ	コウモリ　キツネ　アライグマ
エキノコックス症	イヌ	キツネ
回虫症	イヌ　ネコ	
猫ひっかき病　トキソプラズマ症	ネコ	
Q熱	ウシ　ネコ	
クリプトスポリジウム 腸管出血性大腸菌	ウシなど	
オウム病	オウム目小鳥	オウム目野鳥
サルモネラ症	鑑賞魚類　カメ	
ペスト　野兎病		プレーリードッグ　リス
リッサウイルス，ニパウイルス， ヘンドラウイルス感染症		コウモリ
結核　細菌性赤痢　Bウイルス症		サル
ウエストナイル熱		野鳥　カラス
レプトスピラ症　腎症候性出血熱		ネズミ
エボラウイルス病（エボラ出血熱）		未確定（コウモリ？）
新型コロナウイルス感染症 （COVID-19）		未確定

（資料：動物由来感染症ハンドブック）

5. 動物由来感染症（人獣共通感染症）

　哺乳類やトリなどとヒトとの間で自然に感染する病気のことで，150種類以上が確認されている（表11-2）．元来は野生動物に広まっていて，それがノミ，ダニ，カなどの媒介者を介してヒトにうつる病気（ペストやマラリアなど）や，狂犬病のように動物から直接うつる病気がある．これらの疾患は対策が困難で，いつまた未知の流行が起こるかがわからないので，安心はできない．

C　世界における感染症

　WHOによれば開発途上国における死因は感染症が多く，死亡率は大きく低下しつつあるものの，現在も下気道感染症（肺炎），HIV感染症（エイズ），下痢性疾患が上位を占めており，マラリアや結核も死因10位までに入っている（2019年）．
　先進国での死因10位までに入る感染症は肺炎であるが，世界の奥地が次々に開発されると，それまでなかった病原体がヒトに入ってくる危険がある（新興感染症）．現在では食糧の流通も地

　現在の鳥インフルエンザウイルスは，ヒトからヒトへは感染しないが，ヒトインフルエンザウイルスにも鳥インフルエンザウイルスにも感染するブタのような家畜動物が，同時に両方のウイルスに感染した場合，その体内で両方のウイルスの遺伝子交換が行われて，ヒトにも感染力を持つ新型インフルエンザが出現する可能性が特に心配されている．

　新型のインフルエンザが出現した場合には，人々にこのウイルスへの免疫がなく，すぐにはワクチンもないため世界的に大流行し，きわめて多くの死者が出た例がいくつもある．1918年からのスペイン風邪（世界で約4,000万人，日本で約40万人死亡），1957年からのアジア風邪，1968年からの香港風邪，1977年からのソ連風邪がその例である．2009年に世界的流行を起こした新型インフルエンザは致命率があまり高くないH1N1型だったが，高病原性鳥インフルエンザの新型ウイルス流行の危険が低下したわけではない．

球規模で行われるようになり，O157（腸管出血性大腸菌）やBSE（牛海綿状脳症）など，ヒトの経済活動に伴う新しい危険な感染症も登場している．また，一度は勢力を弱めた感染症が再び流行を拡大している例もある（再興感染症）．

　感染症対策に関しても国内だけで解決できるものではなく，各国が情報交換をはじめ連携を図っていくことがますます重要である．特に開発途上国での感染症発生の動向は，メールやネットワークの発達とともに，時間的・地理的制限を超えた即時情報交換をさらに進める必要がある．

1.　新興感染症 ●

　アフリカや南米などの熱帯林の奥深いところでは，未知の病原体が周辺の野生ネズミやサルなどとヒトとの間で小規模な生態系を作っている可能性がある．

　20世紀の後半になると，こうした奥地にも開発の手が伸びて，外部から入った人々がこれらの病原体とはじめて出合って深刻な流行が起こった例が次々とみつかっている．代表的なものは，2014年にも西アフリカで大流行したエボラ出血熱や，マールブルグ出血熱，ラッサ熱など，高死亡率で恐れられるウイルス性疾患である．これらは「感染症法」で1類感染症とされている．

　後天性免疫不全症候群（エイズ）も元来は中央アフリカで地域的に流行していたといわれる．

　熱帯林の開発が進めば，さらに未知の病原体とも出合う可能性がある．また，地球の温暖化が進めば，こうした病原体が現在の温帯地域へもその生息域を広げていく可能性がある．

　2003年に中国で大流行したSARS（重症急性呼吸器症候群）は，SARSコロナウイルスによる新しい感染症であり，ヒトの移動に伴い短期間で世界各地に広がった．2015年にも中東および韓国で別の新型コロナウイルスによるMERS（中東呼吸器症候群）が流行した．

　さらに2019年には中国に端を発するSARS-CoV-2ウイルスが世界中に広まり，その感染症はCOVID-19と名づけられ，世界的なパンデミックを起こし，その後も感染力の高い変異株が

Memo　COVID-19 のパンデミック

　2019 年末，中国の武漢で発生した新型コロナウイルス（SARS-CoV-2）による感染症に対して，WHO は 2020 年 1 月末に PHEIC（国際的に懸念される公衆衛生上の緊急事態）を宣言し，その後このウイルスが発症させる COVID-19 が急速に全世界に拡大してパンデミックとなり，世界の様相を一変させた．

　COVID-19 は，新興感染症のひとつであり，SARS（重症急性呼吸器症候群），MERS（中東呼吸器症候群）と同様，遺伝情報として RNA を持つコロナウイルスを病原体とする．RNA ウイルスの特性として塩基置換などの変異を起こしやすく，変異株が次々に登場している．約 100 年前の新型インフルエンザ（俗称「スペイン風邪」）の出現時とは異なり，PCR 検査によってその変異の実体は明らかにされており，なかでも公衆衛生的にリスクがある変異株を WHO は VOC（variants of Concern）や VOI（-Interest）として注意を促している．これまでにアルファ株，ベータ株，デルタ株，オミクロン株などが出現している．

　こうした感染症が人間集団にもたらす影響でまず注目すべきは，感染力の強さと感染した場合の致命割合（重症化割合）である．死亡のリスクは発症者を分母にとると，患者死亡リスク（CFR：case fatality risk）がひとつの目安になるが，当初株では数%に及び，医療体制が不十分な状況下では 10%を超える国もあった（死亡者の多くは高齢者）．この数値は，0.01%の桁である季節性インフルエンザと比べて 2 桁も大きく，回復した患者の後遺症の問題もあって，流行を放置することはできなかった．

　感染力の強さは病原体（株）によってほぼ決まっており，全員が感受性を持つ集団に感染者が 1 人いた場合に，何人の新たな感染者を生むかを示す基本再生産数の数値で示される（表参照）．これが 1 を超えていたら放置すれば流行が拡大する．感染経路を遮断する方向の NPIs（non-pharmaceutical interventions，医薬品以外による公衆衛生対策．いわゆる「3 密（密閉，密集，密接）の回避」などの対人距離 social distance の確保，手洗い，マスク着用などの習慣の推進）を講じるとその分，新規感染者は減る．また，既感染者が増えたり，有効なワクチン接種が実施されて感受性者が減れば感染しにくくなる．基本再生産数を下げるこうした試みを総合した指標が実効再生産数であり，これが 1 を下回らないと，現実の流行は縮小に向かわない．SARS-CoV-2 は当初の野生株の基本再生産数は 3 程度だったが，デルタ株では倍増し，さらにオミクロン株では麻しんなみともされ，それに応じて，集団免疫に必要な（主としてワクチン接種による）非感受性者割合の数値も高まっている．

　また感染しても不顕性感染にとどまることもある．この場合でも他人への感染性を持つことがあり，流行防止のためには無症状病原体保有者（キャリア）として重要である．発症する前に病原体を排出するかどうかも重要であり，SARS-CoV-2 ではこの発症前キャリアからの感染が防疫上無視できない．

　治療に関してもいくつかの既存の薬剤が適用され，抗体カクテル療法も一定の成果が期待されるが，公衆衛生では予防が目標であり，その第一はワクチンによって感受性者を減らすことである．この病原体の mRNA に基づくワクチンを含め，各種ワクチンが実用化され，治験を経て，2021 年 2 月からは日本でも医療関係者や高齢者などから接種が開始された．2 度の接種を前提とする mRNA ワクチンでは，90%以上の有効性が示され，特に CFR の大きな高齢者を優先して接種が進められ，重症者・死者を減らすとともに，これによって集団免疫が達成されるかに見

えた．しかしながら，ワクチンの副反応の多さから，接種を望まない人の割合も高く，集団免疫による感染拡大の防止は単純には見通せなくなった．さらに，より感染力の大きな変異株の出現によって，集団免疫を達成するのに必要な閾値も上がり，また，重症化は防げたとしても感染防御力が100％ではない変異株も出現し（ブレイクスルー感染），パンデミックの収束には時間がかかった．野生動物への感染も報告され，自然界からの根絶は困難である．

　がん予防の場合，個人衛生の確保の集積が公衆衛生の改善につながることもあるが，ヒトからヒトにうつる感染症の場合，個人防衛は集団防衛の意味もある．個人のワクチン接種は，個人のリスクとベネフィットを勘案して判断し，個人の自由を確保することが大事で，非接種者への無用な差別を生むことは避けるべきであるが，副反応への恐れから未接種の人の割合が増えると，集団全体での流行が収まらないというジレンマもある．

　COVID-19のパンデミックは，労働や学修にリモート環境の拡大をもたらし，対人接触が不可欠な業種に大きな制約を与え，メンタルヘルスへの悪影響が懸念され，アーティストやアスリートなどの活動にも大きな制限が課せられた．また，都市のロックダウンなど，生活活動の制限は，経済の停滞や，不十分な福祉のもとでの新たな貧困も生んだ．病原体や流行のリスク評価と，それに基づく政策としてのリスク管理をきちんと分離させ，関係者たちのリスクコミュニケーションをどのように図るかも，今後も起こりうるパンデミックに向けての課題となった．

表　飛沫・空気感染を起こす病原体の基本再生産数

	基本再生産数	集団免疫の閾値[#]
麻しん（はしか）	12〜18	92〜94%
水痘（水ぼうそう）	10〜12	90〜92%
流行性耳下腺炎（おたふく風邪）	10〜12	90〜92%
SARS-CoV-2（デルタ株）	5.0〜9.5	80〜89%
風しん	6〜7	83〜86%
百日せき	5.5	82%
天然痘*	3.5〜6.0	71〜83%
SARS-CoV-2（野生型）	2.4〜3.4	58〜70%
SARS（重症急性呼吸器症候群）	2〜4	50〜75%
季節性インフルエンザ	1.2〜1.4	17〜29%
MERS（中東呼吸器症候群）	0.47	0%**

[#]ワクチン接種で感受性がなくなった人の割合．この割合以上になれば流行は拡大しない．
*自然界では根絶．**基本再生産数が1未満では，流行は自然に縮小していく．

次々に出現している．

　アジアを中心に流行している高病原性鳥インフルエンザは，家禽とヒトとが濃密に接触して暮らしている中国やタイ，ベトナムでは，ヒトにも感染して死亡例も出ている．日本でも2004年以降，しばしば養鶏場のニワトリに大流行が起こり，渡り鳥による媒介が疑われている．

2. 再興感染症　• •

　元来は危険な感染症であり，20 世紀の後半に環境の整備や予防・治療技術の進歩で減っていた
ものが，抗生物質やその他の薬剤への耐性菌が現れたり，病原体に有利な環境が出現したりして，
再び流行の危険性が高くなってきたもので，結核・マラリア・ジフテリアなどがある．

　結核はエイズの流行にも伴って，再び増加しており，2018 年には全世界で約 124 万人が死亡
している（WHO）．

　また，ハマダラカによって媒介されるマラリア原虫で起こるマラリアでは毎年 40 万～50 万人
が死亡し，その多くがアフリカに住む小児である．マラリアの感染者は現在でも約 3 億人いると
され，地球温暖化に伴って媒介するカの生息域が広がって，流行地域が拡大するおそれがある．

D　感染症にかかわる環境

1. 食品と感染症　• •

　1980 年代にアメリカではじめて報告された病原性大腸菌 O157（12 章 B 2-d. 病原性大腸菌
p.200 参照）が世界各地で流行した．1990 年代ではイギリスでウシの BSE（牛海綿状脳症）が
ヒトに感染することがわかりパニックが起きたが，ヒトにおけるこの変異型クロイツフェルト・
ヤコブ病は，感染したウシの肉骨粉を家畜の飼料として輸入した EU（欧州連合）各国そのほか
にも広がった．2001 年には日本でも感染ウシが発見された．2003 年末にはアメリカでも発見さ
れ，アメリカ産の牛肉の輸入が止まり，日本の牛丼チェーン店が大きな打撃を受けた（12 章 C
1-c. BSE p.203 参照）．

　現在では食品は世界各国から運ばれてくる．また食品だけでなく O157 では病原体が種に付着
し，BSE では家畜の飼料に混入していた．このほか，生物を原料とする化粧品などにも病原体が
混入していることがありうる．

2. 医療と感染症　• •

　体調がすぐれないときには医療機関を受診して診察を受ける．さまざまな医療行為が行われ，
薬剤が処方される．医療は健康を守るために行われるものであるが，病院や診療所にはそれなり
のリスクがあることにも注意が必要である．

　本来は病気を治療し健康を守るための医療行為であるが，それが原因で病気が起こることがあ
り，医原性疾患と総称している．

　感染症が疑われて受診する際には，それをほかの患者にうつす可能性があるので，マスク着用
や手指の消毒のような予防策を心がけることが望ましいし，経気道感染症などでは医療施設でほ

かの患者からうつされるリスクも小さくない.

日和見感染症 健康な動物では感染症を起こさないような病原体が原因で発症する感染症を日和見感染という. エイズでみられるニューモシスチス肺炎や, 病気高齢者の MRSA 感染症などがその例であり, 免疫機能が低下してこのような感染を起こしやすい患者を易感染性宿主（コンプロマイズド・ホスト）という. こうした宿主はしばしば医療施設に入院しているので, 病院内での感染, すなわち院内感染の対策がよりいっそう強く求められる.

病院内での感染源, 感染経路対策が不十分であれば院内感染のリスクが高くなるし, 各種の医療用機器, 医薬品や輸血用血液の取り扱いの間違いによる事故が起こることもある. 麻酔による事故も時に発生している. 医療現場で働く人々への教育だけでなく, 安全性のチェック体制, 働く人々の就業状態や現場の管理も重要である.

3. 薬　害

感染症にかぎらないが, 新しく開発された治療法や医薬品が, 副作用（副反応）による重大な病気を引き起こすこともある.

医薬品は, 病気に対する効果と同時に, 好ましくない副作用を人体に与えることも多い. ある薬剤が医薬品として認められるには, その吸収・体内での分布・代謝・排泄について詳しく調べ, 急性や慢性の毒性, 次の世代への催奇形性について十分に調べ, 臨床試験も行い, その薬効に比べ副作用が小さく, 健康に重大な悪影響を及ぼさないことが確かめられなければならない. 通常はこうした手続きを経て, 認可され実際に使用されている.

しかし, 1950 年代からペニシリン・ショック, 整腸剤のキノホルムによる知覚障害や視力障害を中心とするスモン病, 妊娠中の抗つわり薬サリドマイドによる四肢形態異常のある児の出産（3 章 D 3-c. 化学的原因 p.52 参照）, 腎炎やてんかんの薬クロロキンによる網膜症, 近年では輸入血液製剤による HIV 感染, 薬害肝炎, 抗ウイルス薬ソリブジンとある種の抗がん剤の併用による死亡など大規模な薬害事件が続いている. また, 薬ではないが, 脳の硬膜移植に用いられた輸入乾燥硬膜からクロイツフェルト・ヤコブ病に感染して死亡した例もある. これらに共通しているのは, 一度認可された薬品の副作用が問題になったときに, 製薬会社と国・厚生省（現厚生労働省）の対応の遅さが被害を大規模なものとした点である.

これらの問題は, 個人の努力では防止に限界があり, 公衆衛生的な政策が重要である.

4. 薬害事例

薬害エイズ事件 日本の血友病患者のおよそ 1,500 人が, 治療に用いられた輸入血液製剤に

> ## Memo 　血液感染と敗血症
>
> 　血液は本来，細菌が存在しない無菌的環境であるが，ここに細菌が侵入すると（菌血症），全身に細菌が広がり，全身に炎症を起こし命の危険につながる（敗血症）．健康な場合には侵入した細菌は免疫によって排除されることも多いが，免疫力が低下した宿主ではそれができないことがある．医療行為における注射も，直接血液内に投与する場合には，常に感染症のリスクが伴うことを強く自覚すべきである（薬害エイズ事件，薬害肝炎）．

混入した HIV に感染した事件．血友病の治療に使う血液凝固因子製剤は，多数の血液を混ぜて作る非加熱の濃縮製剤が用いられていたが，それはおもにアメリカから輸入していた．1982 年 7 月にはアメリカでは血液製剤に HIV 混入の危険が心配されて，1983 年 3 月には加熱製剤が承認されていたが，日本では 1985 年 7 月まで加熱濃縮製剤が認められず，この 2 年間に感染した患者も多い．

　大量の血液を輸入にたよった血液行政，1983 年 6 月厚生省（現厚生労働省）が血友病専門医を集めて作ったエイズ研究班の HIV 感染の危険性に対する認識の甘さ，危険性について早くから知り，エイズ研究班を組織するなどはしてもそれ以上の有効な対策を取らなかった厚生省，加熱濃縮製剤が認められても危険な非加熱製剤を販売し続けた製薬会社などの責任が厳しく問われることになった．

　同じ時期に，肝臓病の患者や新生児の出血が止まらない病気にも同じ血液製剤が使われた．2,500 人程度に使用され，このなかから HIV に感染した人も出ている．

◀薬害肝炎▶　血液中の肝炎ウイルスによる輸血後肝炎は，B 型肝炎ウイルスによるとして 1960 年代から知られていた．その後いくつかの肝炎ウイルスがあること，特に C 型肝炎ウイルス（1988 年）が重要であることが明らかになった．さらに出産や手術時の出血を抑える薬剤として，ヒトの血液から作られた凝固因子製剤への C 型肝炎ウイルスの混入も明らかになった．出産や手術後，慢性肝炎，肝硬変を起こし死亡者も出る深刻な事態が明らかになった．

　「薬害肝炎」という場合は，特に血液凝固因子製剤による C 型肝炎の感染被害のことをいう．原因とされるのは，血液凝固第 I 因子（フィブリノゲン）製剤，第VIII因子製剤，第IX因子製剤（クリスマシンなど）で，これらは輸入した売血や国内の売血で製造されていた．フィブリノゲン製剤は 1964〜1987 年の間は，非加熱で製造され，1987〜1994 年には乾燥加熱処理がされていたが，混入した C 型肝炎ウイルスを不活化できず，感染が発生した．また，クリスマシンは 1976〜1985 年まで販売された非加熱製剤で，「薬害エイズ」の原因ともなった．1985 年以降の加熱製剤への切り替え後も，非加熱製剤の回収を行わなかったため，感染が広がったといわれている．

　2002 年以来，被害者が製薬会社と被害の拡大への対応の甘かった国を被告として全国 5 か所

Memo　ハンセン病対策と人権

　ハンセン病はらい菌による慢性の感染症で，おもに皮膚や神経が侵され，古代から恐れられていた病気である.

　そのため明治時代から患者の隔離が行われ，第二次世界大戦後は「らい予防法」(1953年) が制定された. この法律では患者は国立療養所に入所させられ，外出も制限された. 療養所内での患者同士の結婚や夫婦での生活は認められたが，不妊手術や人工妊娠中絶を強制された (「優生保護法」1948年).

　こうした扱いは患者の人間としての尊厳や権利を著しく傷つけるものであり，社会からの患者や家族へのいわれない差別をいっそうひどいものとした.

　第二次世界大戦後に，この菌の感染力はきわめて弱く，感染しても発病はまれで，また発病しても化学療法で完治することがわかった. WHOは各国での患者への差別的扱いに対し，日本で「らい予防法」が制定される前年に隔離政策の見直しを提唱し，1960年には差別法の撤廃を提言し外来治療を提唱していた. しかし，日本では永らくそのままの対応が続き，「らい予防法」が廃止されたのは1996年である. この間の国の対応に対し，全国で元患者が国家賠償を請求する裁判を起こし，2001年補償金を支給する法律が成立した.

　元患者の家族への補償と名誉回復を図る改正法が成立したのは，18年後の2019年のことである.

　隔離という政策は，患者を身近に見えなくすることにつながる. 感染症は誰にでも起こりうるものであり，科学的な根拠に基づく共生が求められる. ハンセン病対策の苦い記憶は，隔離には，患者を異質な他者として日常から排除してしまう側面があることを教えてくれる.

で損害賠償を求めて提訴をし，製薬会社のみでなく国の責任も指摘する判決が出た. さらに原告団は，国の責任を追及し，患者の一律救済を強く社会に訴えた. その結果，2008年1月「薬害肝炎被害者救済法」が成立，国が被害の拡大を防止できなかった責任を認め，患者への給付金を支払う，薬害の再発防止を約束するなどの合意が成立した.

E 感染症予防と人権

　明治から昭和の前半には，危険な感染症が流行すれば患者や死者が大量に出た.

　この時代の感染症の予防は流行の拡大を防ぐことに主眼がおかれて，「伝染病予防法」という強力な法に基づいて危険な感染症の患者は隔離し，予防接種も集団の免疫力を高めるため，ほぼ全員が受けることに重点がおかれ (「予防接種法」)，患者や家族の人権への配慮は二の次であった.

　医学が進歩し，医療や公衆衛生の体制も整った現在の日本では，患者や家族の人権に配慮しながら行うようになった. 「伝染病予防法」を廃止し「感染症法」が施行 (p.182参照) され，「予防接種法」も改正され個人接種が行われるようになった (4章A 8-a. 予防接種 p.68参照).

　個別の感染症については，百日せき・麻しんなど乳幼児期の病気 (4章A 8-b. 乳幼児期に重要

な感染症 p.69 参照），学校で多い感染症や結核（5 章 A 3．結核対策 p.77 参照），性病やエイズ
など STD（5 章 C 1．性行為によってうつる病気 p.87 参照），感染による食中毒（12 章 B 1．
食中毒の概要 p.198 参照），食品と感染症など，ほかの章の記述もそれぞれ参照してほしい．
COVID-19 のパンデミックにとどまらず，このように感染症は今もなお私たちのライフステージ
のあらゆる場面で健康にかかわっている．

12章

食物と健康

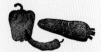

　「食べる」ことは健康を維持していくために必須であり，必要な栄養素を十分にバランスよく摂取することが大切である．栄養や食生活は生活習慣病とも深いかかわりを持ち，栄養素の摂取が少なすぎても，多すぎても，いろいろな障害や疾病を引き起こすことになる．栄養と疾病予防とのかかわりについて正しく理解し，自分の健康状態や生活活動に合った食物・食品を摂る習慣を身につけることが望まれる．
　食物は菌類の増殖や病原体の付着により汚染されやすく，保存のための添加物や加工・包装により有害物が混入するおそれがある．また，食品となる動植物そのものが農薬や環境汚染の影響を受け，人の健康に悪影響を及ぼす場合もある．「食の安全」を確保するために，さまざまな対策がとられているが，食材の調達と消費が地球的規模で行われている現在，国際的な管理・協力体制が求められている．

A　公衆栄養

1. 食事摂取基準

　日本に住む健康な人々が，健康を維持・増進させるために，どのくらいのエネルギーや栄養素を摂取すればよいのか基準が示されている．この基準は国民の健康の維持・増進，および生活習慣病の発症と重症化の予防を目的として5年ごとに改定され，おもに個人や集団の栄養素摂取量の評価と栄養計画（栄養指導，給食なども含む）を立案する際に用いられている．
　食事摂取基準では，図 12-1 に示すように，欠乏症の予防には推定平均必要量，推奨量，目安量などが，生活習慣病の予防には目標量が，また，過剰摂取による健康障害の予防には上限量が栄養素別に定められている．指標となるそれぞれの値は，栄養素と，ライフステージに沿った年齢区分ごとに適宜設定されている（表 12-1，2）．各年齢区分の推定エネルギー必要量は，基礎代謝量と身体活動レベルにより算定され，妊婦・授乳婦ではさらに付加量が設定されている（p.232 別表 10 参照）．

2. 国民健康・栄養調査

　栄養摂取状況と生活習慣の実態は，「健康増進法」に基づいた国民健康・栄養調査として毎年調べられている．この調査は，健康増進施策や生活習慣病対策，食事摂取基準の策定や評価を行う

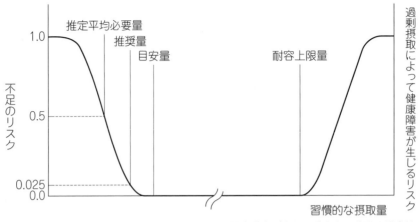

注）縦軸は個人の場合は不足または過剰によって健康障害が生じる確率を，集団の場合は
不足状態にあるものの割合または過剰によって健康障害を生じる者の割合を示す

図12-1　食事摂取基準に関する指標値の種類と概念

（日本人の食事摂取基準 2020 年版）

表 12-1　日本人の食事摂取基準の策定項目

設定項目		
たんぱく質*		たんぱく質
脂　質*		脂質，飽和脂肪酸，n-6 系脂肪酸，n-3 系脂肪酸
炭水化物*		炭水化物，食物繊維
ビタミン	脂溶性ビタミン	ビタミン A，ビタミン D，ビタミン E，ビタミン K
	水溶性ビタミン	ビタミン B1，ビタミン B2，ナイアシン，ビタミン B6，ビタミン B12，葉酸，パントテン酸，ビオチン，ビタミン C
ミネラル	多量ミネラル	ナトリウム，カリウム，カルシウム，マグネシウム，リン
	微量ミネラル	鉄，亜鉛，銅，マンガン，ヨウ素，セレン，クロム，モリブデン

＊たんぱく質，脂質，炭水化物が，総エネルギー摂取量に占めるべき割合が「エネルギー産生栄養素バランス」として示されている

（日本人の食事摂取基準 2020 年版）

表 12-2　日本人の食事摂取基準の設定年齢区分

ライフステージ	区分
乳児（0〜11 か月）	0〜5 か月，6〜8 か月，9〜11 か月
小児（1〜17 歳）	1〜2 歳，3〜5 歳，6〜7 歳，8〜9 歳，10〜11 歳，12〜14 歳，15〜17 歳
成人（18〜64 歳）	18〜29 歳，30〜49 歳，50〜64 歳
高齢者（65 歳以上）	65〜74 歳，75 歳以上
その他	妊婦，授乳婦

（日本人の食事摂取基準 2020 年版）

際に，重要な役割を果たしている．

　調査結果によると，食事摂取基準と比べ摂取量が多すぎるものに**食塩**が，また少なすぎるものに**カルシウム**，女性では鉄，などがある．脳血管疾患の危険因子である食塩の摂取は以前に比べると少し減少しているが，成人 1 日当たりの目標量である男性 7.5 g 未満，女性 6.5 g 未満にはまだ達していない．身体状況としては，肥満者の割合は男性の 40〜60 歳代で高く，やせの者・低栄養傾向の者の割合は女性の 20 歳代と 85 歳以上で高くなっており，運動習慣のある者は 20 歳以上の男女とも約 3 割と低い．食習慣や運動習慣改善の意思については，男女ともに「関心はあるが改善するつもりはない」と回答した者の割合が最も高く，健康無関心層の実態が明らかにされている．

3. 開発（発展）途上国の栄養・食糧問題 ・・・・・・・・・・・・・・・・・・

　開発途上国では栄養不足と飢餓に苦しむ人口が多いなか，先進国ではまだ食べられるのに廃棄される食品（いわゆる「食品ロス」）を大量に産生し続けており，世界における食糧分配の格差が問題となっている．人口が増えたために，無理な農業生産や牧畜を行い，土地を疲れさせて砂漠化を引き起こし，かえって食糧危機にみまわれている開発途上の地域も多い．先進国では食べ物の摂りすぎが問題になっている一方で，アジア，アフリカ，中南米などの一部の貧困地域では，エネルギーやたんぱく質の摂取不足から，クワシオルコルやマラスムスといった子どもの栄養失調が深刻な問題となっている（p.66 Memo「クワシオルコルとマラスムス」参照）．栄養不良が原因で，消耗症，発育障害，浮腫，筋萎縮，皮膚病，知的障害などを発症する子どもが多く，感染症にかかりやすくなって命を失ったり，鉄の欠乏による貧血，ビタミン A 不足による夜盲症や失明に苦しんだりする子どもたちが依然として少なくない．

4. 生活習慣病と食生活の問題 ・・・・・・・・・・・・・・・・・・・・・・・・・・・

　先進国や新興国では栄養摂取の過剰や偏りが問題となっており，生活習慣病を招く要因のひとつとなっている．昔から日本（特に東北地方）では，食塩の摂取量がきわめて多いのが特徴的で，

高血圧や脳出血の頻度が高かった．動物性脂肪をたくさん摂取する欧米型の食生活に変わると，血中のコレステロールなどの脂質値が上昇し，動脈硬化が促進されるようになった（6章C 2-a.動脈硬化 p.106 参照）．近年，経済成長を遂げつつある新興国においても生活習慣病が問題となっており，動脈硬化や高血圧を予防するために，脂身の少ない肉やDHA（ドコサヘキサエン酸）の多い魚介類，減塩食品を選ぶなど，毎日の食生活で気をつけることが大切である．

B 食中毒

1. 食中毒の概要

　飲食物の摂取を通して起こる中毒やアレルギー性反応のことをいい，食品について増えた細菌（食中毒菌）のほかに，キノコや貝類などの自然毒，食品の添加物や包装成分から出た化学物質などが原因物質となる．食中毒による患者は，日本では年間2万〜3万人程度発生し，そのうちの約9割以上では原因物質が判明しており，細菌性とウイルス性の食中毒が大半を占める．**図12-2**に食中毒患者数の年次推移を示す．

　細菌性食中毒は感染型と毒素型に分けられる．食物の摂取後に体内で増殖した細菌が，細胞障害を起こしたり，毒素を生成して腸管に作用したりするのが感染型であり，食べる前に食物の中で生成された毒素が症状を引き起こすのが毒素型の食中毒である．毒素型は数時間で発病することもあるが，感染型では食べてから症状が現れるまでに，腸管で増殖する時間として半日〜数日程度の時間がかかる．おもな食中毒について比較したものを**表12-3**にまとめる．

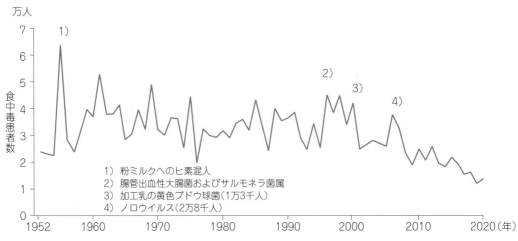

図12-2　食中毒発生の年次推移

（資料：図説国民衛生の動向 2020/2021 ほか）

表 12-3　おもな食中毒の比較

	感染型細菌性食中毒	毒素型細菌性食中毒	ウイルス性食中毒	自然毒
機　序	細菌が体内で増殖し，そこで生成した毒素が消化管に作用するなどして発症	食物の中で生成した毒素を体内に摂取することにより発症	ウイルス汚染食品の摂取により発症（ヒトからヒトに感染する）	多くは動植物内で産生された毒素を摂取することにより発症
原因となるおもな菌・物質など	腸炎ビブリオ サルモネラ属菌 カンピロバクター 病原性大腸菌 ウェルシュ菌	黄色ブドウ球菌 ボツリヌス菌	ノロウイルス ロタウイルス	・動物性： 　魚類：フグ，毒カマス 　貝類：カキ，バイ貝，アサリ，ホタテ貝 ・植物性： 　毒きのこ，青梅，毒せり，ジャガイモの芽
潜伏期	比較的長い	一般に短い	比較的長い（1〜2日）	一般に短い
食前加熱による予防	有効	毒素の耐熱性により異なる 黄色ブドウ球菌は無効 ボツリヌス菌は有効	有効	ほとんどが無効

2.　細菌・ウイルスによる食中毒

a.　腸炎ビブリオ

　温かい塩水中でよく繁殖するため，夏季に近海魚を生で食べるとこの感染型細菌性食中毒になりやすい．気温や海水温が上昇して菌の繁殖する 6〜9 月に患者数が増え，激しい水様性の下痢が特徴的である．食前に加熱すれば予防できる．

b.　サルモネラ属菌

　野生動物や家畜にこの菌を持っているものが多く，生焼けの鶏肉や生卵，乳製品を食べた場合にこの感染型細菌性食中毒を起こすことがある．嘔吐，下痢，腹痛，発熱などの症状があり，加熱調理をすれば予防することができる．

c.　カンピロバクター

　家畜をはじめ多くの野生生物の腸管内に生息し，加熱不十分な鶏肉や牛レバーなどを食べて発症する．少量の菌でも感染を起こし，潜伏期間が 2〜5 日とやや長く，汚染された水による大規模食中毒の例がある．

d. 病原性大腸菌

腸管内に存在する大腸菌は通常は無害である．一方，病原性があるものは，強い毒素を生体内で出して腸の出血を引き起こす（O157 腸管出血性大腸菌など）．井戸水や家畜・野菜・生食肉の汚染による集団発生が報告されており，乳幼児や高齢者では発症率が高く，症状が重くなることが多い．

e. 黄色ブドウ球菌

黄色ブドウ球菌が作る毒素（エンテロトキシン）は耐熱性があり，食前に加熱しても食中毒を予防できない．化膿した傷のある手指で調理すると食品に付着・増殖して毒素を産生し，食後短時間（2〜4 時間）で激しい嘔吐や腹痛，下痢などの症状を起こす．

f. ボツリヌス菌

発生頻度は低いが，嫌気的な環境で増殖したボツリヌス菌が食品中に産生した毒素（ボツリヌストキシン）により，神経麻痺症状を起こす．いずしやハチミツ，缶詰・真空パック製品による発生事例があり，抗毒素療法を行わないと致命率が高い．

g. ノロウイルス

カキなどの二枚貝に多く含まれるが，熱に弱いため，食前の加熱により予防できる．感染者の糞便や吐物から手指や食品を介して感染することもある（二次感染）．集団発生がみられるため，全食中毒のうちに占める患者数が多くなっており，特に冬季に多発する．

3. 寄生虫による食中毒 ・・・・・・・・・・・・・・・・・・・・・・・・・・・・・

魚介類に寄生するアニサキスは，生きたまま人の胃や腸壁に侵入すると，下腹部の激痛を伴う急性胃腸炎を引き起こす．アニサキス食中毒は近年増加傾向にあり，予防するには魚介類を加熱か冷凍するか，サバ・アジ・サンマ・イカなどの刺身を調理する際は，目視で確認してアニサキス幼虫を除去しなければならない．そのほか，ヒラメに寄生するクドア属も食中毒の原因となる．

4. 自然毒による食中毒 ・・・・・・・・・・・・・・・・・・・・・・・・・・・・・・

a. 動物性の毒

フグの卵巣や肝臓，腸などに多く存在するテトロドトキシンといわれる神経毒素は，加熱にも強く，食後短時間で手足がしびれ，呼吸麻痺を起こして死亡する率が高い．

有害プランクトンを餌として食べたアサリ・ホタテ・バイ貝などの二枚貝は，毒成分を体内に蓄積し，それをヒトが摂取することで，麻痺性あるいは下痢性の食中毒が発生する．

b. 植物性の毒

植物の食中毒では，キノコに含まれるムスカリンや毒素によるものがよく知られており，摂取後早くに神経の刺激症状や麻痺症状がみられる．青梅，ジャガイモの芽，山菜による食中毒もある．

動植物性の自然毒による食中毒は患者数としてはわずかであるが，致命率が細菌やウイルス性のものに比べかなり高く，食中毒による年間死亡者の大半を占めている．

c. カビ毒

カビ（真菌）の代謝産物中のマイコトキシンという毒素により発生することが多い．トウモロコシ，麦，米，そば，ピーナッツ類につくカビは，ヒトや家畜に肝障害を伴う急性中毒を起こす．マイコトキシンのうちの一種であるアフラトキシン類は特に毒性が強く，慢性的に摂ると発がん性があると報告されている．

5. 化学物質による食中毒 ･････････････････････････

食品の生産・加工・保存・流通・消費の過程で，化学的有害性物質が食物につき，それを食べることで食中毒が起こる．昔は缶詰の缶や食器に含有していた有害成分の鉛や錫などが溶け出して中毒が起きた．国内での化学物質による歴史的な中毒事件としては，有機水銀中毒の水俣病が有名だが（10章B 3-a. 公害の特徴 p.168 参照），ほかにも**ヒ素ミルク中毒事件**，食用油にPCB（ポリ塩化ビフェニル）が混入した**カネミ油症事件**などが重大な食品公害問題となった．近年で

Memo　ヒ素ミルク中毒事件

1955年，粉ミルクの製造工程で亜ヒ酸が混入したため，乳幼児に発熱，下痢，皮膚の発しん，色素沈着，貧血などの中毒症状が集団発生した．12,000人以上の被害者のうち，死者が130人にも上り，多数の被害児が神経性難聴や精神疾患，消化器系障害などの後遺症に苦しめられた．

Memo　カネミ油症事件

1968年，食用油（ライスオイル）の製造中にPCBやPCDF（ポリ塩化ジベンゾフラン：ダイオキシン類のひとつ）が不純物として混入したことが原因で，その油を摂取した西日本一帯の人々に，黒いにきび状の皮膚病変，手足のしびれなどの神経障害が多発した．これらの物質は摂取した母親の胎盤を経由して胎児に移行し，全身の皮膚に色素が沈着した黒皮症児も生まれた．

も，農薬や殺虫剤を自殺目的や誤って飲食したり，事故で食品に混入したり，故意に添加されたために化学性食中毒例が発生している.

　魚介や肉食品の腐敗により生成されるアンモニア，トリメチルアミンなどの揮発性窒素は悪臭があり，新鮮度の低下の目安となる.　サバ・アジなどの魚の腐敗により遊離ヒスチジンの変化で生じたヒスタミンを喫食すると，顔が赤くなりじんま疹が出るなどのアレルギー様の症状を引き起こすことがある.

C　食物と健康被害

1.　経口感染

a.　感染症

　消化器系感染症は，患者や保菌者の排出した菌が飲食物についたり，水に混入したりして口から体内に入り発症する.　コレラ，赤痢，チフスなどは輸入例が多く，国内在住者には近年あまり発生がみられない（11 章 B 1. 口からうつる感染　p.183 参照）.　伝染性下痢症や流行性肝炎（A型肝炎）などウイルスによるものもある.　細菌やウイルスによる食中毒も同じように感染症であるが，患者からの二次感染がほとんどないことで公衆衛生上は区別されてきた.

b.　寄生虫病

　し尿を直接肥料としていた頃には野菜につく虫の卵により回虫症がよく発生したが，化学肥料が広く使われるようになってからはほとんどみられなくなった.　しかし現在でも有機栽培の野菜には寄生虫卵がみつかることがある.

　食用動物の中に生息する肝吸虫（コイ・フナ），条虫類（ウシ・ブタ），アニサキス（p.200 参照）などによる感染は，生食を避けよく加熱して食べれば防ぐことができる.　また，クリプトスポリジウムなどの原虫類が水道水や食品に含まれることで健康被害が集団発生することもあり，混入防止対策の徹底が重要である.

Memo　経口感染症と食中毒

　経口感染症とは，病原体が付着した飲食物などが口に侵入することにより引き起こされる感染症の総称である.　腸管系の経口感染症では，患者の排便後に病原体が手やトイレの取っ手などに付着して家族や他人に感染を広げることがある（二次感染）.　経口感染症と食中毒とは二次感染の有無で区別されていたが，最近では境界線が明確でない場合も増えており，腸管出血性大腸菌やノロウイルスなどが食品を介して腹痛・下痢・嘔吐などが発生すれば食中毒として扱う.

c. BSE（牛海綿状脳症）

ウシの脳に空胞ができスポンジ状の変化を起こす悪性の中枢神経疾患で，ヒトがBSEに感染したウシを食べると，変異型クロイツフェルト・ヤコブ病という同様の病気を発病して死亡することがある．プリオンという細胞タンパク質が異常化したことが原因と考えられ，このタンパク質は食前に加熱しても不活性化されない．異常なプリオンは感染ウシの脊髄や脳に多いので，日本では食用として処理されるウシの危険部位をスクリーニング検査し，感染が確認された場合は速やかに殺処分されることが「牛海綿状脳症対策特別措置法」で取り決められている．

そのほか，油脂食品が劣化して酸敗（さんぱい）すると，変色してまずくなり，異臭やさまざまな有害物質を生じる．発色剤に含まれる亜硝酸と，肉や焼き魚の2級アミンを同時に食べると，胃の中で化学反応が起こり，発がん性のある *N*-ニトロソアミンが生成されるおそれがある．

2. 残留農薬・残留医薬品

昔，日本でもよく使われたBHC（ベンゼンヘキサクロリド）やDDT（ジクロロジフェニルトリクロロエタン），PCB，重金属類を含む農薬は，残留性が強く，汚染された河川や土壌，海を経由して農作物，牧草，海藻中に取り込まれ，鳥や獣，魚類の体内に蓄積することが知られている．長年経ってもなかなか分解されず，ヒトにも濃縮して取り込まれてしまうため，慢性毒性の影響がいまだに問題となっている（10章D 2-b. 有害化学物質対策 p.178 参照）．農薬に対する規制は近年強化され，毒性のある数百種類については，残留基準値を超えている食品の流通は禁止されている．

家畜や養殖魚介類の成長促進，病気の予防と治療の目的でホルモン剤や抗生物質などの医薬品が使われている．過剰な投与により，食肉や魚介類に残留医薬品が検出されるおそれがあり，定期的に残留物質のモニタリング検査が行われ，厳しく規制されている．

3. 欠乏症と過剰症

開発途上国では，食糧不足による栄養素の欠乏症が問題となっているが，日本や先進諸国では，偏った食生活や誤った健康志向により，欠乏症・過剰症のどちらも引き起こされることがある．特に多くのサプリメントが出回っているビタミンやミネラル類では，大量の錠剤や食品を不必要に偏って摂取したための健康被害が報告されている．

日本の食事摂取基準では，大量摂取による悪影響や過剰症を考慮して，脂溶性ビタミン，葉酸，ナイアシン，必須ミネラルや微量元素などには耐容上限量が決められている．生活習慣病の予防のために目標量の上限が定められているものもあり，高血圧予防のためのナトリウム値や動脈硬化予防のための飽和脂肪酸量などがそれにあたる．

D 食品の安全性

1. 食品衛生法 ･････････････････････････････

「食品衛生法」では，飲食に関連する衛生上の危害発生の防止を目的として，食品および添加物，器具および容器包装，表示，検査，営業，食中毒患者の届け出などについて規定している．食品衛生監視員が食品監視や指導，立ち入り検査，食中毒調査を行い，食中毒患者を診断した医師は，直ちに最寄りの保健所長に届け出ることになっている．

食品保健行政の責任官庁は厚生労働省であり，第一線の活動機関となっている保健所や検疫所には，食品衛生監視員が配置されている．

2. 食品安全基本法 ･････････････････････････

「食品安全基本法」では，食品の生産から消費までの安全性を確保し，関係者の責務と役割を明らかにし，食のリスクを評価・管理，情報交換する方針が定められている．この法律に基づき，厚生労働省や農林水産省から独立して食品影響評価を行う**食品安全委員会**が内閣府に設置された．食品安全委員会が，食品の健康影響全般について科学的知見に基づき，客観的で中立公正なリスクの評価を進めている．

3. 食品添加物と食品表示 ･･･････････････････

食品添加物は，食品の腐敗や変質を防ぐために用いられるほか，外観などを整えたり嗜好を高めたり，栄養面を強化する目的で使用されている．食品添加物は食中毒を防ぎ，食生活を豊かなものにしている一方で，慢性毒性や複合毒性が心配されている．動物実験や疫学調査による安全性や有効性が確認されているもののみ添加物の使用が認められており（ポジティブリスト方式），1日の摂取許容量より十分に低い量であるよう規制されている．

加工食品および包装された食品については，原材料，添加物，消費（賞味）期限，製造（加工，

Memo 食品中の放射性物質

食品安全委員会では，放射線の生涯の累積線量が 100 mSv 以上で健康影響の可能性があると評価した．これを受け厚生労働省は，食品からの被曝線量が年間 1 mSv を超えないための基準値（放射性セシウム値）を「一般食品」「乳児用食品」「牛乳・乳飲料」「飲料水」に対して定めた．

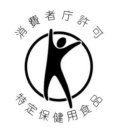 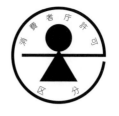

図12-3　特定保健用食品の認証マーク　　**図12-4　特別用途食品の認証マーク**

輸入）者情報の表示，また食品によっては，処理内容や遺伝子組換えなどの表示が義務づけられている．

4. 遺伝子組換え食品 ···

　組換え DNA 技術を用い，別の生物からの遺伝子を取り入れることにより，生産効率や食品の価値を高めた食品については，アレルギー誘発性や有害物の産生，組換え技術に伴う派生的な影響などの安全性審査が行われている．今までに安全性が確認されている作物として，害虫抵抗性のジャガイモ，トウモロコシ，除草剤抵抗性の大豆，ナタネなどそれぞれ数品種があり，食品と添加物を合わせると全部で180品種あまりの遺伝子組換え物が市場に出回っている．食品衛生法に基づき，「遺伝子組換え食品」の表示が義務化され，規格基準に合わないものは輸入・販売ができないようになっている．

5. 保健機能食品 ···

　ライフスタイルの変化とともに食生活が多様化するなかで，錠剤やカプセル形状のビタミン，ミネラル，ハーブ類の食品や飲料が広く流通してきており，虚偽・誇大な広告も横行し，不適切に摂取すると健康を損なうおそれがある．そのため，安全性や有効性について基準を満たした食品を国が認証する「保健機能食品制度」が作られた．

　栄養機能食品は，栄養成分について一定の基準を満たした場合には，栄養にかかわる機能の表示ができるもので，**特定保健用食品**（トクホ）は，医学・栄養学的証拠に基づいて人の健康にある程度の効果が期待できると認められた食品に，健康とのかかわりや疾病リスクの低減を包装に示すことができるものである．また，健康に及ぼす影響が大きく，特に適正な使用が必要である乳幼児，妊産婦，病者らが用いる調整粉乳，糖尿病食，低ナトリウム食品などに対しては，**特別用途食品**と明示されている．

　国（内閣府・消費者庁）が承認した特定保健用食品や特別用途食品には，特定の許可マークがつけられている（図12-3，4）．

6. 衛生管理体系

　製造工程と最終製品の抜き取り検査だけでは，危害のある食品が市中に出回る可能性を取り除けない．そこで，食材の育成・加工・調理・流通の全工程において調査・分析し，監視・記録するHACCP（ハサップ，危害分析重要管理点）方式が取り入れられるようになった．この方式の総合衛生管理製造過程では，危険要因を分析して，衛生管理上重要な部分を集中的に管理・記録することにより，事故が発生した場合でも，責任が明確になり，原因究明と対策を素早く行うことができる．

　欧米諸国や日本ではHACCPの認証制度があり，基準に適合すれば食品の種類または製造・加工施設ごとに厚生労働大臣より承認が与えられている．

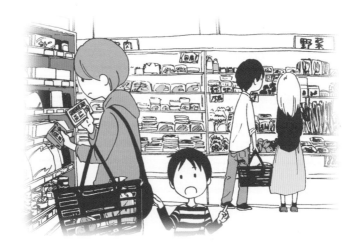

13 章

職業生活と健康

長年同じ職業に従事している人では，職場の環境が少しでも有害なものであれば，日常の生活のなかではみられない特定の健康障害が起こりやすくなる．職業に関連して起こる健康問題や障害を職業病，または職業性疾患という．

こうした問題が起こらないように職場の環境や労働条件を改善し，健康を管理して，職場で働く人々の健康状態をよりよいものにしていかなければならない．

A 職業による病気

1. 職業病の歴史

a. 「職業病」のはじまり

イタリアの医師ラマッチーニは今からおよそ300年前に，特定の職業についている人にはその職種に共通な病気や症状があるとして，『働く人々の病気』という本を執筆した．これは古代から知られていたものも含め，およそ五十数種類もの職業病に関するはじめての本であり，ラマッチーニは「産業衛生の父」ともいわれている．

18世紀にイギリスで産業革命が始まると，職場の環境も激変し，深夜労働や高温・寒冷下の労働，粉じんその他の有害物質にさらされる機会が増え，労働者に病気が多発した．安い賃金で働かされた子どもの煙突清掃員に陰嚢がんの発生率が高いという，最初の職業がんの報告もこの頃に出された．19世紀になって各国でこうした状態が明らかにされ問題となって，労働時の悪条件が少しずつ見直されていった．

b. 日本における変遷

日本でも古くから鉱山で働く人に「よろけ」（じん肺）などがみられ，また，奈良時代や鎌倉時代の大仏の建立にたずさわった職人に水銀中毒が発生したことを疑わせる記録が残されている．明治時代になって紡績業が盛んになると，女性労働者（女工）が過酷な労働条件と劣悪な環境で働かされ，結核の蔓延や悲惨な事故が繰り返された．結核は，この時代から第二次世界大戦後まで日本中で蔓延し，死亡原因の上位を占め続けた．

第一次世界大戦後にILO（国際労働機関）が設立され，各国の労働状態の改善が進められ，日本もこの影響で次々と法律が制定されたが，昭和に入って戦争が始まると労働者の保護は大幅に

制限された．戦後に「**労働基準法**」（1947 年）が制定されると，労働条件は急速に改善され，生活環境の向上や医療の進歩に合わせ，結核や種々の重い職業病も大幅に少なくなった．

c．現代の職業病

1970 年代以降には，今まで手作業で行っていた事務作業が，コンピュータの利用により電子化・自動化され，定型的作業が効率よく進められるようになったが，精神的緊張を長時間強いられたり，あふれる情報に対応しなければならず，働く人のストレスも多種多様になった．コンピュータ機器類の端末作業による健康障害（VDT 障害，頸肩腕症候群など）が増え続け，また，職場不適応やストレスによるうつ病，過労死などの問題も深刻になっている．

2．職業病と作業関連疾患 ・・

a．発生にかかわる要因

職業病が発生する原因は，**作業環境**，**作業様態**，**労働条件**によるものに分けられ，これらの要因が複合して起こる場合も少なくない．おもな環境有害因子による職業病の種類を**表 13-1** にまとめる．

WHO（世界保健機関）では，**作業関連疾患**という考え方を提示し，作業環境，作業様態，労働条件中の要因のほか，作業を行うこと自体が疾病の原因や増悪にかかわる病気を，職業病を含めた幅広い概念で捉えた．原因が複数あり，作業との因果関係が不明確である高血圧症，虚血性心疾患，慢性呼吸器疾患，腰痛症・頸肩腕症候群などの筋骨格系疾患，精神疾患・心身症なども作業関連疾患群として取り上げられている．

① 作業環境

作業している場所の気温や気圧が異常である場合や，過度の音や振動，特殊な光線にさらされる職場であると健康障害が発生する．また，有害なガスや金属，粉じん，有機溶剤などを吸入したり，作業中に皮膚に触れて吸収されたために中毒症状が起こることがある．

② 作業様態

重量物取り扱い作業や介護業務，中腰姿勢あるいは長時間座ったままの作業では，腰痛症が起こりやすい．また長時間コンピュータ画面を注視することで，眼の疲れやドライアイ，肩や腕のだるさ・こり，精神的疲労などさまざまな自覚症状（不定愁訴）を訴える VDT（visual display terminal）障害が起こる．パソコン入力や仕分け作業などを長時間同じ姿勢で繰り返したり，楽器演奏者や調理人などで手・腕を酷使したりすると，手指のしびれや筋肉の機能的・器質的な障害（頸肩腕症候群）が頻発することが知られている．

③ 労働条件

過度の残業や交替制勤務，夜間勤務などでは疲労が蓄積し，病気にかかりやすく，また，事故や災害を引き起こしやすくなる．

表 13-1　おもな環境有害因子による職業病の種類

環境条件		有害因子	障害の形態	対象作業など
物理的環境によるもの	異常温度	高温	熱中症	炉前作業，夏季野外作業
		低温	低体温症，凍傷	冷凍作業
	異常気圧	高圧	締めつけ障害，窒素酔い	潜水夫，トンネル作業
		急速減圧	減圧症	潜水夫，潜函作業
	放射線	紫外線	角膜炎	電気やアセチレンガスによる溶接作業
		赤外線	白内障	ガラス，製鉄などの溶接作業
		可視域のレーザー光	網膜損傷，失明	通信，測距，金属加工など
		X線	貧血，がん	放射線取扱業務
	音	騒音	難聴	びょう打ち，各種工場内の騒音
	振動	振動	レイノー症候群（白ろう病）	林業，鉱業などの振動工具使用作業
	酸素欠乏	密閉・換気不良	酸素欠乏症	マンホール，タンク内作業など
取り扱う物質や発生する物質によるもの	金属	鉛	貧血，腹部疝痛	バッテリー製造，クリスタルガラス製造，染料，塗料（ペンキ，さび止め等）
		水銀	口内炎，神経過敏症	水銀計器・体温計製造
		カドミウム	肺気腫，腎障害	合金製造，メッキ，アルカリ電池製造
		ヒ素	皮膚炎，鼻中隔穿孔	金属製錬所，銅精錬所
		金属ヒューム	金属熱	真鍮製造・加工
	有機化合物	ベンゼン	貧血，白血病	合成ゴム，染料，医薬品原料
		その他の有機溶剤	麻酔作用，皮膚・肝障害	塗料，接着剤，クリーニング
	ガス	一酸化炭素	昏睡，死亡，歩行障害，失語症	トンネル内作業，爆発事故，不完全燃焼
		硫化水素	肺水腫，呼吸麻痺	下水工事，パルプ・セロファン製造
	粉じん（無機）	遊離ケイ酸，石綿（アスベスト）	肺機能障害，じん肺，悪性中皮腫	鉱山，陶磁器製造，採石・石切業，ビル解体
	粉じん（有機）	木材・干し草粉じん	喘息，アレルギー症	木工，サイロ・さとうきび畑作業
		獣毛		獣毛取り扱い作業，鳩飼育
作業様態によるもの	作業形態	夜勤を伴う交替制勤務	不眠症	情報機器作業（VDT作業），長距離運転など
		看視作業	眼精疲労・情緒不安定	
		不規則作業	心因性疾病	
		静的作業	精神的肉体的疲労	
	作業条件	作業姿勢	腰痛，頸肩腕障害	重量物作業，介護労働，打鍵作業など
		作業強度		
		作業時間		

・過労死 長時間の残業や休日返上の勤務が強いられると，精神的・肉体的負担がかかり，高血圧や動脈硬化などの作業関連疾患が悪化し，心臓病や脳出血などで死に至ることがある．これを過労死といい，日本では労働時間が法律で制限されているにもかかわらず，突然死する事例が繰り返される．

過重労働が大きなストレスとなり疲れきってしまい，自殺に至ってしまう**過労自殺**も，過労死に含まれる．うつ病や燃え尽き症候群を引き起こしがちで自殺の危険性が高い人を早期に発見し，職場や家庭などで働く者の命と健康を守る手立てを講ずることが重要である．死亡前の勤務状態が苛酷でストレスが過大であったことが証明できれば，こうした死亡も労働災害（労災）として認められ，補償されるようになっている．

┃ b. 有害物質による職業病

職業病には作業様態や物理的な環境の悪化が原因で発生するもののほか，有害物の取り扱いや発生した毒性物質にさらされたことで起こるものがある．

・産業中毒 20世紀の半ばまで，日本の産業現場ではガス，金属，有機溶剤，有機化合物などによる典型的な中毒症例が数多くみられた．近年では作業環境や作業の方法が改善されたことにより，急性や重症の中毒はほとんどみられなくなっているが，低濃度で長期的に曝露されることで，慢性中毒症状が現れることがある．微量でも神経毒性を持つ水銀や鉛などの重金属，発がん性が疑われる有機化合物類については，許容濃度や安全基準値が見直されている．

・じん肺 作業現場で粉じんを吸入し続けると，肺の組織の線維化が進み，咳や痰，息切れ，呼吸困難などの症状が現れる．岩石・土砂に含まれる無機質の粉じんは，粒径が1～5μm程度の粒子が最も気管や気管支に沈着しやすく，曝露期間が長くなると肺機能が徐々に低下し，職場を離れても進行し完治しない．石綿（アスベスト），ケイ酸，アルミニウムや鉄などの金属粉に曝露される労働者は，「じん肺法」により管理されている．特に石綿を吸入すると十数年経ってから肺がんや**悪性中皮腫**を発症する危険が高くなるため，日本や欧州はじめ多くの国で，石綿の製造や輸入，使用は禁止されている．

・職業がん 煙突清掃員の陰嚢がん，鉱山労働者の肺がん，レントゲン技師（診療放射線技師）の皮膚がんなど，特定の職業人に多いがんが見つかり，それがきっかけとなって職業がんに注意がはらわれるようになった．ヒ素，クロム，石綿などによる肺がん，以前化学染料に使われていた物質（ベンジジン，β-ナフチルアミンなど）による膀胱がん，タール類による皮膚がん，ベンゼンによる白血病の発生などが明らかとなっている．職業がんは発症までの潜伏期が数年から数十年と長く，いまだ因果関係が確定されていないものも多い．証拠不十分でもヒトに対しておそらく発がん性があるとされている物質は百種類近くに上っており，動物実験やヒトを対象とした

疫学調査を進めるとともに，労働者の健康診断と離職後に至るまでの健康管理を続けなければならない．

B 労働災害

1. 発生状況

労働災害（労災）とは，業務上または通勤途中で発生した負傷，疾病，障害，死亡をいう．労災による死亡者は，1960 年代の中頃には年間 6,000 人を超えていたが，その後減少を続けており，ここ数年では 800 人程度となっている．仕事を 4 日以上休むような負傷者は今でも年間約 13 万人おり，建設業，製造業，陸運貨物業で重大災害が発生することが多い．業務上疾病の発生件数の内訳では，「病原体による疾病」，「災害性腰痛」が多数を占めている．

2. 労働者災害補償制度

労災と認定されれば，「労働者災害補償保険法」による補償給付を受けることができる．保険料は事業者が全額を負担し，派遣労働者やアルバイトを含むすべての労働者が補償の対象となる．労災認定は労働基準監督署で行われており，因果関係が明瞭な負傷では問題ないが，業務との関連性の判定が難しい疾病では，認定の基準が定められている．出張や通勤途上中の事故についても補償されるが，合理的でない通勤手段・方法であったり，経路を中断・逸脱した場合には認められない．

C 職業病の予防と健康管理

職業病や労災の発生を予防するために，**作業環境管理，作業管理，健康管理**の 3 つが重要であり，これらを**労働衛生の 3 管理**という．これに加え，円滑な労働衛生管理体制と労働者の衛生教育を進めることが効果的である（表 13-2）．

> ### Memo ヒヤリ・ハット事例
>
> 結果として危険な事故にはならなかったが，突発的出来事にヒヤリとしたりハッとする経験をしたといった，潜在的な事故のことをいう．1 件の重大事故の背景には，29 件の軽度な事故・災害があり，さらにその裏には 300 件のヒヤリ・ハット事例が潜んでいるといわれている（ハインリッヒの法則）．労災事故の防止のためには，小さなヒヤリ・ハット事例を見過ごさないことが大切である．

表13-2　労働衛生の3管理

			管理目的	管理内容	評価すべき項目	評価指標	判断基準
労働衛生管理	労働衛生の3管理	作業環境管理	体外	発生の抑制	代替 使用形態，条件 生産工程の変更 設備，装置の負荷	有害物質使用量 ↓ 発生量	環境気中濃度	管理濃度
				隔離	遠隔操作，自動化，密閉			
				除去	局所排気 全体換気 建物の構造改善			
		作業管理	体表	侵入の抑制	作業場所 作業方法 作業姿勢 曝露時間 呼吸保護具 教育	体内侵入量 ↓ 急性反応の程度	生物学的指標	曝露濃度	曝露限界
		健康管理	体内	傷害の予防	生活指導 休養 治療 適正配置	健康影響	健康診断結果	生物学的曝露指標（BEI）
	健康教育（労働衛生教育）		労働衛生教育（法定の教育・研修・訓練を含む），一般健康教育，健康保持増進教育				
	労働衛生管理体制（総括管理）		事業主・事業場・安全衛生管理体制の把握，コミュニケーションなど				

（厚生労働統計協会 編：図説国民衛生の動向 2017/2018，p.112，図）

1. 作業環境管理

　有害な物質や因子は取り除き，労働者への影響をできる限り少なくすることが大切である．除去できない場合は，有害物質をなるべく低毒性のものに替えるほか，発生源の密閉，自動化や遠隔操作による隔離を行い，良好な作業環境を保つ．また，全体換気や局所排気装置を整え，環境測定を行って状態の把握と評価を定期的に行う．

　有害物質を扱う職場では，作業環境中の物質濃度に配慮するための指針が必要となる．1日8時間，週40時間程度作業を行っても，ほとんどすべての労働者に健康上の悪影響がみられない濃度を**許容濃度**といい，各職場の安全管理者や衛生管理者がこの基準を超えないよう作業環境の管理を行っている．

2. 作業管理

　有害物質や有害なエネルギーがヒトに及ぼす影響は，作業の内容や方法によって違ってくる．労働者の健康を守るためには，作業場所や工程を改良し，作業方法や姿勢を適切に管理するとと

もに，有害物質を取り扱う時間の上限や呼吸保護具・手袋などの着用についても徹底する必要がある．

　働きすぎを防ぐために，「労働基準法」では労働時間の上限を 1 日 8 時間，1 週間では 40 時間以内と定めており，それ以上は労使の協約がなければ認められないことになっている．そのほか女性労働者の産前産後休暇や，18 歳未満の者の深夜業・危険有害業務の就業制限などについても「労働基準法」で定められている．

3. 健康管理

　作業方法や環境をいかに管理して安全を図っても，健康は個人差も大きい．実際に労働者が健康障害を起こしていることをいち早く発見し，直ちに治療を始めることや，職場を替えるなどの処置をとることが大切である．

　そのために労働者全員に年に一度定期健康診断を行うことになっており，特に有害な環境での作業については，6 か月ごとに特殊健康診断を実施することが取り決められている．また，職場を離れても進行するじん肺や職業がんでは，離職後の健診・健康管理も義務づけられている．

　産業医は疾病の早期発見や治療だけでなく，労働者の健康の保持増進のために，健康教育や生活・休養の指導も合わせて行っている．

D 近年の産業保健の問題と対策

1. 労働時間

　労働時間は ILO では週 40 時間制を基準と掲げて各国に勧告しており，日本でも「労働基準法」の改正により 1985 年から同様の基準を採り入れた．長時間労働を抑えるために「労働基準法」はたびたび改正され，2019 年からは政府主導の「働き方改革」を実践するために，残業時間の上限規制や有給休暇の確実な取得を義務化した新しい基準が適用されている．しかし，基準を守っていない会社が多いのが現状であり，立ち入り調査を行い，記録には残らない「サービス残業」などが強いられている職場を減らすための努力が続けられている．

2. メンタルヘルス対策 ··························

　労働者が職場でストレスや強い不安を感じることにより，うつ病などの心の病気を発症し，自殺に至るケースが日本では多く，産業保健と地域保健の関連機関が連携して，メンタルヘルス対策を強化している．厚生労働省では2006年に「労働者の心の健康の保持増進のための指針（メンタルヘルス指針）」を公表し，2015年には従業員数50人以上の事業場に対して定期的に労働者のストレス検査を実施することを義務づけた（ストレスチェック制度）．ストレス調査票結果に基づき面接指導を行うことで，労働者のメンタルヘルスの不調を未然に防ぎ，うつ病や自殺の予防と職場環境の改善につなげることを目指している．

3. 非正規雇用の問題 ··························

　企業が人件費抑制のために，正規雇用（フルタイム労働）である正社員の採用を減らし，パート・アルバイト・派遣・契約社員などの非正規雇用者を増やし続けたため，待遇格差などさまざまな問題が生じることになった．権利や処遇を守るため，「短時間労働者の雇用管理の改善等に関する法律（パートタイム労働法）」や「労働者派遣法」などが制定されたが，依然として非正規雇用者は賃金や昇給，福利厚生が不十分であり，景気が悪くなれば解雇されることが多い．それらの不合理な待遇の差を禁止するため，2020年より法律が改正され，新たに「パートタイム・有期雇用労働法」に基づく「同一労働同一賃金ガイドライン」が公表され，原則となる考え方や具体例が示された．

4. 労働力の不足 ··························

　高齢化と人口減少が急速に進む日本の社会では，労働力不足が顕在化し，何らかのかたちで補わなければ経済が成り立たない時代になりつつある．これからは女性，高齢者，障害者，外国人など，働くことを希望するすべての人が意欲と能力を発揮できる全員参加型社会の実現が求められている．近年，女性活躍推進法，高齢者雇用安定法，改正障害者雇用促進法など，多様な人材を積極的に活用していく際の後ろ盾となる法規が整備された．

14 章

保健・医療の行政

住民が病気や心身の障害にならないためには，住居や労働の環境が衛生的で安全なものとなるよう，各種衛生施設が完備されて適切に使われるとともに，保健医療の体制や施策も十分に行き届いていることが求められる．また保健・衛生の行政は，国内的な現象のみを捉えて国民の健康や厚生に貢献できた時代は過ぎ，国際的な視野で取り組まなくてはならない課題が増加している．本章では，地域の医療・保健・福祉に取り組む行政のしくみと制度，さらに国際保健について学ぶ．

A 衛生行政

1. 衛生行政のしくみ

衛生行政を担う国のおもな組織は厚生労働省であり，一般衛生行政（または地域保健行政）と労働衛生行政を担当している．学校での児童・生徒や職員の健康にかかわる学校保健行政は文部科学省が中心となって行っており，また，環境汚染の防止や環境の保全については環境省が担っている．

a. 一般衛生行政

国内では，国（厚生労働省）-都道府県-保健所-市町村の一貫した体系ができている．「地域保健法施行令」で指定された政令市と東京23区（特別区）では，国（厚生労働省）政令市・特別区（衛生主管部局）-保健所の体系になっている．

地域の住民の健康に直接的に関連する活動の中核となるのは，保健所と市町村保健センターである．

① 厚生労働省

内部部局として大臣官房（統計情報部）ほか健康局，医薬・生活衛生局，労働基準局など11局，外局として社会保険庁，中央労働委員会があるほか，各種審議会や省設置の機関として研究所，療養所，検疫所などがある．

それぞれの部局を通して，法律に規定された事項と予算に基づいた事業を実施し，社会福祉や公衆衛生の向上，労働者の働く環境の整備や職業の確保を進めている．

表 14-1　保健所の業務

```
① 地域保健に関する衛生思想の普及と向上
② 人口動態統計, その他地域保健に関する統計
③ 栄養の改善, 食品衛生
④ 環境衛生（住宅, 上下水道, 廃棄物処理など）
⑤ 医事, 薬事に関すること（医療監視）
⑥ 保健師に関すること
⑦ 公共医療事業の向上と推進
⑧ 母性, 乳幼児, 老人の保健
⑨ 歯科保健
⑩ 精神保健
⑪ 難病などによる長期療養を必要とする者の保健
⑫ エイズ, 結核, 性病, 感染症その他の疾病予防
⑬ 衛生上の試験と検査
⑭ 地域住民の健康の保持と増進
```

② 都道府県

　かつては独立した衛生部局がある自治体が多かったが, 現在では健康福祉部または福祉保健部といった, 保健・医療・福祉を連携させた部局が多くなっている. 衛生関係は5〜7課に分かれ, 医務, 薬務, 保健予防, 環境衛生, 食品衛生などに関する行政を担当している. 関連機関として保健所, 試験研究機関, 精神保健福祉センターなどがある.

③ 保健所

　「保健所法」が制定された当初（1937年）は, 伝染病（感染症）, 寄生虫, 母子衛生対策などが保健所のおもな業務であった. 戦後は疾病予防, 健康相談, 保健指導, 生活・食品衛生など, 表14-1に示すさまざまな公衆衛生活動を担っている.「地域保健法」（1994年）の制定により, サービスの受け手である生活者の立場が重視され, 地域保健の広域的, 専門的, 技術的拠点としての機能が強化された.

④ 市町村

　人口100万人以上の大都市には衛生局と清掃局があり, 人口10万人以上の中都市には衛生部局, 10万人未満の市や町では衛生課が衛生と清掃を担当している.

・市町村保健センター　多様化, 高度化しつつある対人保健サービスに対応するため,「地域保健法」に基づいて設置された. 行政組織である保健所よりも, さらに地域住民に密着して, 健康相談, 健康診断, 予防接種, 保健指導などの直接的な保健サービス業務を行っている. 地域住民が健康づくりの諸活動や健康教育を行うための施設としても利用されている.

・地域保健従事者　保健所や市町村保健センターなどでは, 地域公衆衛生活動の専門家として, 主に行政保健師が保健指導や健康診査, 健康教育を行っている. その他にも多くの専門職がかかわっており, 医師, 歯科医師, 看護師, 助産師, 薬剤師, 理学療法士, 作業療法士, 言語聴覚士, 精神保健福祉士, 社会福祉士, 歯科衛生士, 栄養士などが地域の保健・医療・福祉を支えている.

b. その他の衛生行政

① 労働衛生行政

厚生労働省労働基準局が担当し，一般的な労働安全衛生については安全衛生部が取り行っている．各都道府県には，国の直轄機関として労働局，その下に労働基準局が置かれている．これらの機関には労働基準監督官や労働衛生専門官など，事業場での健康管理対策を監督・指導する専門家が置かれている．

② 学校保健行政

文部科学省-都道府県教育委員会-市区町村教育委員会-学校の体系ができており，国は文部科学省のスポーツ・青少年局が，都道府県では教育委員会や知事部局が，市区町村では教育委員会が担当している．また，子どもに対する行政業務を統合・調整するために，新たにこども家庭庁が内閣府に設置された．

③ 環境保全行政

環境保全，公害の防止，自然環境の保護と整備を目的として，国では環境省が総合的に取り行っている．内部の部局は地球環境局，水・大気環境局，自然環境局，環境再生・資源循環局のほか，各種審査会や外局として原子力規制委員会，所轄の独立行政法人として国立環境研究所などが置かれている．

B 医療制度

1. 医療施設

医療施設は，「医療法」に基づき，病院と診療所に分けられている．20人以上の患者を入院させる施設があるものを病院といい，一般病院のほかに地域医療支援病院や高度な医療を提供する特定機能病院なども合わせて，国内には約8千の病院がある．入院病床がないか，あっても19床以下の施設は診療所といい，全国で約10万か所が開設されている．また，病状が安定しており入院医療の必要のない人にリハビリテーションや看護などを行う施設を介護老人保健施設という．そのほか「医療法」で定められている医療施設として，歯科診療所，助産所，保険薬局がある．

2. 地域医療

a. かかりつけ医

地域医療を円滑に進めるには，住民の身近な健康相談や診療などは，近所にある診療所のかかりつけ医（家庭医）が対応し，必要があれば適切な専門医や病院を紹介してもらうのが望ましい．評判のよい大きな病院では，患者が殺到して診療時間が短く，種々の検査をまとめて行い，その結果から機械的な処置や処方を行いがちである．患者は，十分な説明を受けて自発的に医療の方

針に同意するための**インフォームド・コンセント**を受け，診断や治療に疑問や不安のあるときは，別の病院に**セカンド・オピニオン**を求める権利を持っている.

┃ b. 在宅医療・在宅ケア

患者の **QOL**（生活の質 quality of life）を重視した医療のあり方のひとつとして，在宅での医療が見直されている. 自宅での補助療法に保険が適用されるようになり，在宅医療機器も進歩したため，自宅でも病院とほぼ同様の医療が受けられるようになった. 高齢や不治の病で自宅での療養を望む者には，家族がかかりつけ医，訪問看護師，薬剤師，保健師，ヘルパー（介護士）などと協力体制をとって，最後まで在宅で看取るケースも増えている.

┃ c. へき地医療

交通が不便で人口の少ない離島や山村には無医地区がまだ残されており，国や都道府県がさまざまな対策を進めている. 医師や保健師の派遣を強化しているほか，へき地に患者輸送車（艇），巡回診療車を回したり，代診医の確保と勤務環境の支援，へき地医療情報システムの導入などを行っている.

3. 救急医療 ···

日本の救急医療体制は，外来診療で対応する初期，入院治療を必要とする重症な救急患者を対象とした二次，さらに，二次救急医療機関で対応できない重篤な救急患者に高度な医療を提供する三次に分けて整備されている. 三次の医療を担う病院として，**救命救急センター**があり，都道府県が立てる医療計画により指定される.

国家資格を取得した救急救命士は，病院へ搬送する救急車の中で，人工呼吸と心臓マッサージによる心肺蘇生のほか，医師の指示のもとで気管挿管や薬剤投与などの処置が行える. また不整脈などが原因で病院から離れた所で急に心停止に陥った場合，発生からきわめて短い時間内に電気的刺激で正常な動きを取り戻すこと（心室除細動）が必要とされる. そのため，その場に居合わせた者が速やかに対応できるよう，一般人でも **AED**（自動体外式除細動器）の使用が認められており，公共の場で AED 装置の設置が進められている.

救急車の受け入れ先の不足や対応の不備が問題となっているが，一方で，緊急性がなくても救急車を呼んだり，深夜や休日に気軽に救急外来を受診するといった，患者側のモラルの低下も問題となっている.

4. 災害時の医療と公衆衛生 ·····························

災害発生時の医療については，救急医療のための災害拠点病院が設置され，災害派遣医療チー

ム（disaster medical assistance team：DMAT）を派遣する．治療すべき患者の適切な選別（**トリアージ**）がなされたうえで，応急医療やドクターヘリなどと連携した搬送支援，被災地域内の医療情報収集と伝達が行われている．

DMAT の公衆衛生版として，災害時健康危機管理支援チーム（disaster health emergency assistance team：DHEAT）が新しく創設された．専門的な研修・訓練を受けた医師や薬剤師，保健師など多職種で編成される DHEAT が，被災自治体の指揮調整機能を支援することが期待されている．

・災害拠点病院 災害発生時に傷病者を受け入れる病院を支援する医療機関を指し，被災地域内での迅速な医療救援活動の拠点となる．一般的な病院としての機能に加えて，飲食料の備蓄やヘリコプターの離着陸場を備えるなど，運営体制と施設・設備についての指定要件が定められている．

・防災基本計画 防災体制の確立，災害の応急・復旧対策の迅速化，科学技術研究の推進などに関する総合的かつ長期的な計画であり，1963 年に災害対策基本法に基づき策定された．1995 年の阪神・淡路大震災を契機に見直しがなされ，自治体の地域防災計画の指針となっている．

C 医療保障

1. 国民医療費

国民医療費とは，医療機関で病気やけがを治療した際にかかった総費用で，正常出産や健康診断，予防接種，市販薬購入などの費用は含まれない．上昇傾向が続いており，2020 年にはおよそ 43 兆円，国民所得の約 11％に上っている．65 歳以上の高齢者の医療費が，全体の半分以上を占め，高血圧・脂質異常症などの循環器系の疾患やがんの治療にかかる費用が多くなっている．病気の予防や介護予防に重点をおいた対策や制度が強化されているが，人口の高齢化や出生率の低下，医療技術の向上などで増大する一方の医療費を，今後どのように抑え負担していくかが重大な課題となっている．

2. 医療保険

けがや病気になったとき，わずかな負担で必要な治療が受けられるよう，日本ではすべての国民がいずれかの医療保険制度に加入することになっている（国民皆保険）．医療給付を受ける被保険者は，毎月の収入の一部を保険料として事業者（保険者）に納め，実際に医療を受ける際は 1〜3 割程度の自己負担金を支払う．

職域ごとの被用者（勤務先のある人）を対象とした**被用者保険**と，自営業者や農家，勤務先のない人とその家族を対象とした**国民健康保険**とがある．このほかに，「後期高齢者医療制度」によって原則 75 歳以上に適用される医療保険が 2008 年から新しく導入され，これまでは扶養家族であった高齢者も，収入に応じた保険料を負担することになった．

3. 公費負担医療

社会保障のひとつとして，法律や国の予算措置により医療を提供する制度がある．このような公費医療制度には，「生活保護法」，「感染症法」（結核，1 類感染症の入院など），「精神保健福祉法」などの法律に基づくもののほか，難病といわれる特定疾患（潰瘍性大腸炎，パーキンソン病など）や肝炎治療，小児慢性疾患の患者を対象に，国の予算措置により費用が支給されるものがある．

一定所得以下で生活保護が適用される世帯には，生活費が支給されるとともに，医療費の自己負担が免除される．「生活保護法」以外にも「児童福祉法」，「障害者総合支援法」，「母子保健法」などに基づいて社会福祉的な支援が行われているほか，原爆被爆者や戦傷病者，公害病認定患者，予防接種の被害者なども公費負担医療の対象となっている．

D 国際保健

公衆衛生にかかわる課題は国際間で共通するものが多い．たとえば，感染症の広がりをせき止めるためには，流行に関する情報を世界各国に通報し，各国の協力のもとで防疫活動を進めていくことが望ましい．国際間の保健医療問題では，1945 年に発足した**国際連合**（通称：国連，UN）に属する保健分野での専門機関が中心的な役割を果たしている．近年，国際的視野で取り組むべき課題が増えるとともに，国際的地位が向上したわが国は，医療・公衆衛生の分野においても援助・指導の役割を担うことが求められるようになった．

1. 国際協力のしくみ

「国際協力」とは，開発途上国の国民生活の向上のために，人や物・技術的資源を提供することであり，自国民の生活の向上を目的とする「国際交流」とは区別される．国際協力の方法として，2 国間協力と多国間協力があり，前者は，2 国間贈与（返済を求めない無償資金協力）と 2 国間政府貸付（有償資金協力）からなる国際協力をいい，後者は各国の出資・拠出を基に国際機関が実施する援助のことをいう．

2 国間協力は援助国・被援助国の政治および経済関係に影響されるのに対し，多国間協力は，国際機関の設立目的や活動方針によって援助が行われるため，そのような影響が少ないが，援助

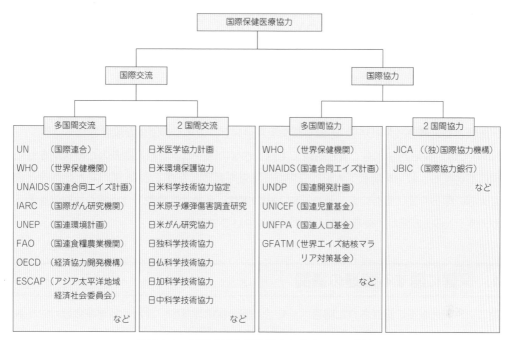

図 14-1　国際交流と国際協力を行うおもな機関

（厚生労働統計協会 編：国民衛生の動向 2019/2020, p.40, 図 8）

国の意思が反映されないことを理由に，援助国が脱退したり，拠出金の支払いを停止するケースもある．おもな国際機関を**図 14-1**に示す.

2. ODA（政府開発援助）

　わが国の政府ベースの無償資金協力と技術協力は，おもに外務省所管の独立行政法人である**JICA**（国際協力機構）が中心となって行われている．おもな事業内容は，専門家の派遣，機材・施設の供与，研修生の受け入れなどであり，2 国間協力によって開発途上国の保健医療の向上に努めている．病院・研究所などの無償建設協力や専門家の派遣，青年海外協力隊やシニア海外ボランティアなどの養成と派遣のほか，世界各地で突発的に発生する災害に対し，国際緊急援助活動も行っている．これらの事業の多くは，事業計画の立案から実施，評価までを一貫して計画的に行うプロジェクト方式により進められている.

　わが国の**ODA**では，開発途上国や国際機関への財政的貢献はかなり大きなものとなっているが，国連などで働く日本人職員が少ないことが指摘されている．こうした人材の確保や派遣も積極的に取り組まなければならない課題となっている.

3. 民間の国際協力（NGO）

ODA に対し，民間団体の援助組織のことを **NGO**（非政府組織）といい，1965 年頃より活動が始められた．保健医療分野の NGO には，世界的な援助組織である国際赤十字・赤新月社連盟，国境なき医師団（MSF）などのほか，わが国でも日本キリスト教海外医療協力会（JOCS），アジア医師連絡協議会（AMDA），国際看護交流協会など，数多くの団体が設立されている．

NGO では，政治的な理由で国連組織に加盟できない国や戦争や経済制裁のため援助を行えない国においても，政治を離れて人道的立場から活動を行うことができる．ODA と比べると資金源が大幅に限られているものの，それぞれの国の実状に合わせた柔軟できめ細かな対応をとることができ，NGO の果たす役割はますます大きくなりつつある．

4. 保健に関する国連の機関

第二次世界大戦後に設立された国連は，総会，安全保障理事会，経済社会理事会ほか，多数の専門機関から成り立っている．保健にかかわる機関としては以下のものがある．

a. WHO（世界保健機関）

1948 年に設立され，本部事務局はスイスのジュネーブにある．「すべての人々が可能な最高の健康水準に到達すること」（**世界保健憲章**）を設立の目的としている．世界を 6 つの地域に分けて担当地域事務局を設置して，地域性の高い国際保健問題に対し素早く適切な対応を図っている．おもな活動として，結核・熱帯病などの感染症対策，国際疾病分類（ICD）の作成と衛生統計，診断や薬などの基準づくりのほか，精神保健を含むあらゆる保健医療を対象とした技術協力，研究開発を行っている．

WHO の積極的活動により，痘そう（天然痘）は地球上から完全に消滅した初めての感染症となり，1980 年に痘そう根絶宣言がなされた．この経験を生かし，現在は，ポリオ（急性灰白髄炎）を根絶する計画を進めている．また近年の重要課題として，新型コロナウイルス感染症，エイズ，マラリアなどの感染症対策，がん，循環器疾患，糖尿病などの慢性疾患対策，食品保健，たばこ対策にも力を入れている．

b. UNICEF（ユニセフ，国連児童基金）

開発途上国の児童の救済を目的として 1946 年に設立され，子どもたちの緊急援助や栄養改善，生活・教育支援のほか，急性の呼吸器感染症や下痢による脱水症を防いだり，母乳哺育を広める活動などを行っている．WHO と協力して予防接種を開発途上国で広めており，また近年では，母子感染やエイズ孤児を救済するためのエイズ対策にも積極的に取り組んでいる．

c. ILO（国際労働機関）

1919年に設立され，第二次世界大戦後に国連と協定を結んだ国際機関で，世界の労働者のために，労働条件の改善や労働災害の防止に関する活動を行っている．労働基準の設定や労働者の健康保護についての勧告の適用を進めたり，国際的な技術協力や労働衛生全般にわたる情報サービスの提供も行っている．

d. その他の保健にかかわる国連機関

・UNEP（国連環境計画） 国連人間環境会議（1972年ストックホルム会議）の人間環境宣言を受けて発足した．環境問題対策や自然保護，人口の急増と貧困の問題に対する活動を行っている．

・FAO（国連食糧農業機関） 世界の食糧生産や分配の改善と生活の向上を目的に1945年に設立され，食料・栄養に関する情報収集と技術供与も行っている．

・UNAIDS（国連合同エイズ計画） 複数の国連機関の共同予算により1996年に発足し，HIV感染の予防や感染者へのケア，研究，人材育成などエイズ対策を世界規模で行っている．

別表

別表1　死因順位の年次変動（死亡率は人口10万対）

年次	第1位 死因	死亡率	第2位 死因	死亡率	第3位 死因	死亡率	第4位 死因	死亡率	第5位 死因	死亡率
1900年	肺炎·気管支炎	226.1	全結核	163.7	脳血管疾患	159.2	胃腸炎	133.8	老衰	131.0
1905	〃	247.4	〃	206.0	〃	163.4	老衰	139.9	胃腸炎	137.2
1910	〃	262.0	〃	230.2	胃腸炎	213.4	脳血管疾患	131.9	老衰	120.2
1915	〃	261.1	胃腸炎	247.2	全結核	219.7	〃	128.8	〃	112.5
1920	〃	408.0	〃	254.2	〃	223.7	インフルエンザ	193.7	脳血管疾患	157.6
1925	〃	275.6	〃	238.2	〃	194.1	脳血管疾患	161.2	老衰	117.3
1930	胃腸炎	221.4	肺炎·気管支炎	200.1	〃	185.6	〃	162.8	〃	118.8
1935	全結核	190.8	〃	186.7	胃腸炎	173.2	〃	165.4	〃	114.0
1940	〃	212.9	〃	185.8	脳血管疾患	177.7	胃腸炎	159.2	〃	124.5
1947	〃	187.2	〃	174.8	胃腸炎	136.8	脳血管疾患	129.4	〃	100.3
1950	〃	146.4	脳血管疾患	127.1	肺炎·気管支炎	93.2	胃腸炎	82.4	悪性新生物	77.4
1951	脳血管疾患	125.2	全結核	110.3	〃	82.2	悪性新生物	78.5	老衰	70.7
1955	〃	136.1	悪性新生物	87.1	老衰	67.1	心疾患	60.9	全結核	52.3
1960	〃	160.7	〃	100.4	心疾患	73.2	老衰	58.0	肺炎·気管支炎	49.3
1965	〃	175.8	〃	108.4	〃	77.0	〃	50.0	不慮の事故	40.9
1970	〃	175.8	〃	116.3	〃	86.7	不慮の事故	42.5	老衰	38.1
1975	〃	156.7	〃	122.6	〃	89.2	肺炎·気管支炎	33.7	不慮の事故	30.3
1980	〃	139.5	〃	139.1	〃	106.2	〃	33.7	老衰	27.6
1981	悪性新生物	142.0	脳血管疾患	134.3	〃	107.5	〃	33.7	〃	25.5
1985	〃	156.1	心疾患	117.3	脳血管疾患	112.2	〃	42.7	不慮の事故	24.6
1990	〃	177.2	〃	134.8	〃	99.4	〃	60.7	〃	26.2
1995	〃	211.6	脳血管疾患	117.9	心疾患	112.0	肺炎	64.1	〃	36.5
2000	〃	235.2	心疾患	116.8	脳血管疾患	105.5	〃	69.2	〃	31.4
2005	〃	258.3	〃	137.2	〃	105.3	〃	85.0	〃	31.6
2010	〃	279.7	〃	149.8	〃	97.7	〃	94.1	老衰	35.9
2011	〃	283.2	〃	154.5	肺炎	98.9	脳血管疾患	98.2	不慮の事故	47.1
2015	〃	298.2	〃	158.2	〃	95.3	〃	89.4	老衰	67.7
2020	〃	307.0	〃	166.7	老衰	107.5	〃	83.5	肺炎	63.6
2022	〃	316.1	〃	190.8	〃	147.1	〃	88.1	〃	60.6

（資料：厚生労働省「人口動態統計」）

別表2-1　死因順位・死亡率（人口10万対），性・年齢階級別　2020年

総　数

	総死亡率	第 1 位 死 因	死亡率	第 2 位 死 因	死亡率	第 3 位 死 因	死亡率	第 4 位 死 因	死亡率	第 5 位 死 因	死亡率
総　数	1113.7	悪性新生物〈腫瘍〉	307.0	心 疾 患	166.7	老　衰	107.5	脳血管疾患	83.5	肺　炎	63.6
0歳*	191.2#	先天奇形, 変形及び染色体異常	64.8	周産期に特異的な呼吸障害等	27.4	乳幼児突然死症候群	9.6	胎児及び新生児の出血性障害等	7.4	不慮の事故	6.9
1〜 4	17.5#	〃	2.3	悪性新生物〈腫瘍〉	1.6	不慮の事故	1.5	心 疾 患	0.6	インフルエンザ	0.5
5〜 9	6.2	悪性新生物〈腫瘍〉	1.6	不慮の事故	1.0	先天奇形, 変形及び染色体異常	0.6	〃	0.4	〃	0.2
10〜14	8.1	自　殺	2.3	悪性新生物〈腫瘍〉	1.6	不慮の事故	1.0	〃	0.5	先天奇形, 変形及び染色体異常	0.4
15〜19	22.6	〃	11.4	不慮の事故	4.1	悪性新生物〈腫瘍〉	2.0	〃	0.8	〃	0.4
20〜24	36.5	〃	20.8	〃	4.8	〃	2.5	〃	1.4	〃	0.5
25〜29	38.2	〃	19.9	悪性新生物〈腫瘍〉	4.0	不慮の事故	3.7	〃	2.3	脳血管疾患	0.9
30〜34	46.2	〃	19.0	〃	7.9	〃	4.0	〃	3.3	〃	1.5
35〜39	61.3	〃	18.4	〃	14.1	心 疾 患	5.1	不慮の事故	3.9	〃	3.7
40〜44	93.5	悪性新生物〈腫瘍〉	26.1	自　殺	19.2	〃	10.4	脳血管疾患	8.0	肝 疾 患	5.3
45〜49	146.4	〃	47.2	〃	19.1	〃	17.9	〃	13.6	〃	8.6
50〜54	232.0	〃	85.1	心 疾 患	30.1	自　殺	20.4	〃	20.3	〃	12.8
55〜59	353.1	〃	147.1	〃	46.0	脳血管疾患	25.7	自　殺	20.2	〃	17.3
60〜64	551.1	〃	248.4	〃	67.7	〃	37.9	肝 疾 患	20.9	自　殺	18.9
65〜69	890.8	〃	419.1	〃	107.5	〃	58.0	不慮の事故	25.7	肝 疾 患	24.1
70〜74	1351.6	〃	610.5	〃	165.2	〃	91.5	肺　炎	45.0	不慮の事故	37.1
75〜79	2291.5	〃	886.1	〃	296.6	〃	167.6	〃	106.9	〃	66.5
80〜84	40006.3	〃	1224.3	〃	569.0	〃	315.2	〃	242.7	老　衰	202.2
85〜89	7390.2	〃	1688.8	〃	1188.9	老　衰	719.3	脳血管疾患	602.7	肺　炎	536.6
90〜94	13342.0	心 疾 患	2381.2	老　衰	269.1	悪性新生物〈腫瘍〉	2044.7	〃	1037.9	〃	1032.5
95〜99	22677.2	老　衰	6384.8	心 疾 患	4174.9	〃	2103.3	肺　炎	1686.9	脳血管疾患	1630.1
100歳以上	39420.0	〃	17021.7	〃	6397.8	肺　炎	2573.3	脳血管疾患	2275.1	悪性新生物〈腫瘍〉	1833.2

（資料　厚生労働省「人口動態統計」）

*0歳は出生10万対　#2019年
心疾患　←　心疾患（高血圧性を除く）　悪性新生物　←　悪性新生物（腫瘍）

別表 2-2　死因順位・死亡率（人口 10 万対），性・年齢階級別　2020 年

男

	総死亡率	第 1 位		第 2 位		第 3 位		第 4 位		第 5 位	
		死因	死亡率	死因	死亡率	死因	死亡率	死因	死亡率	死因	死亡率
総　数	1179.2	悪性新生物〈腫瘍〉	368.7	心疾患	165.6	脳血管疾患	84.0	肺炎	74.9	老衰	59.7
0 歳*	201.2#	先天奇形, 変形及び染色体異常	58.7	周産期に特異的な呼吸障害等	30.0	乳幼児突然死症候群	11.4	胎児及び新生児の出血性障害等	8.4	不慮の事故	8.1
1～ 4	17.3#	〃	2.5	不慮の事故	1.9	悪性新生物〈腫瘍〉	1.8	インフルエンザ	0.7	心疾患	0.6
5～ 9	6.0	悪性新生物〈腫瘍〉	1.5	〃	1.2	先天奇形, 変形及び染色体異常	0.6	心疾患	0.3	敗血症 インフルエンザ	0.2
10～14	9.1	自　殺	2.4	悪性新生物〈腫瘍〉	1.5	不慮の事故	1.3	〃	0.8	先天奇形, 変形及び染色体異常	0.5
15～19	28.6	〃	13.9	不慮の事故	6.2	悪性新生物〈腫瘍〉	2.4	〃	1.2	〃	0.5
20～24	48.4	〃	27.0	〃	7.5	〃	3.2	〃	2.2	脳血管疾患	0.6
25～29	49.5	〃	26.1	〃	5.3	〃	4.6	〃	3.5	〃	1.1
30～34	61.2	〃	26.8	悪性新生物〈腫瘍〉	7.2	不慮の事故	6.3	〃	5.3	〃	2.0
35～39	75.9	〃	25.6	〃	11.2	心疾患	7.6	不慮の事故	5.7	〃	5.2
40～44	115.5	〃	27.0	〃	20.4	〃	15.8	脳血管疾患	11.0	肝疾患	7.9
45～49	181.9	悪性新生物〈腫瘍〉	39.8	心疾患	28.8	自　殺	25.8	〃	17.9	〃	12.9
50～54	294.3	〃	79.4	〃	48.7	〃	27.7	〃	26.5	〃	20.6
55～59	473.7	〃	160.0	〃	77.0	脳血管疾患	35.6	肝疾患	28.6	自　殺	28.3
60～64	771.7	〃	309.0	〃	109.8	〃	54.0	〃	34.1	〃	26.3
65～69	1282.4	〃	568.7	〃	170.0	〃	85.2	不慮の事故	38.9	肝疾患	38.3
70～74	1958.5	〃	861.4	〃	249.2	〃	132.9	肺炎	73.7	不慮の事故	53.4
75～79	3300.7	〃	1295.0	〃	418.1	〃	236.0	〃	174.3	〃	93.1
80～84	5607.9	〃	1794.8	〃	745.9	〃	419.6		393.3	誤嚥性肺炎	223.1
85～89	10171.0	〃	2570.0	〃	1495.6	肺炎	895.2	脳血管疾患	766.2	老衰	722.7
90～94	17564.2	〃	3291.5	〃	2834.9	老衰	2244.4	肺炎	1780.0	脳血管疾患	1197.1
95～99	27629.9	老衰	5726.9	〃	4664.8	悪性新生物〈腫瘍〉	3624.8	〃	2958.0	誤嚥性肺炎	1932.1
100 歳以上	42787.6	〃	15074.1	〃	7242.8	肺炎	4280.8	悪性新生物〈腫瘍〉	3033.1	〃	2444.7

（資料　厚生労働省「人口動態統計」）

*0 歳は出生 10 万対　#2019 年
心疾患　←　心疾患（高血圧性を除く）　悪性新生物　←　悪性新生物（腫瘍）

別表 2-3　死因順位・死亡率（人口 10 万対），性・年齢階級別　2020 年

女

	総死亡率	第 1 位 死因	死亡率	第 2 位 死因	死亡率	第 3 位 死因	死亡率	第 4 位 死因	死亡率	第 5 位 死因	死亡率
総　数	1051.7	悪性新生物〈腫瘍〉	248.6	心疾患	167.8	老衰	152.7	脳血管疾患	83.0	肺炎	53.0
0 歳*	180.7#	先天奇形，変形及び染色体異常	71.2	周産期に特異的な呼吸障害等	24.6	乳幼児突然死症候群	7.8	妊娠期間等に関連する障害	6.8	胎児及び新生児の出血性障害等	6.3
1～ 4	17.7#	〃	2.1	悪性新生物〈腫瘍〉	1.4	不慮の事故	1.1	心疾患	0.5	インフルエンザ	0.3
5～ 9	6.4	悪性新生物〈腫瘍〉	1.6	不慮の事故	0.7	先天奇形，変形及び染色体異常	0.7	〃	0.5	その他の新生物(腫瘍) インフルエンザ	0.2
10～14	7.0	自　殺	2.3	悪性新生物〈腫瘍〉	1.6	不慮の事故	0.7	先天奇形，変形及び染色体異常	0.3	脳血管疾患	0.3
15～19	16.4	〃	8.9	不慮の事故	1.9	悪性新生物〈腫瘍〉	1.5	心疾患	0.4	先天奇形，変形及び染色体異常	0.3
20～24	23.9	〃	14.2	〃	1.9	〃	1.9	〃	0.5	〃	0.5
25～29	26.4	〃	13.4	悪性新生物〈腫瘍〉	3.4	不慮の事故	1.9	〃	1.1	脳血管疾患	0.7
30～34	30.5	〃	10.8	〃	8.5	〃	1.6	〃	1.1	〃	0.9
35～39	46.2	悪性新生物〈腫瘍〉	17.2	自　殺	11.0	心疾患	2.6	脳血管疾患	2.2	不慮の事故	2.0
40～44	70.7	〃	31.9	〃	11.1	〃	4.9	〃	4.9	肝疾患	2.6
45～49	109.8	〃	54.9	〃	12.2	脳血管疾患	9.2	心疾患	6.8	〃	4.1
50～54	168.5	〃	90.9	脳血管疾患	14.0	自　殺	12.9	〃	11.2	〃	4.8
55～59	232.1	〃	134.2	〃	15.8	心疾患	14.9	自　殺	12.1	〃	5.9
60～64	335.5	〃	189.2	心疾患	26.6	脳血管疾患	22.1	〃	11.5	〃	8.1
65～69	521.7	〃	278.2	〃	48.6	〃	32.5	不慮の事故	13.3	肝疾患・自殺	10.7
70～74	809.0	〃	386.2	〃	90.1	〃	54.4	〃	22.6	肺　炎	19.4
75～79	1476.0	〃	555.8	〃	198.4	〃	112.3	肺　炎	52.4	不慮の事故	45.0
80～84	2868.8	〃	819.1	〃	443.4	〃	241.0	老　衰	188.5	肺　炎	135.7
85～89	5846.3	〃	1199.6	〃	1018.6	老　衰	717.4	脳血管疾患	511.9	〃	337.6
90～94	11712.0	老　衰	2417.2	〃	2206.0	悪性新生物〈腫瘍〉	1563.4	〃	976.4	〃	744.0
95～99	21523.9	〃	6537.9	〃	4060.8	〃	1749.0	〃	1630.7	〃	1390.9
100 歳以上	38921.7	〃	17309.9	〃	6272.8	肺　炎	2320.6	〃	2287.6	悪性新生物〈腫瘍〉	1655.6

（資料　厚生労働省「人口動態統計」）

*0 歳は出生 10 万対　#2019 年
心疾患 ← 心疾患（高血圧性を除く）　悪性新生物 ← 悪性新生物（腫瘍）

別表3 人口動態（率，年次別）

年次	人口(千人)	出生率	死亡率	乳児死亡率	新生児死亡率	死産率 総数	死産率 自然死産	死産率 人工死産	周産期死亡率 a.	周産期死亡率 b.	婚姻率	離婚率
1900	43,847	32.4	20.8	155.0	79.0	88.5	—	—	—	—	7.9	1.46
10	49,184	34.8	21.6	161.2	74.1	84.2	—	—	—	—	9.0	1.21
20	55,963	36.2	25.4	165.7	69.0	66.4	—	—	—	—	9.8	0.99
30	64,450	32.4	18.2	124.1	49.9	53.4	—	—	—	—	7.9	0.80
40	71,933	29.4	16.5	90.0	38.7	46.0	—	—	—	—	9.3	0.68
50	83,199	28.1	10.9	60.1	27.4	84.9	41.7	43.2	46.6	—	8.6	1.01
55	89,275	19.4	7.8	39.8	22.3	95.8	44.5	51.3	43.9	—	8.0	0.84
60	93,418	17.2	7.6	30.7	17.0	100.4	52.3	48.1	41.4	—	9.3	0.74
65	98,274	18.6	7.1	18.5	11.7	81.4	47.6	33.8	30.1	—	9.7	0.79
70	103,119	18.8	6.9	13.1	8.7	65.3	40.6	24.7	21.7	—	10.0	0.93
75	111,251	17.1	6.3	10.0	6.8	50.8	33.8	17.1	16.0	—	8.5	1.07
80	116,320	13.6	6.2	7.5	4.9	46.8	28.8	18.0	11.7	20.2	6.7	1.22
85	120,266	11.9	6.3	5.5	3.4	46.0	22.0	23.9	8.0	15.4	6.1	1.39
90	122,721	10.0	6.7	4.6	2.6	42.3	18.3	24.0	5.7	11.1	5.9	1.28
95	124,299	9.6	7.4	4.3	2.2	32.1	14.9	17.2	—	7.0	6.4	1.60
2000	125,613	9.5	7.7	3.2	1.8	31.2	13.2	18.1	—	5.8	6.4	2.10
05	126,205	8.4	8.6	2.8	1.4	29.1	12.3	16.7	—	4.8	5.7	2.08
10	128,057	8.5	9.5	2.3	1.1	24.2	11.2	13.0	—	4.2	5.5	1.99
15	127,095	8.0	10.3	1.9	0.9	22.0	10.6	11.4	—	3.7	5.1	1.81
20	126,227	6.8	11.1	1.8	0.8	20.1	9.5	10.6	—	3.2	4.3	1.57
22	125,502	6.3	12.9	1.8	0.8	19.3	9.4	9.9	—	3.3	4.1	1.47

・出生，死亡，婚姻，離婚は人口千人当たりの率　　　　　　　　　　　　　　　（資料：厚生労働省「人口動態統計」）
・乳児死亡，新生児死亡，周産期死亡は出生千人当たりの率
・死産は出産千人当たりの率
・周産期死亡は1994年までは妊娠満28週以降の死産と生後7日未満の死亡（表中a.）をいったが，1995年からは妊娠満22週以降の死産と生後7日未満の死亡（表中b.）と改められたため，周産期死亡率は見かけ上増加した．新定義で1980～90年までを計算し直したものもb.に掲げた．例えば1980年は旧定義では11.7が新定義では20.2に増加している

別表4 大気汚染に係る環境基準

1. 大気汚染に係る環境基準

		二酸化硫黄	一酸化炭素	浮遊粒子状物質	二酸化窒素	光化学オキシダント
環境条件上の	1時間値の1日平均値	0.04 ppm 以下	10 ppm 以下	0.10 mg/m³以下	0.04～0.06 ppm 内か，それ以下	
	1時間値	0.1 ppm 以下	20 ppm 以下	0.20 mg/m³以下		0.06 ppm 以下

2. 有害大気汚染物質に係る環境基準

	ベンゼン	トリクロロエチレン	テトラクロロエチレン	ジクロロメタン
1年平均値	0.003 mg/m³以下	0.2 mg/m³以下	0.2 mg/m³以下	0.15 mg/m³以下

別表5 ダイオキシン類による大気の汚染，水質の汚濁（水底の底質の汚染を含む）及び土壌の汚染に係る環境基準

	大気*	水質*（水底の底質を除く）	水底の底質	土壌
基準値	0.6 pg-TEQ/m³以下	1 pg-TEQ/L 以下	150 pg-TEQ/g 以下	1,000 pg-TEQ/g 以下

TEQ：2,3,7,8-四塩化ジベンゾ-パラ-ジオキシンの毒性に換算した値
*年間平均値

別表6　水質汚濁に係る環境基準

1．人の健康の保護に関する環境基準（公共用水域・地下水）　　　　　　　　　　(mg/L)

項　目	基準値	項　　　目	基準値	項　　　目	基準値
カドミウム	0.01*	四塩化炭素	0.002	チウラム	0.006
全シアン	非検出	1,2-ジクロロエタン	0.004	シマジン	0.003
鉛	0.01	1,1-ジクロロエチレン	0.02	チオベンカルブ	0.02
六価クロム	0.05	シス-1,2-ジクロロエチレン	0.04	ベンゼン	0.01
ヒ素	0.01	1,1,1-トリクロロエタン	1	セレン	0.01
総水銀	0.0005	1,1,2-トリクロロエタン	0.006	硝酸性窒素及び亜硝酸性窒素	10
アルキル水銀	非検出	トリクロロエチレン	0.03	ふっ素**	0.8
PCB	非検出	テトラクロロエチレン	0.01	ほう素**	1
ジクロロメタン	0.02	1,3-ジクロロプロペン	0.002		

*非検出以外は単位は mg/L 以下．全シアン以外は年間平均値，全シアンは最高値　　**海域には適用しない

2．生活環境の保全に関する環境基準（公共用水域）河川（湖沼を除く）

類　型	利用目的の適応性	基　準　値				
		水素イオン濃度（pH）	生物化学的酸素要求量（BOD）	浮遊物質量（SS）	溶存酸素量（DO）	大腸菌群数
AA	水道1級，自然環境保全	6.5 以上 8.5 以下	1 mg/L 以下	25 mg/L 以下	7.5 mg/L 以上	50 MPN/100 mL 以下
A	水道2級，水産1級，水浴	6.5 以上 8.5 以下	2 mg/L 以下	25 mg/L 以下	7.5 mg/L 以上	1,000 MPN/100 mL 以下
B	水道3級，水産2級	6.5 以上 8.5 以下	3 mg/L 以下	25 mg/L 以下	5 mg/L 以上	5,000 MPN/100 mL 以下
C	水産3級，工業用水1級	6.5 以上 8.5 以下	5 mg/L 以下	50 mg/L 以下	5 mg/L 以上	—
D	工業用水2級，農業用水	6.0 以上 8.5 以下	8 mg/L 以下	100 mg/L 以下	2 mg/L 以上	—
E	工業用水3級，環境保全	6.0 以上 8.5 以下	10 mg/L 以下	ごみ等の浮遊が認められないこと	2 mg/L 以上	—

・ほかに湖沼，海域についての基準がある
・湖沼，海域の基準では BOD の代わりに COD（化学的酸素要求量）が用いられている
・湖沼，海域の基準では，富栄養化の指標である「全窒素」「全燐」についての基準もある
・河川，湖沼，海域のそれぞれに水性生物の保全の観点から，「全亜鉛」についての基準もある

別表7　土壌の汚染に係る環境基準

・水質汚濁に係る環境基準の「1．人の健康の保護に関する環境基準」とほとんど同じ項目と基準値が定められている．
・土壌の場合は，検液を作成し，これについて測定を行う．
・土壌にだけある基準：有機リン（検出されてはならない），銅（125 mg 未満）/土壌1 kg

別表 8　騒音に係る環境基準

地域の類型	基準値（デシベル）			
	昼　間		夜　間	
特に静かな地域（療養施設など）	50　　　　　　以下		40　　　　　　以下	
専ら住宅に使われる地域	55（60*）	⎫	45（55*）	⎫
主として住宅に使われる地域	55（65*）	⎬ 70***	45（60*）	⎬ 65***
住宅地および商業，工業地域	60（65**）	⎭	50（60**）	⎭

*2 車線以上の道路に面している地域　**車線のある道路に面している地域
***幹線道路に面している地域

地域の種類	航空機騒音（Lden）	新幹線騒音（デシベル）
主に住宅地域	57 以下	70 以下
上記地域以外で通常の生活を保全する必要のある地域	62 以下	75 以下

別表 9　SDGs（持続可能な開発目標）の 17 の目標（goals）

目標　Goals	
1．貧困をなくそう	あらゆる場所で，あらゆる形態の貧困に終止符を打つ
2．飢餓をゼロ	飢餓に終止符を打ち，食料の安定確保と栄養状態の改善を達成するとともに，持続可能な農業を推進する
3．すべての人に健康と福祉を	あらゆる年齢のすべての人々の健康的な生活を確保し，福祉を推進する
4．質の高い教育をみんなに	すべての人々に包摂的かつ公平で質の高い教育を提供し，生涯学習の機会を促進する
5．ジェンダー平等を実現しよう	ジェンダーの平等を達成し，すべての女性と女児のエンパワーメントを図る
6．安全な水とトイレを世界中に	すべての人に水と衛生へのアクセスと持続可能な管理を確保する
7．エネルギーをみんなにそしてクリーンに	すべての人々に手ごろで信頼でき，持続可能かつ近代的なエネルギーへのアクセスを確保する
8．働きがいも経済成長も	すべての人のための持続的，包摂的かつ持続可能な経済成長，生産的な完全雇用およびディーセント・ワーク（働きがいのある人間らしい仕事）を推進する
9．産業と技術革新の基盤をつくろう	強靭なインフラを整備し，包摂的で持続可能な産業化を推進するとともに，技術革新の拡大を図る
10．人や国の不平等をなくそう	国内および国家間の格差を是正する
11．住み続けられるまちづくりを	都市と人間の居住地を包摂的，安全，強靭かつ持続可能にする
12．つくる責任 つかう責任	持続可能な消費と生産のパターンを確保する
13．気候変動に具体的な対策を	気候変動とその影響に立ち向かうため，緊急対策を取る
14．海の豊かさを守ろう	海洋と海洋資源を持続可能な開発に向けて保全し，持続可能な形で利用する
15．陸の豊かさも守ろう	陸上生態系の保護，回復および持続可能な利用の推進，森林の持続可能な管理，砂漠化への対処，土地劣化の阻止および逆転，ならびに生物多様性損失の阻止を図る
16．平和と公平をすべての人に	持続可能な開発に向けて平和で包摂的な社会を推進し，すべての人に司法へのアクセスを提供するとともに，あらゆるレベルにおいて効果的で責任ある包摂的な制度を構築する
17．パートナーシップで目標を達成しよう	持続可能な開発に向けて実施手段を強化し，グローバル・パートナーシップを活性化する

別表 10　食事摂取基準（1 人 1 日あたり）（2020 年版，抜粋）

		1〜2歳 男	1〜2歳 女	10〜11歳 男	10〜11歳 女	18〜29歳 男	18〜29歳 女	65〜74歳 男	65〜74歳 女	付加 妊娠 初	付加 妊娠 中	付加 妊娠 後	付加 授乳
参照身長 (cm)		85.8	84.6	142.0	144.6	170.3	158.0	165.0	152.0	—	—	—	—
参照体重 (kg)		11.5	11.0	35.6	36.3	64.5	50.3	65.0	52.1	—	—	—	—
エネルギー[1] (kcal/日)		950	900	2,250	2,100	2,650	2,000	2,400	1,850	50	250	450	350
炭水化物	炭水化物[3] (%エネルギー)	50以上 65未満	50以上 65未満	50以上 65未満	50以上 65未満	50以上 60未満	50以上 60未満	50以上 65未満	50以上 65未満	—	—	—	—
	食物繊維[3] (g/日)	—	—	13以上	13以上	21以上	18以上	20以上	17以上	—	—	—	—
たんぱく質[2] (g/日)		20	20	45	50	65	50	60	50	0	5	25	20
脂質	総脂質[3] (%エネルギー)	20以上 30未満	20以上 30未満	20以上 30未満	20以上 30未満	20以上 30未満	20以上 30未満	20以上 30未満	20以上 30未満	—	—	—	—
	飽和脂肪酸[3] (%エネルギー)	—	—	10以下	10以下	7以下	7以下	7以下	7以下	—	—	—	—
	n-6系脂肪酸[4] (g/日)	4	4	10	8	11	8	9	8		1		2
	n-3系脂肪酸[4] (g/日)	0.7	0.8	1.6	1.6	2.0	1.6	2.2	2.0		0		0.2
ビタミン 脂溶性	V A[2] (μgRAE/日)	400*	350*	600*	600*	850*	650*	850*	700*	0		80	450
	V D[4] (mg/日)	3.0*	3.5*	6.5*	8.0*	8.5*	8.5*	8.5*	8.5*		0		0
	V E[4] (mg/日)	3.0*	3.0*	5.5*	5.5*	6.0*	5.0*	7.0*	6.5*		1.5		2.0
	V K[4] (μg/日)	50	60	110	140	150	150	150	150		0		0
ビタミン 水溶性	V B₁[2] (mg/日)	0.5	0.5	1.2	1.1	1.4	1.1	1.3	1.1		0.2		0.2
	V B₂[2] (mg/日)	0.6	0.5	1.4	1.3	1.6	1.2	1.5	1.2		0.3		0.6
	ナイアシン[2] (mgNE/日)	6*	5*	13*	10*	15*	11*	14*	11*		0		3
	葉酸[2] (μg/日)	90*	90*	190*	190*	240*	240*	240*	240*		240		100
	V C[2] (mg/日)	40	40	85	85	100	100	100	100		10		45
微量	ナトリウム[3] (食塩g/日)	3.0未満	3.0未満	6.0未満	6.0未満	7.5未満	6.5未満	7.5未満	6.5未満		—		—
	カリウム[4] (mg/日)	900	900	1,800	1,800	2,500	2,000	2,500	2,000		0		200
	カルシウム[2] (mg/日)	450	400	700	750	800*	650*	750*	650*		0		0
	鉄[2] (mg/日)	4.5*	4.5*	8.5*	8.5* / 12.0	7.5	6.5* / 10.5	7.5*	6.0*	2.5	9.5		2.5
	ヨウ素[2] (mg/日)	50*	50*	110*	110*	130*	130*	130*	130*		110		140

（資料：厚生労働省）

*耐容上限量あり　1)推定必要量　2)推奨量　3)目標量　4)目安量
☆ビタミンではこのほか，B₆，B₁₂のほか，パンテトン酸とビオチンに基準がある.
☆大量ミネラルでは，このほか，マグネシウムとリンに基準がある.
☆微量ミネラルでは，このほか，亜鉛，銅，マンガン，セレン，クロム，モリブデンに基準がある.

別表11　成人における血圧値の分類

分類	診察室血圧（mmHg）			家庭血圧（mmHg）		
	収縮期血圧		拡張期血圧	収縮期血圧		拡張期血圧
正常血圧	<120	かつ	<80	<115	かつ	<75
正常高値血圧	120～129	かつ	<80	115～124	かつ	<75
高値血圧	130～139	かつ/または	80～89	125～134	かつ/または	75～84
Ⅰ度高血圧	140～159	かつ/または	90～99	135～144	かつ/または	85～89
Ⅱ度高血圧	160～179	かつ/または	100～109	145～159	かつ/または	90～99
Ⅲ度高血圧	≧180	かつ/または	≧110	≧160	かつ/または	≧100
（孤立性）収縮期高血圧	≧140	かつ	<90	≧135	かつ	<85

（資料：日本高血圧学会「高血圧治療ガイドライン　2019」）

別表12　肥満度分類

BMI（kg/m²）	判定	WHO基準
<18.5	低体重	Underweight
18.5≦～<25	普通体重	Normal range
25≦～<30	肥満（1度）	Pre-obese
30≦～<35	肥満（2度）	Obese class Ⅰ
35≦～<40	肥満（3度）	Obese class Ⅱ
40≦	肥満（4度）	Obese class Ⅲ

注1）　ただし，肥満（BMI≧25）は，医学的に減量を要する状態とは限らない．
なお，標準体重（理想体重）はもっとも疾病の少ないBMI22を基準として，標準体重(kg)＝身長(m)²×22で計算された値とする．
注2）　BMI≧35を高度肥満と定義する．
（資料：日本肥満学会「肥満症診療ガイドライン2016」ライフサイエンス出版，2016）

索 引

編著者略歴

野中 浩一（のなか こういち）
1954 年生まれ．帝京大学医学部助手，講師を経て，現在，和光大学教授．医学博士．
共著書に『生まれ月の科学－先天異常から老人病まで』，共訳書にローリー・ギャレット
『カミング・プレイグ（上・下）』『崩壊の予兆（上・下）』，コリン・タッジ『生物の多様性
百科事典』，デイヴィッド・アッテンボロー『生きものたちの地球』ほか．身近な鳥たちを
撮影しつつ，足もとの自然に浸ることが最近の趣味．

学生のための現代公衆衛生

1995 年 5 月 25 日	1 版 1 刷	©2022
2016 年 2 月 1 日	7 版 1 刷	
2020 年 2 月 20 日	4 刷	
2022 年 4 月 1 日	8 版 1 刷	
2024 年 2 月 5 日	2 刷	

編著者　　　　著　者
の なかこういち　かり た か な え　うちやまゆう こ　すけともひろ こ
野中浩一　　苅田香苗　　内山有子　　助友裕子

発行者
株式会社 南山堂　代表者 鈴木幹太
〒113-0034　東京都文京区湯島 4-1-11
TEL 代表 03-5689-7850　www.nanzando.com

ISBN 978-4-525-62038-7